T0235060

Geschwister von chronisch kranken Kindern und Jugendlichen

Christiane Knecht

Geschwister von chronisch kranken Kindern und Jugendlichen

Erleben und Bewältigungshandeln

Mit einem Geleitwort von Prof. Dr. Sabine Metzing

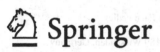 Springer

Christiane Knecht
Witten, Deutschland

Diese Ph.D. Promotionsschrift, die 2016 im kooperativen Forschungskolleg Familiengesundheit im Lebensverlauf der Universität Witten/Herdecke und Hochschule Osnabrück entstanden ist, wurde vom Bundesministerium für Bildung und Forschung (BMBF Förderkennzeichen FKZ: 01KX1113A und FKZ: 01KX1113B) gefördert.

OnlinePlus Material zu diesem Buch finden Sie auf
http://www.springer.com/978-3-658-20996-4

ISBN 978-3-658-20995-7   ISBN 978-3-658-20996-4   (eBook)
https://doi.org/10.1007/978-3-658-20996-4

Die Deutsche Nationalbibliothek verzeichnet diese Publikation in der Deutschen Nationalbibliografie; detaillierte bibliografische Daten sind im Internet über http://dnb.d-nb.de abrufbar.

Gedruckt auf säurefreiem und chlorfrei gebleichtem Papier

Springer ist ein Imprint der eingetragenen Gesellschaft Springer Fachmedien
Wiesbaden GmbH und ist Teil von Springer Nature
Die Anschrift der Gesellschaft ist: Abraham-Lincoln-Str. 46, 65189 Wiesbaden, Germany

Für die *Geschwister*, die mir tiefe Einblicke dazu gegeben haben, wie sie *selbstverständlich* mit ihrer besonderen Situation *in den zwei Welten leben*.

...und für *Doro*, meine Schwester, ohne die diese Arbeit nie geschrieben worden wäre.

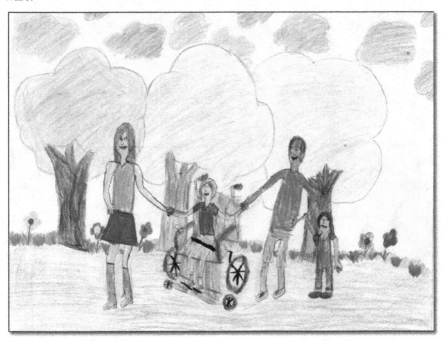

Hannah, 11 Jahre

Geleitwort

Seit vielen Jahren beschäftigen wir uns am Department für Pflegewissenschaft der Universität Witten/Herdecke mit der Situation von Kindern und Jugendlichen, die mit chronisch erkrankten Angehörigen, meist Eltern, aufwachsen und im weitesten Sinne in deren Pflege eingebunden sind. Wir können dieses Phänomen heute auch recht gut beschreiben. Dennoch besteht weiterer Forschungsbedarf, denn es fehl(t)en u.a. Einblicke in die Geschwisterperspektive, es mangelt an retrospektiven Erhebungen, die Auskunft über Lebensverläufe geben, und für Deutschland liegen noch keine epidemiologischen Daten vor.

Erfreulicherweise schließt Christiane Knecht mit der hier vorgestellten Untersuchung, die gleichzeitig auch ihre Promotion darstellt, eine dieser Wissenslücken. Im Rahmen des vom Bundesministerium für Bildung und Forschung geförderten kooperativen Forschungskollegs „FamiLe – Familiengesundheit im Lebensverlauf" hat sie eine Studie zur Situation von Geschwistern von chronisch kranken Kindern durchgeführt, in der sie diese in Interviews auch selbst zu Wort kommen lässt. Anschaulich lässt Christiane Knecht uns an dem zentralen Ergebnis ihrer Analyse teilhaben, den zwei Welten, in denen sich die gesunden Geschwister selbstverständlich bewegen (müssen). Auf der einen Seite ist dies die familiale Welt, die durch die Omnipräsenz der Erkrankung gekennzeichnet ist. Auf der anderen Seite, abseits des Familienlebens, befindet sich die soziale Welt, die ganz eigene Anforderungen für die gesunden Geschwister mit sich bringt und dennoch auch von der Erkrankung des Geschwisterkindes beeinflusst wird. Beiden Welten gerecht zu werden bedarf eines Balanceaktes, der nur durch erhebliche Anpassungsleistungen gelingen kann. Diese werden von der Autorin transparent, facettenreich und sehr dicht herausgearbeitet. Die Studie zeigt zudem eindrücklich das mit diesen zwei Welten verbundene Ambivalenzerleben der gesunden Kinder und Jugendlichen auf.

Christiane Knecht beschreibt das Leben und Aufwachsen mit einem von chronischer Krankheit oder Behinderung betroffenen Geschwisterkind als *„zwei Seiten einer Medaille"*. Es gibt weniger ein ‚entweder oder' – was zumindest theoretisch eine Entscheidung für oder gegen etwas möglich machen würde – als vielmehr ein ‚sowohl als auch', ein ‚einerseits und andersseits'. Beides ist gleichzeitig da. Diese Mehrdeutigkeiten erlauben keine Entscheidung und sind nicht immer miteinander in Einklang zu bringen. Aus der Notwendigkeit heraus, diese auszuhalten und damit im Alltag einen Umgang finden zu müssen, entwickeln gesunde Geschwister von chronisch erkrankten Kindern und Jugendlichen eine hohe Ambiguitätstoleranz.

Das vorliegende Buch ist ein Schatz für Studierende und angehende Doktorandinnen und Doktoranden, die auf der Suche nach guten Beispielen für die Umsetzung einer Grounded Theory Studie sind. Inhaltlich und theoretisch leistet diese Arbeit einen wichtigen Beitrag zum erweiterten Verständnis des Lebens von Kindern und Jugendlichen mit chronisch kranken Geschwistern. Praktikerinnen und Praktiker, die gesunde Geschwister begleiten, finden darin wertvolle Empfehlungen für ihren (beruflichen) Alltag.

Ich wünsche diesem Buch weite Verbreitung und Diskussion. Möge es zu weiterer Forschung in diesem Bereich motivieren und dazu beitragen, dass betroffene Kinder und Jugendliche in der Gestaltung ihres manchmal erschwerten Lebens auf der Suche nach Normalität Unterstützung erfahren.

Univ. Prof. Dr. Sabine Metzing

Vorwort

Die Leserinnen und Leser[1] dieser Promotionsschrift zum Erleben und Bewältigungshandeln gesunder Geschwister von Kindern und Jugendlichen mit chronischer Krankheit sollen zunächst kurz in die inhaltliche Struktur und den Aufbau dieser Arbeit eingeführt werden, die insgesamt in sechs Kapitel gegliedert ist. Nach einer Einleitung in das Thema sollen in *Kapitel 1* der Forschungsanlass sowie die Motive für die Beschäftigung mit diesem Forschungsthema ausgeführt werden. In *Kapitel 2* folgt die Auseinandersetzung mit relevanter Literatur. Neben der Beschreibung des methodischen Vorgehens im Rahmen der Literaturanalyse mit den Ausführungen zu Zielsetzung und Fragestellungen, sowie der Recherchestrategie, werden die Ergebnisse in einem umfassenden Überblick über den Forschungsstand zur Perspektive gesunder Geschwister von Kindern und Jugendlichen mit chronischer Erkrankung synthetisiert. Ein Zwischenfazit leitet über zu *Kapitel 3*, in dem das Forschungsziel und die abgeleiteten Fragestellungen der vorliegenden empirischen Arbeit ausgearbeitet werden.

Kapitel 4 beinhaltet das methodologische und methodische Vorgehen. Nach einer kurzen Begründung für die Forschungsmethodologie der Grounded Theory folgt im Anschluss die Beschreibung des Forschungsprozesses. Sample und Samplingstrategien sowie das Vorgehen im Rahmen der Datenerhebung und – analyse werden dokumentiert. Abgerundet wird das Kapitel durch Kriterien zur Beurteilung der Güte dieser qualitativen Arbeit sowie die damit verbundenen forschungsethischen Überlegungen. Den empirischen Ergebnissen widmet sich *Kapitel 5*. In diesem wird zunächst das Handlungsmodell zum Erleben und Bewältigungshandeln gesunder Geschwister mit seinem Kernphänomen ,*selbstverständlich in zwei Welten leben'* dargestellt. Im Verlauf des Kapitels folgen die ursächlichen, kontextuellen und intervenierenden Bedingungen, die auf diese Selbstverständlichkeit sowie die damit verbundenen Balance- und Harmonisierungsstrategien wirken. Ausführungen zu diesen Handlungen der gesunden Geschwister schließen sich an. Der abschließende Teil dieses Kapitels konzentriert sich auf die Auswirkungen, die für die gesunden Geschwister aus dem Aufwachsen mit einem von chronischer Krankheit betroffenen Geschwisterkind resultieren. Resümierend werden die Ergebnisse in *Kapitel 6* diskutiert und Implikationen für die Forschung und Praxis abgeleitet.

---

1 Soweit möglich wird in dieser Arbeit immer die weibliche und die männliche Form verwendet, oder auf geschlechtsneutrale Formulierungen zurückgegriffen. Ausnahmen bilden lediglich Originalzitate, in denen die geschlechtsspezifische Benennung vorgegeben ist und Passagen im Text, in denen es sich explizit um weibliche oder männliche Personen handelt.

"Forschung ist harte Arbeit, es ist immer ein Stück Leiden damit verbunden.
Deshalb muss es auf der anderen Seite Spaß machen"

Anselm L. Strauss im Interview mit Heiner Legewie und Barbara Schervier-Legewie
(Legewie & Schervier-Legewie, 2004)

Die Verlaufskurve in einem Forschungsprozess wechselt von Auf- zu Abwärts-trends, von Stagnation zu Fortschritt. Analyse und Erkenntnisgewinn haben eigene zeitliche Dimensionen, wie ich immer wieder erfahren musste.

Ganz viele Menschen haben bedeutend dazu beigetragen, dass ich genau in die-sen Augenblicken die Freude *an der Sache* nie verloren habe und mit Wissens-drang das Erleben und Bewältigungshandeln der gesunden Geschwister verste-hen und erklären können wollte.

Mein Dank richtet sich daher zuerst an alle gesunden Geschwister, die mir tiefe Einblicke in die *Selbstverständlichkeit ihres Lebens in den zwei Welten* gewährt haben. Mit dem Vertrauen, dass sie und ihre Familien mir gegenüber, einer für sie fremden Person, vollkommen selbstverständlich ausgesprochen haben, haben sie den Erkenntnisgewinn dieser Arbeit bedeutend unterstützt. Ihr nicht nachlas-sendes Interesse und ihr stete Nachfrage *nach dem Stand der Dinge* haben meine Motivation nicht müde werden lassen.

Meinen beiden Mentorinnen Frau Jun.-Prof. Dr. Sabine Metzing und Frau Prof. Dr. Claudia Hellmers gilt mein ganz besonderer Dank. Liebe Sabine, liebe Clau-dia, die Tandembetreuung, in der Ihr Eure Rolle(n) und Aufgabe(n) über meine gesamte Promotionszeit kontinuierlich und konzentriert wahrgenommen habt, möchte ich an dieser Stelle nicht trennen. Zugleich möchte ich mich bei Euch ganz individuell bedanken. Liebe Sabine, Dir als meiner Doktormutter, lieben Dank, dass Du mich mit Deiner ruhigen, unaufgeregten Art durch die aufgereg-ten Zeiten meiner Promotion geleitet hast, dass Du mich gefördert und gefordert hast. Liebe Claudia, Dir sage ich herzlich Danke dafür, dass Du auch von Osna-brück aus für meine Anliegen immer ein offenes Ohr hattest und jederzeit für mich ansprechbar warst.

Dem Bundesministerium für Bildung und Forschung danke ich einerseits für die finanzielle Förderung[2] und zugleich dafür, dass ich dadurch die Chance erhalten habe, diese Studie zur Perspektive gesunder Geschwister im Forschungskolleg ‚Familiengesundheit im Lebensverlauf' durchführen zu dürfen. Den Professorin-nen und Professoren dieses kooperativen Kollegs, insbesondere Frau Prof. Dr. Friederike zu Sayn-Wittgenstein als Sprecherin für den Standort an der Hoch-schule Osnabrück und Herrn Prof. Dr. Wilfried Schnepp als Sprecher für den Standort an der Universität Witten/Herdecke, danke ich, dass sie mich für diese

---

2   Förderkennzeichen FKZ: 01KX1113A und FKZ: 01KX1113B

Aufgabe ausgewählt haben. Allen Kollegiatinnen und Kollegiaten des Kollegs gilt mein Dank für ein durch gegenseitige Wertschätzung geprägtes Miteinander, für die intensiv geführten Diskurse, für wichtige Anregungen und Gedankenanstöße. Da ich an dieser Stelle nicht alle auflisten kann, möchte ich stellvertretend meine Opponentin Lena Dorin nennen, die mich immer wieder ermutigt hat, diszipliniert bei der Sache zu bleiben, und selbst viele Abende für das Redigieren meiner Texte geopfert hat. Abschließend möchte ich auch die Koordinatorinnen nicht vergessen und Euch meinen Dank aussprechen. Claudia Kuhr sage ich außerdem herzlich Danke für das Korrekturlesen der Arbeit und Vivienne Krause als *native speaker* für die Prüfung der Übersetzungsarbeiten. Auch die junge Künstlerin Hannah möchte ich nicht vergessen, die mir im Zuge des Forschungsprozesses die zuvor abgebildete Kinderzeichnung geschenkt hat und zur Gestaltung dieser Arbeit beigetragen hat.

Bei Anna-Lena Baumann, Catherina Bertrams und Christina Wedding, die mir als fleißige Helferinnen tatkräftig zur Seite standen, möchte ich mich ebenfalls bedanken: Ihr wisst schon wofür! Barbara Heinz, die sich in ihrer Bachelorarbeit mit Bedürfnissen gesunder Geschwister beschäftigt hat und die ich dabei mitbetreuen durfte, danke ich für ihre sorgfältige Literaturrecherche, die mir die Sicherheit gegeben hat, in meiner eigenen Literaturanalyse nichts übersehen zu haben.

Nicht vergessen möchte ich in meiner Danksagung alle die Menschen, denen das Thema Geschwister ein genauso wichtiges Anliegen ist wie mir und die mir Kontakte zu Geschwistern und ihren Familien vermittelt haben. Zuallererst sei hier Marlies Winkelheide von ganzem Herzen gedankt, die meine Arbeit mit ihrer Expertise bereichert hat und über die gesamte Zeit immer wieder beratend zur Seite stand. Danke auch an ihr Team und den Geschwisterrat der Janusz-Korczak-Geschwisterbücherei. Herr Prof. Dr. Dominik Schneider und das Team in der Klinik für Kinder- und Jugendmedizin am Klinikum Dortmund haben mir ebenfalls Türen ins Feld geöffnet, wofür ich unendlich dankbar bin. An dieser Stelle möchte ich vor allem Birgitta Rosenberg nicht unerwähnt lassen, der dort als Gesundheits- und Kinderkrankenpflegerin und pflegerische Leitung die Situation der gesunden Geschwister im klinischen Setting sehr am Herzen liegt. Für die Unterstützung im Feldzugang möchte ich mich auch bei Herrn Prof. Dr. Boris Zernikow vom Kinderpalliativzentrum an der Vestischen Kinder- und Jugendklinik Datteln und seinen Mitarbeiterinnen Dr. Pia Schmidt und Christina von Lochow bedanken. Last but not least geht mein Dank an die ambulanten Pflegedienste, die mir ebenfalls Wege ins Feld ermöglicht haben.

Danken möchte ich auch allen lieben Menschen, Freundinnen und Freunden, die jahrelang darauf hingewirkt haben, dass ich die Promotion überhaupt beginne, die kontinuierlich dafür gesorgt haben, dass ich dabei bleibe und den Kopf frei kriege, und die so dazu beigetragen haben, dass ich sie auch zu Ende schreibe. Stellvertretend für Euch alle und um niemanden zu vergessen, sei hier meiner längsten Freundin Uta und der Jüngsten, meinem Patenkind Lisa, gedankt.

Meiner Familie kann ich mit einfachen Dankesworten gar nicht gerecht werden. Meiner Mutter und Jürgen danke ich, dass sie diesen Weg mitgetragen und oft einfach ganz praktisch Alltagsunterstützung geleistet haben.

Manfred, 1000 Dank, dass Du an mich geglaubt hast, stundenlang Diskurse über gesunde Geschwister mit mir geführt hast, geduldig zum wiederholten Male meine Texte redigiert hast und die ganze Promotion mit mir durchgehalten hast, auch dann, wenn ich selbst gezweifelt habe.

Christiane Knecht, Ph.D.

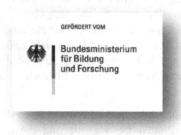

GEFÖRDERT VOM

Bundesministerium
für Bildung
und Forschung

Inhaltsverzeichnis

Abbildungsverzeichnis

Tabellenverzeichnis

1 Einleitung – der Forschungsanlass

Familien gewähren bis heute kaum Einblicke in ihre alltägliche Lebenswelt, so dass empirisch wenig über deren innere Zusammenhänge bekannt ist. Das gilt für Familien an sich genauso wie für Familien, in denen ein oder mehrere Mitglieder von chronischer Krankheit betroffen sind. Trotzdem gelten Angehörige als *„Rückgrat der Langzeitpflege"*[34] (OECD[5], 2013, S. 180; Statistisches Bundesamt, 2015). Die familiale Solidarität und Sorge für Mitglieder, die von (chronischer) Krankheit und Pflegebedürftigkeit betroffen sind, scheint dabei selbstverständlich und unhinterfragt. Büscher und Schnepp betonen:

> *„Die Familie sorgt bevor andere es tun, und sorgt auch dann noch, wenn es andere ebenfalls tun. (Schnepp, 2002a.)"* (Büscher & Schnepp, 2011, S. 471)

„Familie [zu] sein und bleiben" zu können (Metzing, 2007, S. 158) scheinen wichtige Motive, um für ein von chronischer Krankheit betroffenes Mitglied Verantwortung zu übernehmen. Es kann zugleich sein, dass Familie für pflegerische Versorgung funktionalisiert wird. Familiale Verantwortung darf daher

> *„[...] von Dritten nicht verordnet werden und sie darf auch nicht enteignet werden. Das, was Dritte tun können, ist das Angebot machen, gemeinsam mit Familien zu sorgen."* (Schnepp, 2006, S. 71)

Wie Familien diese Sorgeverantwortung wahrnehmen und welchen Beitrag ihre einzelnen Mitglieder dazu leisten und erbringen ist hingegen wissenschaftlich weitgehend ungeklärt.

Metzing (2007) hat sich für die Bundesrepublik Deutschland erstmalig der Frage genähert, welche und in was für einem Umfang Kinder und Jugendliche Aufgaben wahrnehmen, wenn ein Familienmitglied von chronischer Krankheit betroffen ist. Auf der Grundlage ihrer Literaturanalyse resümiert die Autorin, dass nicht nur Kinder und Jugendliche, die Hilfen für ein erwachsenes Familienmitglied übernehmen, sondern auch gesunde Geschwister, die mit einem von chronischer Krankheit oder Behinderung betroffenen Geschwisterkind aufwachsen, als Teilpopulation pflegender Kinder bislang als Subjekte von Forschung unberücksichtigt sind (Metzing, 2007). Während Metzing, Schnepp, Hübner, und

---

3 Sämtliche Übersetzungen englischer Begriffe und Textpassagen erfolgten durch die Autorin selbst.
4 engl. „backbone of long-term care systems"
5 engl. Organisation for Economic Cooperation and Development, dt. Organisation für wirtschaftliche Zusammenarbeit und Entwicklung

© Springer Fachmedien Wiesbaden GmbH, ein Teil von Springer Nature 2018
C. Knecht, *Geschwister von chronisch kranken Kindern und Jugendlichen*,
https://doi.org/10.1007/978-3-658-20996-4_1

Büscher (2006, S. 369) einerseits auf die „*Verborgenheit des Phänomens*" hinweisen, betonen sie andererseits mit den folgenden Worten den bedeutsamen Beitrag, den die Kinder und Jugendlichen leisten:

„*Kinder füllen die Lücken in dem Maß, wie sie entstehen, und sie tun es zu dem Zeitpunkt, wenn Hilfen anstehen.*" (Metzing et al., 2006, S. 370)

Hierzulande wachsen 75% der minderjährigen Kinder mit einem oder mehreren minderjährigen oder volljährigen Geschwistern zusammen in einem Haushalt auf (Statistisches Bundesamt, 2014). Die Bedeutung der geschwisterlichen Beziehung für die Persönlichkeits- und Identitätsentwicklung ist in der Geschwisterforschung umfassend beschrieben (Bank & Kahn, 1989; Cierpka, 2001; Kasten, 2003; Sohni, 2004). Indem sich Geschwister z. B. aneinander orientieren oder sich voneinander abgrenzen, sammeln sie (erste) bedeutende Sozialisationserfahrungen. Die gesundheitliche Situation zu Kindern und Jugendlichen, insbesondere auch die Datenlage zu chronischen Erkrankungen von Kindern und Jugendlichen, sind für Deutschland in der Langzeitstudie KiGGS untersucht worden (Neuhauser & Poethko-Müller, 2014; Scheidt-Nave, Ellert, Thyen, & Schlaud, 2008). Epidemiologische Daten zur Situation gesunder Geschwister hingegen, die mit einem oder mehreren von chronischer Krankheit betroffenen Geschwistern aufwachsen, liegen bislang nicht vor.

Familien, in denen Kinder und Jugendliche mit chronischer Krankheit aufwachsen, sind oftmals mit lebenslangen und komplexen Pflege- und Versorgungsverläufen konfrontiert. Der Fokus ist dabei in der Regel auf das von chronischer Krankheit betroffene Kind gerichtet, und es kann sein, dass die gesunden Geschwister möglicherweise selten ungeteilte Aufmerksamkeit für sich erleben und beanspruchen können. Während Kindern und Jugendlichen, die in einer solchen familialen Konstellation aufwachsen, gesellschaftlich ein *Schattendasein* attestiert wird (Roth, 2014; Schlüter, 2014), ist es von Forschungsinteresse, wie sie selbst diese Situation erleben und welche Auswirkungen diese aus ihrer Perspektive auf ihre eigene Entwicklung haben. Damit gesunde Geschwister frei und unbeeinflusst aufwachsen können, ist es wichtig, den Beitrag, den sie möglicherweise unhinterfragt im Kontext ihrer besonderen Geschwisterbeziehung erbringen, (an)zu(er)kennen und wertzuschätzen.

Das Erleben und Bewältigungshandeln gesunder Geschwister von Kindern und Jugendlichen mit chronischer Erkrankung unmittelbar aus der Kinderperspektive zu verstehen, ist daher ein Anliegen dieser Arbeit und ich möchte mich beim Bundesministerium für Bildung und Forschung bedanken, die Möglichkeit erhalten zu haben, diesen Gegenstand in meiner Promotion untersuchen zu dürfen. Kinder haben ein Recht auf Zukunft und sind unsere Zukunft.

2 Die Perspektive der gesunden Geschwister – Forschungsstand

2.1 Zielsetzung und Fragestellung

Ziel dieser Literaturstudie[6] war es, einen systematischen Überblick über den vorliegenden Wissensbestand zum Erleben und Bewältigungshandeln von Kindern und Jugendlichen zu gewinnen, wenn diese mit einem oder mehreren Geschwistern mit chronischer Krankheit aufwachsen. Die Recherche nach relevanten Publikationen konzentrierte sich daher zunächst auf empirische Arbeiten, in denen die Kinder und Jugendlichen als *„Experten ihrer Lebenswelt"* (Heinzel, 2012; Metzing, 2007, S. 53; Mey, 2003) anerkannt wurden und ihre Perspektive Berücksichtigung fand. Diese Entscheidung basierte auf einem Axiom aus der Kindheitsforschung, das auf die *„Perspektivdifferenz"* (Heinzel, 2012) zwischen Kindern und Erwachsenen rekurriert. Bis dato determiniert das Forschungsinteresse von Erwachsenen die Forschung *mit* Kindern und das Erforschen ihrer Sichtweisen. In der Folge muss davon ausgegangen werden, dass sich aufgrund dieser Zentrierung die Interpretationen an den normativen Regeln und Bestimmungen von Erwachsenen orientieren (Heinzel, 2012) und die abgeleiteten Handlungsoptionen ebenfalls darauf beruhen. In dieser Literaturübersichtsarbeit sollte daher der Frage nachgegangen werden, ob und wie die Erfahrungen und Themen(-schwerpunkte) der zu untersuchenden Population gesunder Geschwister von Kindern und Jugendlichen mit einer chronischen Krankheit aus ihrer Perspektive elaboriert wurden. Die folgende zentrale Fragestellung leitet daher diese Literaturstudie:

> **Wie ist die emische[7] Perspektive von Kindern und Jugendlichen auf ihr Erleben und Bewältigungshandeln, wenn sie mit einer Schwester oder einem Bruder mit chronischer Krankheit in der Familie aufwachsen?**

Intendiert war methodologisch dem *„noncategorical approach"*[8] nach Stein und Jessop (1982) zu folgen, um die übergreifenden Phänomene zu identifizieren, die das Leben der gesunden Geschwister und z. B. ihre Persönlichkeits- und Identitätsentwicklung prägen und unabhängig von der chronischen Erkrankung oder

---

6 Die Ergebnisse dieser Literaturstudie sind unter der folgenden Referenz als promotionsrelevante Leistung publiziert: Knecht, C., Hellmers, C., & Metzing, S. (2015). The perspective of siblings of children with chronic illness. A literature review. *Journal of Pediatric Nursing, 30*, 102-116.

7 Emisch bedeutet von innen heraus (Harris, 1976).

8 dt. nonkategorialer Ansatz

© Springer Fachmedien Wiesbaden GmbH, ein Teil von Springer Nature 2018
C. Knecht, *Geschwister von chronisch kranken Kindern und Jugendlichen*,
https://doi.org/10.1007/978-3-658-20996-4_2

Behinderung ihres betroffenen Geschwisterkindes erscheinen (Tröster, 2013). Die beiden Autorinnen argumentieren, dass ungeachtet der spezifischen Erkrankung des Kindes chronische Krankheiten und Behinderungen große Ähnlichkeiten in ihren Bedingungen aufweisen und somit vergleichbare Anforderungen an die Familie stellen (Stein & Jessop, 1982). Das Wesen von chronischer Krankheit an sich und seine individuelle Bedeutung für die einzelnen Familienmitglieder sind damit bedeutsamer als der spezifische Krankheitstyp. Vielmehr beeinflusst eine vielfältige Anzahl unterschiedlicher Bedingungen das Leben von Familien mit einem von chronischer Krankheit betroffenen Kind und damit im Besonderen auch die gesunden Geschwister. Unabhängig von der konkreten Erkrankung sind einflussnehmende Kategorien nach Tröster (2013) der Krankheitsverlauf und die Prognose, Art und Ausmaß der Funktionsbeeinträchtigung, die (Un-)Sichtbarkeit der Erkrankung sowie der Zeitpunkt des Krankheitseintritts. Für Stein und Jessop (1982) ist es ergänzend von Bedeutung, ob es sich um eine lebensbedrohliche Erkrankung handelt, ihr Verlauf stabil ist oder mit unberechenbaren Krisen einhergeht und die Krankheit einen kontinuierlichen pflegerischen Bedarf nach sich zieht.

2.2 Methode

Das Vorgehen bei der Literaturrecherche lehnte sich zunächst an den Empfehlungen von Strauss und Corbin (1996) an, die diese im Zuge ihrer methodischen Weiterentwicklungen der Grounded Theory gemeinsam erarbeiteten. Während bis heute ein kontroverser Diskurs über den geeigneten Zeitpunkt des Literaturstudiums innerhalb der Grounded Theory Forschung besteht, herrscht Einvernehmen darüber, dass dieses durchgeführt werden (Dunne, 2011), von explorativer Art sein und über den gesamten Forschungsprozess erfolgen soll. Strauss und Corbin (1996) empfehlen eine frühe Literaturanalyse, die den gesamten Forschungsprozess begleitet. Diese kann überzeugend die Argumentation für die Studie unterstützen, die Wahl des Forschungsansatzes rechtfertigen und dazu beitragen, dass die geplante Studie kontextualisiert werden kann (Dunne, 2011). Des Weiteren dient die Literaturrecherche und –analyse dazu, abzusichern, dass ein solches Forschungsvorhaben bislang nicht durchgeführt worden ist und sie kann die Forschenden darin orientieren, wie das Phänomen bis dato untersucht wurde (Dunne, 2011). Ferner ist sie hilfreich, um initial *„sensitizing concepts"*[9] (Blumer, 1954, S. 7) zu entwickeln und dazu beizutragen, theoretische Sensibilität in Bezug auf den Forschungsgegenstand zu gewinnen. Die Auseinandersetzung mit relevanter Literatur kann darüber hinaus Fragen anregen,

---

9   dt. sensibilisierende Konzepte

die Datensammlung und –analyse sowie das theoretische Sampling leiten (Strauss & Corbin, 1996). Intention ist es ebenfalls, vorläufige Ergebnisse zu entdecken und Wissenslücken zu identifizieren (Dunne, 2011).

Insbesondere vor dem Hintergrund der zuvor dargestellten Überlegungen erforderte die Literaturrecherche und -analyse, die im Kontext dieser Grounded Theory Studie erste Erkenntnisse zum Erleben der gesunden Geschwister von Kindern und Jugendlichen mit chronischer Krankheit explorieren sollte, ein systematisches Vorgehen, das sich an der Methode von Polit, Tatano Beck, und Hungler (2004) orientierte und eine dementsprechend genaue Dokumentation und Protokollierung vorsieht.

Literaturdatenbanken

Da der Forschungsgegenstand unterschiedliche Bezugswissenschaften und -disziplinen berührte, wurde nach relevanten Publikationen in den Bereichen der Pflegewissenschaft, Medizin, Psychologie und Erziehungswissenschaft recherchiert. Die Literatursuche erfolgte systematisch und konzentrierte sich auf die folgenden vier elektronischen Datenbanken:

Tabelle 1: elektronische Datenbanken

CINAHL® (via 2host)
The Cochrane Library
Medline (via PubMed)
Psychological & Behavioural Science Collection (via EBSCOhost)

Die Veröffentlichung der *Convention on the rights of the child*[10] (United Nations, General Assembly, 1989), die wesentlich die Rechte von Kindern formuliert, hat zugleich die Bedeutung empirischer Forschung offensichtlich werden lassen, in der die Perspektive des Kindes stärker zu berücksichtigen ist. Krüger und Grunert (2001, S. 130) betonen ebenfalls eine *„Akzentverschiebung"* Anfang der 1990er Jahre in der Kindheitsforschung, die sie unter anderem auf ihre stärkere Subjektbezogenheit zurückführen. Im Zusammenhang mit diesen Überlegungen wurde die Suche auf den Zeitraum von Anfang Januar 1995 bis Ende Dezember 2012 begrenzt. Zugleich wurde für diese Literaturübersichtsarbeit die Entscheidung getroffen, sich auf Publikationen zu konzentrieren, die ausschließlich die Perspektive der Kinder und Jugendlichen fokussieren, die mit einem von chronischer Krankheit betroffenen Geschwisterkind aufwachsen.

---

10 dt. Kinderrechtskonvention

Die elektronischen Datenbanken wurden zunächst systematisch mit den Such-
begriffen in der folgenden Kombination und unter Verwendung der Boole'schen
Operatoren durchsucht:

sibling* AND (chronic* OR experience*)

Zusätzlich erfolgte eine Internet- und Handrecherche in Google®, Google®
Scholar und ausgewählten Fachzeitschriften, in der englische und deutsche
Schlagworte einzeln oder kombiniert verwendet wurden:

Tabelle 2:   deutsche und englische Schlagworte

englisch
sibling, brother, sister
children, adolescent, family
chronically ill, chronic illness, chronic disease, chronic health condition
experience, perception, perspective, view

deutsch
Geschwister, Bruder, Schwester
Kinder, Heranwachsende, Adoleszente, Familie
chronisch krank, chronische Krankheit, chronische Erkrankung, chronische Krankheitsbedingung
Erleben, Erfahrung, Wahrnehmung, Perspektive, Sichtweise

Die Literatursuchstrategie wurde innerhalb der Peer-Gruppe des Forschungskollegs systematisch geplant und diskutiert.

Auswahl relevanter Literatur

Insgesamt erbrachte die elektronische Suche eine Trefferanzahl von n=5227.
Eine differenzierte Verteilung der Ergebnisse in Bezug auf die einzelnen Datenbanken präsentiert die Tabelle 3. Die Auswahl relevanter Literatur basierte auf
einem zweistufigen Screeningverfahren. In der ersten Phase wurden die identifizierten Publikationen auf Titel und Abstract unter Beachtung der folgenden Ein-
und Ausschlusskriterien gesichtet. Inhaltlich wurden alle Artikel einbezogen, die
sich mit der Situation gesunder Geschwister befassten, die zusammen mit einem
von chronischer Krankheit betroffenen Geschwisterkind in der Familie aufwuchsen. Hinsichtlich der methodischen Einschlusskriterien wurden alle Arten von
Literaturübersichtsarbeiten (z. B. Metaanalysen, Metasynthesen, systematische
Reviews) und Studien eingeschlossen, in denen sowohl standardisierte als auch
qualitative Verfahren angewendet wurden.

Tabelle 3: Suchstrategie und Trefferquoten der Literaturrecherche

Datenbankensuche				
Suchzeitraum von 1995/01/01 to 2012/12/31				
Pubmed n=4046	**Cinahl** n=789	**PBSC** n=380	**Cochrane Library** n=12	**Treffer gesamt** n=5227
1. Screening – Titel und Abstract **Einschlusskriterien** -Publikationen, die das Erleben gesunder Geschwister von Kindern und Jugendlichen mit unterschiedlichsten Arten von chronischer Krankheit betrachten -Forschungsdesigns: alle Arten von Literaturübersichtsarbeiten (z. B. Metaanalysen, Metasynthesen, systematische Reviews), Studien, in denen qualitative sowie standardisierte Verfahren angewendet wurden verfügbarer Abstract, englisch- und deutschsprachig **Ausschlusskriterien** -inhaltlich und kontextuell irrelevante Publikationen (z. B. Artikel, die erwachsene Geschwister oder den Tod eines Geschwisterkindes zum Gegenstand haben, medizinische Forschung) -redundante Publikationen				
Pubmed n=130	**Cinahl** n=89	**PBSC** n=19	**Cochrane Library** n=0	**Treffer gesamt** n=238
+ Handsuche N=37				**Treffer gesamt** n=275
2. Screening – Abstract und Volltext **Einschlusskriterien** -Publikationen, die das Erleben gesunder Geschwister von Kindern und Jugendlichen aus ihrer eigenen Perspektive betrachten **Ausschlusskriterien** -inhaltlich und kontextuell irrelevante Publikationen (Artikel, die einen krankheitsbezogenen oder kategorialen Ansatz verfolgen oder in denen die gesamte Familie im Fokus steht und gesunde Geschwister nur als Appendix auftauchen, Publikationen, die Interventions- und Unterstützungsprogramme zum Gegenstand haben)				
<div align="center">**keine Publikation erfüllte die Einschlusskriterien**</div>				
<div align="center">**Revision des methodischen Vorgehens**</div>				
Einschluss aller systematischer Literaturübersichtsarbeiten aus dem Datenbestand				**Treffer gesamt** n=9

Formale Einschlusskriterien waren ein verfügbares Abstract und die Bedingung, dass die Artikel in englischer oder deutscher Sprache publiziert waren. Ausgeschlossen wurden zu diesem Zeitpunkt inhaltlich und kontextbezogen irrelevante Arbeiten, in denen die Zielpopulation z. B. erwachsene Geschwister waren oder Publikationen, die den Tod eines Geschwisterkindes zum Gegenstand hatten. Ferner wurden Artikel entfernt, in denen die Geschwister als Studienteilnehmerinnen und –teilnehmer von medizinischen Forschungsprojekten, z. B. in der Rolle als Spender von Stammzellen involviert waren. Insgesamt verblieben nach dieser Phase eine große Anzahl potentiell relevanter Publikationen von n=238. Ergänzend vervollständigten den Datenbestand weitere Literaturquellen im Umfang von n=37, die über das Internet und manuell in den Referenzlisten ausgewählter Fachzeitschriftenartikel recherchiert werden konnten.

Im Zuge eines zweiten Volltextscreenings wurden alle bis zu diesem Zeitpunkt eingeschlossenen Artikel unter Beachtung der Ein- und Ausschlusskriterien gelesen und bewertet. Eingeschlossen werden sollten nun nur noch Artikel, in denen ausschließlich das Erleben der Geschwister aus ihrer Perspektive Gegenstand der Betrachtung war. Korrespondierend mit der vorab beschriebenen Entscheidung für einen nonkategorialen Ansatz in Anlehnung an Stein und Jessop (1982), wurden alle Publikationen ausgeschlossen, die sich auf eine oder mehrere ausgewählte spezifische chronische Krankheiten oder Behinderungen bezogen. Insgesamt sollte der Begriff *Chronische Krankheit* in dieser Literaturanalyse jedoch weitreichend und umfassend verstanden werden. Es war daher intendiert, angeborene und erworbene Krankheiten sowie Behinderungen somatischer und mentaler Art einzuschließen. Dabei orientierte sich das Begriffsverständnis an Grypdonck (2005), die das Erleben von chronischer Krankheit als subjektives Geschehen interpretiert, das aus der sozialen Situation gedeutet wird, in der sich Menschen befinden, und sich auch auf die Familie auswirkt. Gleichzeitig wurden Studien, deren Adressat hauptsächlich die gesamte Familie mit ihren unterschiedlichen Mitgliedern war und in denen die Perspektive von Geschwisterkindern ausschließlich in kurzen Textpassagen im Sinne eines Appendix dargestellt wurde, ebenfalls ausgeschlossen. Eine Reihe von Studien beschäftigte sich mit der Entwicklung und Evaluation von Interventionen und Unterstützungsprogrammen für gesunde Geschwister, die im Kontext dieser Literaturanalyse ebenfalls irrelevant waren und nicht einbezogen wurden.

In den ersten beiden Screeningphasen erfolgte die Prüfung durch die Autorin selbst. Diskutable Publikationen wurden in die Peer-Gruppe des Forschungskollegs eingebracht und dort gemeinsam bewertet. Alle Literaturquellen wurden mit der Reference Management Software Mendeley 1.15.2 verwaltet.

Am Ende konnten nur wenige Veröffentlichungen identifiziert werden, in denen ausschließlich gesunde Geschwister beteiligt waren und ihr Erleben aus ihrer Perspektive beschrieben wurde. Jede dieser Publikationen war auf eine spezifische chronische Krankheit gerichtet und folgte demnach einem kategorialen

Ansatz. In den meisten Fällen handelte es sich um psychische Erkrankungen oder Behinderungen. Nur die systematische Übersichtsarbeit von Wilkins und Woodgate (2005) erfüllte annähernd die Studieneinschlusskriterien. Obwohl die Autorinnen das Erleben der Geschwister aus der kindlichen und jugendlichen Perspektive untersuchten, muss unterstrichen werden, dass sie sich mit der Konzentration auf Familien mit einem an Krebs erkrankten Kind in ihrem Review für einen kategorialen Ansatz entschieden haben. Zur Vollständigkeit muss ergänzt werden, dass die eingeschlossenen Studien unterschiedlichste Krebserkrankungen repräsentierten. Die Autorinnen schlossen darüber hinaus neben Publikationen, die ausschließlich die kindliche Sicht fokussierten, ebenfalls Arbeiten ein, in denen das Erleben der Kinder und Jugendlichen ergänzend aus der Proxyperspektive beschrieben wurde. Wilkins und Woodgate (2005, S. 317) kamen daher zusammenfassend zu der Schlussfolgerung, dass die qualitative Forschung in Bezug auf das Erleben von gesunden Geschwistern *„noch in den Kinderschuhen steckt"*[11] und formulierten die Notwendigkeit, auf die *„Stimme [der Geschwister] zu hören."*[12]

Die Tatsache, dass somit letztlich keine Publikation die Einschlusskriterien vollständig erfüllte, leitete die Entscheidung, von dem bisherigen Verfahren abzuweichen und die Analyse auf die weiteren im Datenbestand vorhandenen Literaturübersichtsarbeiten zu konzentrieren. Mit diesem revidierten Vorgehen gelang es, neun Publikationen in diese Literaturstudie einzuschließen (siehe Tabelle 3). Das veränderte Vorgehen und die damit verbundene Entscheidung, ausschließlich Literaturübersichtsarbeiten einzubeziehen, ermöglichte es, aufgrund der großen Anzahl von eingeschlossenen Studien einen umfassenden Überblick über das Forschungsfeld zu gewinnen. Mit diesem revidierten Verfahrensschritt war die Erwartung verbunden, einerseits besonders dicht beschriebene Konzepte und andererseits Wissenslücken in Bezug auf die Perspektive der gesunden Geschwister zu identifizieren, um so Widersprüche zu entdecken und inhaltliche Schwerpunkte zu konzeptualisieren, die bis dato nicht kategorisiert wurden und neue Verknüpfungen erlaubten.

Analyse

Die Analyse erfolgte wiederum in einem zweistufigen Verfahren. Auf der einen Seite wurde jede der eingeschlossenen Literaturübersichtsarbeiten in einer synoptischen Übersichtstabelle[13] gemäß der folgenden Kriterien zusammengefasst und synthetisiert: Autorinnen und Autoren (Jahr), Land, Disziplin, Art des Re-

---

11 engl. „is still in its infancy"
12 engl. „to hear their voices"
13 Zusatzmaterialien sind unter www.springer.com auf der Produktseite dieses Buches verfügbar (siehe Anhang A1).

views, Forschungsgegenstand, Anzahl der eingeschlossenen Studien, For-
schungsdesign, Studienteilnehmerinnen und -teilnehmer, Anzahl der gesunden
Geschwister, kategorialer oder nonkategorialer Ansatz, Erkrankungen der betroffenen Geschwister, kritische Bewertung der Reviews, Kommentar. Auf der anderen Seite bestand das hauptsächliche Anliegen darin, Themenschwerpunkte zu
identifizieren, die sich auf das Erleben der gesunden Geschwister bezogen. Die
Datengewinnung erfolgte inhaltsanalytisch, indem die auftauchenden Kategorien
thematisch strukturiert und geordnet wurden. So konnten die Ergebnisse einerseits in einer deskriptiven Beschreibung und zugleich in einer inhaltlichen Synthese aufbereitet werden.

2.3 Ergebnisse

Die Synthese der Analyse wurde in fünf neu konzeptualisierten Kategorien
strukturiert, die anhand der auftauchenden Themen in den Literaturübersichtsarbeiten identifiziert werden konnten: *Emotionen, somatische Beschwerden, ent-
wicklungsbezogene und soziale Auswirkungen, Alltagserleben, Erfahrungen der
gesunden Geschwister im Kontext der Erkrankung des Geschwisterkindes.* Diese
Themenkomplexe werden im Folgenden diskutiert und dienten zu einem späteren Zeitpunkt als *„sensitizing concepts"* (Blumer, 1954, S. 7) in der Grounded
Theory Studie.

2.3.1 Emotionen

Welche Gefühle und Emotionen auf die gesunden Kinder und Jugendlichen
einwirken, die mit einem von chronischer Krankheit betroffenen Geschwisterkind aufwachsen, ist in der Literatur umfangreich untersucht. In allen eingeschlossenen Übersichtsarbeiten werden Gefühlsäußerungen unterschiedlichster
Art beschrieben. Für eine erste Synthese dieser differierenden Erscheinungsformen des emotionalen Erlebens in dieser Situation, lassen sie sich in den Publikationen nach den zwei Verhaltensmustern ordnen, mit denen die Kinder und
Jugendlichen diesen Erfahrungen bewusst oder unbewusst begegnen. Die Inter-
nalisierung, die nach innen gerichtet ist sowie das nach außen orientierte Externalisieren von Gefühlen, kennzeichnen die divergierenden und zugleich komplementär wirkenden Reaktionen der gesunden Geschwister, wenn sich diese mit
ihren eigenen Gefühlszuständen, die aus der geschwisterlichen und familialen
Konstellation resultieren, konfrontiert sehen.

Internalisieren

Emotionalität der Kinder und Jugendlichen, die mit Internalisierungsprozessen einhergeht, zeigt sich in nahezu allen Publikationen in besonderer Dichte. Durch die Konzentration der familialen Sorge auf das von Krankheit betroffene Geschwisterkind, sind die gesunden Geschwister möglicherweise mit ihrem gefühlsbezogenem Erleben zunächst auf sich allein gestellt und ihnen wird weniger Aufmerksamkeit zuteil.

Dementsprechend können die Geschwister mit Verlusterfahrungen konfrontiert sein (Alderfer et al., 2010; Bellin & Kovacs, 2006; Murray, 1999; Van Riper, 2003; Wilkins & Woodgate, 2005), die sich aus der mangelnden physischen Verfügbarkeit (Alderfer et al., 2010; Bellin & Kovacs, 2006; Murray, 1999; Vermaes, van Susante, & van Bakel, 2012) und der fehlenden gemeinsamen Zeit mit den Eltern (Alderfer et al., 2010; Murray, 1999; Wilkins & Woodgate, 2005) ergibt. Zugleich verspüren die Kinder und Jugendlichen Trennungsängste (Murray, 1999), die durch häufige Klinikaufenthalte ausgelöst werden und/oder mit der Sorge um den nahenden Tod des Geschwisterkindes oder eines Elternteils (Murray, 1999; Van Riper, 2003; Wilkins & Woodgate, 2005) einhergehen. In der Konsequenz fühlen sich die Geschwister von Kindern und Jugendlichen mit einer chronischen Erkrankung allein und einsam (Alderfer et al., 2010; Murray, 1999; O'Brien, Duffy, & Nicholl, 2009; Wilkins & Woodgate, 2005; Williams, 1997), unbedeutend und unwichtig (Van Riper, 2003; Wilkins & Woodgate, 2005), unbeachtet (Alderfer et al., 2010), abgeschoben (Bellin & Kovacs, 2006; Van Riper, 2003), vernachlässigt (Alderfer et al., 2010; Van Riper, 2003) und sie erfahren Gefühle von Ablehnung (Murray, 1999; Wilkins & Woodgate, 2005; Williams, 1997).

In den eingeschlossenen Übersichtsarbeiten finden sich ebenfalls deutliche Hinweise auf soziale Isolation (Alderfer et al., 2010; Bellin & Kovacs, 2006; Murray, 1999; Van Riper, 2003; Vermaes et al., 2012; Wilkins & Woodgate, 2005; Williams, 1997) und den Rückzug der gesunden Geschwister (Bellin & Kovacs, 2006; Murray, 1999; Van Riper, 2003; Williams, 1997). Diese beiden Indikatoren sind Zeichen eines gesellschaftlichen Ausschlusses. Einerseits isolieren sich die Kinder und Jugendlichen familienintern aufgrund der Neustrukturierung familialer Rollen (Van Riper, 2003) und zugleich gehen sie auf Distanz zu Gleichaltrigen (O'Brien et al., 2009; Vermaes et al., 2012). Alle diese Verhaltensmerkmale können in dem Gefühl emotionaler Deprivation[14] (Bellin & Kovacs, 2006; Murray, 1999; Van Riper, 2003; Wilkins & Woodgate, 2005) münden.

---

14 engl. „maternal deprivation = Mangel an mütterlicher Zuwendung und Pflege" (Bergius, 2014)

Wilkins und Woodgate (2005) konnten eine deskriptiv, explorative Studie von Walker (1988) identifizieren, in welcher die Geschwister die Verinnerlichung von Gefühlen gleichzeitig als Bewältigungshandeln nutzen, mit dem sie auf sich selbst fokussieren. Allein oder in Gruppen suchen sie Zerstreuung und Ablenkung, zugleich nehmen sie Auszeiten oder flüchten sich in eigene Schutzräume (Walker, 1988).

Weitere intensive Gefühle reichen von Traurigkeit (Alderfer et al., 2010; Murray, 1999; Wilkins & Woodgate, 2005; Williams, 1997) über Sorgen (Murray, 1999; Van Riper, 2003), z. B. in Bezug auf das Geschwisterkind mit der chronischen Erkrankung oder die familialen Zukunftsperspektiven bis hin zu Ängsten (Bellin & Kovacs, 2006; Murray, 1999; O'Brien et al., 2009; Sharpe & Rossiter, 2002; Wilkins & Woodgate, 2005). Im Kontrast dazu können Alderfer et al. (2010) in 78 % der Studien (14 von 18) ihrer Übersichtsarbeit kein ansteigendes Angstrisiko für die Gruppe von Geschwistern von Kindern und Jugendlichen mit einer Krebserkrankung identifizieren.

Einige Autorinnen untersuchen die besondere Vulnerabilität der gesunden Geschwister (Alderfer et al., 2010; Bellin & Kovacs, 2006; Wilkins & Woodgate, 2005) und führen diese auf die Schuld- und Verantwortungsgefühle zurück, die die Kinder und Jugendlichen gegenüber der Krankheit ihres Geschwisterkindes entwickelt haben (Alderfer et al., 2010; Wilkins & Woodgate, 2005). Geht die chronische Krankheit des betroffenen Kindes mit einem entstellten Aussehen einher, schämen sich die Geschwister möglicherweise dafür (Bellin & Kovacs, 2006).

Externalisieren

Obwohl bei genauer Betrachtung der Literatur mehr Evidenz für internalisierende als für externalisierende Verhaltensweisen der Geschwister im Umgang mit ihren Gefühlen gefunden werden kann (Sharpe & Rossiter, 2002), identifizieren einige Autorinnen und Autoren eine Reihe von Persönlichkeitseigenschaften, bei denen die Kinder und Jugendlichen ihre Gefühle und Emotionen nach außen offen machen und mitteilen.

Erwartungsgemäß beschreiben die Geschwister Trauererfahrungen, die sich nach außen in Tränen äußern und vor allem dann entstehen, wenn die Kinder und Jugendlichen um den nahenden Tod des Geschwisterkindes wissen (Alderfer et al., 2010). Fühlen sich die Geschwister ungerecht oder unfair behandelt (Wilkins & Woodgate, 2005), reagieren sie beispielsweise mit Gefühlszuständen wie Eifersucht (Alderfer et al., 2010; Wilkins & Woodgate, 2005; Williams, 1997) und Neid (Wilkins & Woodgate, 2005) gegenüber Außenstehenden. Das Erleben von Eifersucht kann aus der Annahme folgen, dass beispielsweise dem Geschwisterkind von den Eltern mehr Zuwendung entgegen gebracht wird. Neid stellt sich dann ein, wenn z. B. das von Krankheit betroffene Geschwisterkind etwas hat, was man selbst gerne haben möchte. Wilkins und Woodgate (2005) benennen als Gründe für die erlebte Ungerechtigkeit auch die ungleiche Verteilung der elterlichen Aufmerksamkeit und die ungleiche Anwendung von Regeln, wie den übermäßigen Genuss von z. B. Süßigkeiten (Wilkins & Woodgate, 2005).

Die Autorinnen merken darüber hinaus an, dass die Geschwister einschätzen können, warum die Reaktionen der Eltern ihnen gegenüber differieren (Wilkins & Woodgate, 2005). Trotz dieses Wissens gelingt es den Kindern und Jugendlichen nicht, ihre Gefühle zu unterdrücken und diese Gedanken nicht zuzulassen (Wilkins & Woodgate, 2005). Indem sie ihrem Ärger Luft verschaffen, reagieren die Geschwister. In einer Reihe von Studien findet sich eine solche oftmals spontane, emotionale Gemütsbewegung (Alderfer et al., 2010; Bellin & Kovacs, 2006; Murray, 1999; Vermaes et al., 2012; Wilkins & Woodgate, 2005; Williams, 1997).

In den eingeschlossenen Publikationen wird Ärger als Gefühl, das sich in unterschiedlichen Erregungsniveaus ausdrücken kann, nicht weiter differenziert. Während die Autorinnen und Autoren im Hinblick auf diesen Gemütszustand unpräzise bleiben, zeigen sich im Weiteren sehr konkrete Ausdrucksformen wie *„Ungeduld, Rastlosigkeit, Überaktivität"*[15] (Van Riper, 2003, S. 282), mit denen die Geschwister ihr emotionales Erleben externalisieren. Andere Autorinnen und Autoren diskutieren eine besondere Erregbarkeit der Geschwister (Van Riper, 2003; Wilkins & Woodgate, 2005; Williams, 1997), die sich zu aggressiven Reaktionen entwickeln kann (Sharpe & Rossiter, 2002; Vermaes et al., 2012). Letztere Externalisierungsprozesse äußern sich z. B. in Kämpfen unter Gleichaltrigen oder können sich in kriminellen Tendenzen manifestieren (Vermaes et al., 2012; Williams, 1997).

2.3.2 Somatische Beschwerden

In den Publikationen wird für die gesunden Geschwister eine Anzahl von sehr unterschiedlichen somatischen Beschwerden erwähnt, die sich als körperliche Symptome äußern und grundlegende Bedürfnisse, wie z. B. Essen und Schlafen betreffen. Im Kontrast zu diesen körperlichen Phänomenen werden nur wenige manifeste Erkrankungen beschrieben.

Van Riper (2003) berichtet von Kindern mit Appetitlosigkeit und zugleich von solchen mit übermäßigem Appetit. Murray (1999) schildert Probleme im Zu-

---

15   engl. „impatience, restlessness, overactivity"

sammenhang mit der Ernährung und darauf bezogene Gewichtsveränderungen der gesunden Kinder, die von den Eltern beobachtet werden (Murray, 1999). Der gleiche Autor identifiziert zudem Schlafstörungen in Bezug auf die gesunden Geschwister (Murray, 1999). Diese reichen von ständiger Müdigkeit bis hin zu Alpträumen (Van Riper, 2003). Darüber hinaus finden sich Hinweise in der Literatur, dass die Kinder und Jugendlichen wiederkehrend unter Kopfschmerzen leiden (Murray, 1999). Beschrieben wird ebenfalls, dass einzelne Kinder in frühkindliches Verhalten zurückfallen und von ständigem Einnässen betroffen sind (Murray, 1999; Van Riper, 2003). Eine größere Wahrscheinlichkeit für Unfälle von Geschwistern von Kindern und Jugendlichen mit chronischer Krankheit kann ebenso attestiert werden (Murray, 1999) wie ein generelles Gefühl körperlicher Schwäche (Van Riper, 2003).

In einigen Studien wird der Begriff *„somatic complaints"*[16] (Murray, 1999; Williams, 1997) in verallgemeinernder Form verwendet und nicht weiter nach Symptomen oder Erkrankungen unterschieden. Seltener finden sich genaue Differenzierungen anhand konkreter Diagnosen, wie Allergien oder Asthma bronchiale, wie Williams (1997) in ihrer Übersichtsarbeit ebenfalls feststellt.

Trotz dieser erkennbaren Unschärfe in der Begriffsverwendung innerhalb der Literatur lassen sich bei den gesunden Geschwistern insgesamt nur wenige somatische Beschwerden identifizieren, die die Schwere einer manifesten Erkrankung besitzen. Vielmehr offenbart sich das Erleben dieser körperlichen Beschwerden vor allem in Gefühlen allgemeinen Unwohlseins begleitet von unspezifischen körperlichen Symptomen. Alderfer et al. (2010) stellen dementsprechend im Hinblick auf das körperliche Erleben in Bezug auf die meisten Geschwister von Kindern und Jugendlichen mit Krebserkrankungen keine Unterschiede im Vergleich zu Gleichaltrigen fest. Jedoch scheinen Kinder und Jugendliche, die mit einem an Krebs erkrankten Geschwisterkind aufwachsen, selbst viel besorgter um ihre eigene Gesundheit zu sein (Alderfer et al., 2010). Alderfer et al. (2010) belegen diese Aussage durch vier qualitative Studien und eine quantitative Studie, in der signifikant mehr Sorgen verglichen mit dem Durchschnitt der Kinder beschrieben werden. Im Gegenzug dazu betont Murray (1999), dass die Eltern von Geschwistern, von denen ein Kind an Krebs erkrankt ist, mit ihren gesunden Kindern erkennbar weniger häufig eine Ärztin oder einen Arzt konsultieren sowie für diese ärztlichen Rat einholen, im Vergleich zur Kontrollgruppe von Familien mit gesunden Kindern. Andere Autorinnen und Autoren von Übersichtsarbeiten zu Geschwistern von Kindern und Jugendlichen mit Krebserkrankungen bestätigen ähnliche Ergebnisse. So gelangen Wilkins und Woodgate (2005) zu der Schlussfolgerung, dass gesunde Kinder und Jugendliche sowohl um das an Krebs erkrankte Geschwisterkind als auch um ihren

---

16 dt. somatische Beschwerden

eigenen Gesundheitszustand besorgt sind. Murray (1999) unterstreicht auch, dass die gesunden Geschwister Angst davor haben, die gleiche Erkrankung zu bekommen, die den Tod der Schwester oder des Bruders verursacht hat. Zu berücksichtigen ist allerdings, dass sich alle diese Untersuchungen auf Geschwister von Kindern und Heranwachsenden mit einer Krebserkrankung beziehen. Nur Van Riper (2003) beschreibt für Familien, in denen ein Kind von chronischer Krankheit betroffen ist, diese Angst der gesunden Geschwister, die gleiche Erkrankung wie ihr Geschwisterkind zu bekommen ebenso wie die Angst, an dieser zu versterben.

2.3.3 Entwicklungsbezogene und soziale Auswirkungen

Da Kinder und Jugendliche noch in der Persönlichkeitsentwicklung sind, beeinflusst das Aufwachsen mit einem von einer chronischen Erkrankung betroffenen Geschwisterkind und die Adaption daran auch die persönliche und soziale Entwicklung der gesunden Geschwister (Williams, 1997). Das Selbstkonzept umfasst die Kognition und die Selbstwahrnehmung. Damit verbunden sind Merkmalseigenschaften und Verhaltensweisen, wie individuelle Fähigkeiten, aber auch Vorlieben und Einstellungen, die die eigene Identität bestimmen.

In der Literatur finden sich bezüglich der Frage des Selbstkonzepts der gesunden Geschwister von Kindern und Jugendlichen mit chronischer Erkrankung unterschiedliche, insgesamt inkonsistente Befunde. Einige Forscher identifizieren ein „geringeres Selbstkonzept"[17] (Bellin & Kovacs, 2006; Murray, 1999, S. 27; Van Riper, 2003, S. 291; Williams, 1997, S. 314). Williams findet aber auch Studien, die im Hinblick auf das Selbstkonzept keine Unterschiede zwischen den gesunden Geschwistern und entsprechenden Vergleichsgruppen aufzeigen. Van Riper (2003, S. 288) hingegen kann sogar ein „höheres Selbstkonzept"[18] nachweisen.

Analoge Befunde können auch in Bezug auf die Frage des Selbstwertgefühls der Kinder und Jugendlichen mit einem von chronischer Krankheit betroffenen Geschwisterkind identifiziert werden. Dieses variiert von niedrigem (Bellin & Kovacs, 2006; Williams, 1997) bis hin zu einem höheren Selbstwertgefühl (Van Riper, 2003). Alderfer et al. (2010) identifizieren diese Spanne ebenfalls in ihrer Übersichtsarbeit und weisen diese bestehenden Inkonsistenzen somit aus. Die Entwicklung des Selbstkonzepts und des Selbstwertgefühls korreliert mit der Art der Erkrankung des betroffenen Geschwisterkindes. Jedoch muss zusammenfassend festgehalten werden, dass die Befunde in der Literatur weitgehend deskriptiv bleiben. Die Entstehungsursachen und -bedingungen können somit

---

17 engl. „lower self-concept"
18 engl. „higher self-concept"

nicht ausreichend theoretisch eingeordnet werden, so dass notwendige Erklärungsansätze ausstehen.

Ferner wird den gesunden Geschwistern in einer Reihe von Übersichtsarbeiten eine besondere Persönlichkeitsentwicklung (Van Riper, 2003; Wilkins & Woodgate, 2005; Williams 1997) attestiert, die mit einer hohen Eigenständigkeit und Unabhängigkeit (Alderfer et al., 2010; Wilkins & Woodgate, 2005) sowie Reife (Murray, 1999; Van Riper, 2003; Wilkins & Woodgate, 2005; Williams, 1997) einhergeht. Die gesunden Geschwister entwickeln ein besonderes Verantwortungsgefühl und sind sogar besonders stolz, wenn es ihnen möglich ist, für das kranke Geschwisterkind Sorge zu tragen (Wilkins & Woodgate, 2005). O'Brien et al. (2009) unterstreichen aber auch den Effekt einer Rollenerwartung, die in einer Überforderung für die gesunden Geschwister mündet: Selbstkontrolle, eigene Effizienz (O'Brien et al., 2009) und eine starke Selbstorientierung (Wilkins & Woodgate, 2005) sind offenbar bedeutende Fähigkeiten und Instrumente, um mit der Situation als Schwester oder Bruder eines Kindes oder Jugendlichen mit einer chronischen Erkrankung umzugehen.

Kinder und Jugendliche, die mit einem von einer chronischen Krankheit betroffenen Geschwisterkind aufwachsen, zeigen gleichzeitig unterschiedlichste Muster sozialer Kompetenzen. So werden sie deutlich kommunikativer und kooperativer beschrieben und ihre damit einhergehenden Charaktereigenschaften sind geprägt von besonderer emotionaler Intensität und erhöhter Sensibilität (Alderfer et al., 2010; Bellin & Kovacs, 2006; Murray, 1999; Van Riper, 2003; Wilkins & Woodgate, 2005; Williams, 1997) in Form von Empathie (Alderfer et al., 2010; Bellin & Kovacs, 2006; Murray, 1999; Van Riper, 2003; Vermaes et al., 2012; Wilkins & Woodgate, 2005; Williams, 1997), Mitgefühl (Alderfer et al., 2010; Bellin & Kovacs, 2006; Wilkins & Woodgate, 2005) und Geduld (Bellin & Kovacs, 2006; Van Riper, 2003). Alle diese zuletzt genannten Eigenschaften konkretisieren diese besondere soziale Befähigung der Geschwister und deuten auf ihre Haltung und ihr Engagement zugunsten anderer (Wilkins & Woodgate, 2005).

Es ist anzunehmen, dass diese besonderen sozialen Fähigkeiten unmittelbar im Zuge der familiären Erfahrungen erworben werden, die die Kinder und Jugendlichen als Schwester oder Bruder eines von einer chronischen Erkrankung betroffenen Geschwisterkindes machen. Auf der einen Seite kommt diese erworbene soziale Einstellung möglicherweise auch dem Geschwisterkind selbst zugute. Auf der anderen Seite geraten die gesunden Geschwister möglicherweise in Konflikte, wenn sie auf ihre eigenen Wünsche und Bedürfnisse verzichten und anstelle dessen Hilfe und Unterstützung für die Schwester oder den Bruder leisten müssen (Bellin & Kovacs, 2006; Wilkins & Woodgate, 2005).

Ihre sorgsame Aufmerksamkeit gegenüber dem von chronischer Krankheit betroffenen Geschwisterkind lässt sich bei einigen gesunden Kindern und Jugendlichen auch darin ableiten, wie sie zwischen Stadien von Achtsamkeit, Alarmbe-
reitschaft, Wachsamkeit und entspannter Wachsamkeit hin- und herpendeln
(Wilkins & Woodgate, 2005). Diese Zustände, die mit der ständigen Aufmerksamkeit für das betroffene Geschwisterkind einhergehen und ihnen die Beauf-
sichtigung der Schwester oder des Bruders abverlangen, sind für die gesunden
Geschwister enorm herausfordernd. Dementsprechend lassen sich ihre widersprüchlichen Gefühle in Bezug auf die eigene familiale Situation nachvollziehen
und verstehen (Wilkins & Woodgate, 2005). Die eigene Gewissheit und die
Sicherheit im Umgang mit diesen Herausforderungen erscheinen vor diesem
Hintergrund für die gesunden Geschwister sowie die Entwicklung dieser Fähigkeiten sehr bedeutsam.

2.3.4 Alltagserleben

Ungeachtet der Omnipräsenz der chronischen Erkrankung eines Kindes geht das
Leben auch für betroffene Familien weiter und sie müssen das alltägliche Leben
mit seinen Routinen und Anforderungen auf Dauer genauso bewältigen wie
gesunde Familien. Zum einen soll in dieser Kategorie daher der Frage nachgegangen werden, wie sich die chronische Erkrankung eines Kindes auf die familialen, respektive geschwisterlichen Rollen und die damit verbundenen Interaktionen auswirken. Zum anderen sollen Antworten darauf gefunden werden, wie
die Kinder und Jugendlichen es schaffen, die täglichen Belange ihres Alltags, z.
B. in der Freizeit und in der Schule, trotz dieser besonderen familialen Konstellation zu gestalten und zu managen.

Erleben in der Familie

Die chronische Erkrankung eines Kindes nimmt Einfluss auf die Bindung der
Geschwister untereinander, die Eltern-Kind-Beziehung und letztlich auf die Familie als Ganzes. Dabei werden die Ergebnisse in Bezug auf das Verhältnis zwischen dem von chronischer Krankheit betroffenen und dem gesunden Geschwisterkind kontrovers diskutiert, und es werden gegenläufige Tendenzen beschrieben.

Einerseits heben eine Reihe von Autorinnen die zunehmende Rivalität zwischen
den Geschwistern hervor (Alderfer et al., 2010; Van Riper, 2003; Wilkins &
Woodgate, 2005; Williams, 1997) und zugleich betont Williams (1997) das oftmals bestehende enge Geschwisterband. Wilkins und Woodgate (2005) ergänzen
diese unterschiedlichen Aussagen noch um eine weitere Option, indem sie den
Verlust von Gemeinsamkeiten zwischen dem gesunden und dem von chronischer
Krankheit betroffenen Geschwisterkind als Merkmal dieser besonderen Bezie-

hung für Familien identifizieren, die mit der Krebserkrankung eines Kindes konfrontiert sind.

In den Ergebnissen der Studien finden sich auch Anhaltspunkte dafür, dass die Kinder und Jugendlichen, die in einer solchen geschwisterlichen Konstellation aufwachsen, nicht über die Möglichkeiten verfügen wie Gleichaltrige in Familien, in denen kein Familienmitglied an einer Krankheit leidet. So müssen Geschwister von Kindern und Jugendlichen mit einer chronischen Erkrankung möglicherweise das gemeinsame Spiel anpassen und können nicht genauso spielen, wie dieses für zwei gesunde Geschwister normal wäre (Wilkins & Woodgate, 2005). Verglichen mit der Geschwisterbeziehung von älteren zu jüngeren, gesunden Geschwistern, fühlen sich diese Kinder und Jugendlichen früh für ihre Schwester oder ihren Bruder mit chronischer Krankheit verantwortlich (Wilkins & Woodgate, 2005). Das Spektrum der Verantwortungsübernahme reicht von geschwisterlichem Rat über ganz alltagspraktische Hilfeleistungen (Wilkins & Woodgate, 2005) bis hin zur Betreuung und Pflege des Geschwisterkindes, die damit einhergeht, dass die gesunden Geschwister dafür zuhause bleiben und auf eigene Freizeitaktivitäten verzichten.

Während Metzing und Schnepp (2007) mit dem Verweis auf eine Vielzahl von Autorinnen und Autoren in ihrer Übersichtsarbeit zu Kindern und Jugendlichen als pflegende Angehörige das Phänomen der Parentifizierung[19] identifizieren, bekräftigen und zugleich einem kritischen Diskurs unterziehen, deutet sich dieses für die gesunden Geschwister als Teilpopulation pflegender Kinder nur in einer Übersichtsarbeit an. Geschwister fungieren vor allem dann als *„Quasi-Eltern"*[20] (Sharpe & Rossiter, 2002, S. 706), wenn sie z. B. Pflege- und Betreuungsaufgaben übernehmen, wie die Autoren ausführen. Jedoch verbleibt die Darstellung dieses diskreten Befundes rein deskriptiv und diese Rollenübernahme wird von den Autoren nicht im Kontext von verschobenen geschwisterlichen Rollenasymmetrien in dieser besonderen Konstellation diskutiert. Anzunehmen ist, dass ein solcher Rollenwechsel Einfluss auf die Beziehung zwischen gesunden und von chronischer Krankheit betroffenen Kindern selbst haben kann und weitere Verschiebungen innerhalb der geschwisterlichen Rollen und deren Asymmetrie verursacht. Manche gesunde Geschwister zeigen großen Respekt vor der besonderen Situation des Geschwisterkindes mit der chronischen Erkrankung (Murray, 1999) und wiederum andere sind sogar bereit, die Rolle mit ihrer Schwester oder ihrem Bruder zu tauschen (Wilkins & Woodgate, 2005).

---

19 Bei der Parentifizierung kommt es zu einer Umkehr der sozialen Rollen zwischen Eltern und Kindern. Dieses Phänomen zeigt sich vor allem dann, wenn Kinder und Jugendliche elterliche Funktionen übernehmen (müssen), die nicht altersentsprechend sind und zu einer potentiellen Überforderung führen (Stangl, 2016).

20 engl. *„quasi-parent"*

Die Ablehnung und Zurückweisung der gesunden Geschwister (Williams, 1997) nehmen die Eltern dann wahr, wenn diese das von chronischer Krankheit betroffene Kind bevorzugt behandeln (Wilkins & Woodgate, 2005). Vor diesem Hintergrund sind Eltern auch besorgt darüber, dass sie den Bedürfnissen ihrer gesunden Kinder nicht genügend Aufmerksamkeit schenken (können) (Alderfer et al., 2010). Folglich berichten vor allem die Geschwister von an Krebs erkrankten Kindern in besonderem Maße von Konflikten und Problemen im Hinblick auf den Familienzusammenhalt (Williams, 1997). Insbesondere für Familien, die mit der Krebserkrankung eines Kindes konfrontiert sind, werden solche Familiendynamiken beschrieben, die initial im Zusammenhang mit der Diagnosestellung stehen und mit erheblichen Veränderungen der familialen Alltagsroutinen einhergehen (Murray, 1999; Wilkins & Woodgate, 2005).

Zugleich finden sich auch Belege für weitere negative Auswirkungen, die durch die Omnipräsenz der chronischen Erkrankung bedingt sind. Einige Autorinnen und Autoren berichten von Familien, die in sich zerrüttet sind (Murray, 1999; Van Riper 2003; Wilkins & Woodgate, 2005), was sie auf den Verlust von (familialer) Normalität zurückführen (Alderfer et al., 2010). Als Auswirkung dieser Entwicklung bemerkt Williams (1997), dass die gesunden Geschwister familial weniger eingebunden sind und involviert werden.

Zugleich finden sich in diesen Übersichtsarbeiten aber auch gegenläufige Aussagen, die auf ein besonderes Miteinander innerhalb dieser Familien deuten. Die Autorinnen betonen, dass diese Art von Zusammengehörigkeit im Kontext mit der chronischen Erkrankung betrachtet und in diesem Sinne als tiefe familiale Verbundenheit interpretiert werden muss (Alderfer et al., 2010; Van Riper, 2003; Wilkins & Woodgate, 2005; Williams, 1997). Einerseits rückt die Familie näher zusammen, zur gleichen Zeit zieht sich diese aus dem sozialen Leben zurück und isoliert sich zunehmend. Bellin und Kovacs (2006) heben ergänzend hervor, dass Familien als Einheit auf ein Repertoire eigener Ressourcen zurückgreifen können und eine Widerstandsfähigkeit entwickeln, die sie unmittelbar aus dem Krankheitserleben generieren und mit denen sie die Herausforderungen und Anforderungen des Alltags bewältigen können. In diesem Sinne übernimmt die Familie eine schützende Funktion, und die einzelnen Mitglieder gewähren sich reziproke Unterstützung und Sicherheit (Alderfer et al., 2010). Im Umkehrschluss kann eine solche tiefe Verbundenheit und Nähe innerhalb der Familie auch ein überfürsorgliches Verhalten hervorrufen (Alderfer et al., 2010). Schließlich kann dieses besondere familiale Zusammengehörigkeitsgefühl dazu führen, dass sich einzelne Mitglieder von der Familie trennen oder sich dem Familienverbund stärker entziehen.

Die mit der chronischen Erkrankung eines Kindes einhergehenden Transitionen für die Familie als Ganzes und ihre einzelnen Mitglieder werden diesbezüglich augenscheinlich und manifestieren sich in sehr unterschiedlichen Formen: Wilkins und Woodgate (2005) rekurrieren auf das Family Transition Model von Clarke-Steffen (1993, 1997), das Strategien aufzeigt, wie es diesen Familien gelingen kann, die neue Situation zu meistern. Neben der Neustrukturierung der jeweiligen Rollen ihrer einzelnen Mitglieder müssen Familien Aufgaben nach ihrer Wichtigkeit für die Bewältigung der neuen Herausforderungen priorisieren und sich womöglich von bisherigen Zukunftsvorstellungen verabschieden (Wilkins & Woodgate, 2005). Diese Rollenverteilung soll anhand des folgenden Beispiels veranschaulicht werden: So übernehmen während eines Klinikaufenthaltes des von chronischer Krankheit betroffenen Kindes oftmals die Mütter oder die Ehefrauen dessen Begleitung innerhalb der Klinik, während die Väter oder die gesunden Geschwister, allein oder gemeinsam, zu Hause die Rolle der Mutter übernehmen und so die entstandene Lücke füllen (Wilkins & Woodgate, 2005). Williams (1997) betont, dass diese Neustrukturierung der Rollen vornehmlich die Kernfamilie sowie ihre Bedingungen und Entwicklung betrifft. Obwohl auch weitere Verwandte, wie die Großeltern oder Freunde sowie Nachbarn als nicht ganz so nahestehende Personen gewohnt sind stellvertretend einzuspringen, übernehmen sie nicht selbstverständlich die gleiche Verantwortung, wie sie aus der Bindung innerhalb der Kernfamilie resultiert. Vor dem Hintergrund knapper zeitlicher Möglichkeiten ist die familiale Beziehungspflege erschwert und in der Folge verändert sich ebenfalls das Kommunikationsverhalten innerhalb der Familie. Wilkins und Woodgate (2005) bemerken in den von ihnen betrachteten Studien mit Familien mit Krebserkrankungen bei Kindern eine reduzierte Kommunikation zwischen den einzelnen Mitgliedern. Die gegenseitige Kommunikation konzentriert sich in diesen Fällen stärker auf die aktuelle Situation mit ihren jeweils relevanten Problemlagen und weniger auf die emotionalen Bedürfnisse einzelner Familienmitglieder. Die Forscher regen daher an, die Kommunikation in betroffenen Familien zu intensivieren, problemlösende Gespräche zu initiieren und diese als Schlüsselinstrumente familiärer Bewältigungsstrategien zu etablieren (Van Riper, 2003; Williams, 1997).

Auch über das alltägliche Erleben der gesunden Geschwister in Bezug auf die Unterstützung der Familie, respektive der Eltern bei der täglichen Hausarbeit finden sich nur wenige aussagekräftige Befunde. Nur einzelne Autorinnen betrachten diese Fragestellung überhaupt in ihren Übersichtsarbeiten, und sie kommen zu dem Ergebnis, dass die häuslichen Aufgaben für die gesunden Geschwister zunehmen (Van Riper, 2003; Williams, 1997). Wilkins und Woodgate (2005) ergänzen diese Ergebnisse für heranwachsende Geschwister, die überzeugt sind, dass ihre Verpflichtungen im Haushalt zunehmen. Dennoch übernehmen sie die im Haushalt anstehenden Aufgaben stellvertretend für die Eltern, um ihnen zu helfen und diese zu entlasten (Wilkins & Woodgate, 2005). Geschwister von Kindern und Jugendlichen mit chronischer Erkrankung unterstützen auch dann, wenn beispielsweise der Vater die Rolle und die Aufgaben der Mutter kompensieren muss (Alderfer et al., 2010; Wilkins & Woodgate, 2005), und füllen die Lücken innerhalb der Familie. Zur gleichen Zeit helfen sie aber auch selbstverständlich der Mutter und sind gemeinsam mit dieser in die Betreuung und Pflege des betroffenen Geschwisterkindes involviert. Die diesbezüglich zunehmende Verantwortungsübernahme führt dazu, dass die gesunden Geschwister darin bestärkt und weiter angespornt werden. Wilkins und Woodgate (2005) gehen sogar davon aus, dass die regelhafte Übernahme solcher Verpflichtungen Einfluss auf den individuellen Reifeprozess der Kinder und Jugendlichen nimmt.

Erleben in der Schule

Schulische Probleme stellen ebenfalls einen untersuchten Forschungsgegenstand in der Literatur zu dieser Zielgruppe dar. Einige Autorinnen und Autoren berichten von Schwierigkeiten der gesunden Geschwister in der Schule (Alderfer et al., 2010; Williams, 1997), andere beobachten unterdurchschnittliche schulische Leistungen (Murray, 1999; Van Riper, 2003). Van Riper (2003, S. 282) spricht sogar von einer *„Schulphobie"*[21]. Alderfer et al. (2010) schätzen ein, dass in diesen Fällen bei den gesunden Geschwistern Verpflichtungsgefühle eine Rolle spielen, die dazu führen, dass sie eher bei dem kranken Geschwisterkind sein und bleiben wollen, als zur Schule gehen zu müssen. Auch finden sich Hinweise darauf, dass es zu Verschlechterungen der Schulnoten bei den gesunden Geschwistern kommt, insbesondere dann, wenn die chronische Erkrankung des Geschwisterkindes erstmalig aufgetreten ist (Alderfer et al., 2010; Williams, 1997). Jedoch muss mit Blick auf die Ergebnisse berücksichtigt werden, dass sich nur Alderfer et al. (2010) und Williams (1997) überhaupt diesem Forschungsgegenstand widmen und dabei im Besonderen auf Familien fokussieren, in denen das von Krankheit betroffene Geschwisterkind an Krebs leidet. Ausschließlich Alderfer et al. (2010) untersuchen sehr präzise die schulischen Leistungen gesunder Geschwister von Kindern und Jugendlichen mit einer Krebserkrankung. Neben der Lernkompetenz betrachten die Autorinnen spezielle Fähigkeiten, wie die schulische Aufmerksamkeit, die Konzentration sowie das Erinnerungs- und Leistungsvermögen der Kinder und Jugendlichen (Alderfer et al., 2010). Die gesunden Geschwister müssen möglichst unabhängig sein, um die Schulaufgaben allein bewältigen zu können, und ein Selbstkonzept entwickeln, das sie befähigt, die mit der Schule verbundenen Bemühungen erfolgreich zu realisieren (Alderfer et al., 2010). Die zuvor beschriebenen Ergebnisse konnten in den Untersuchungen sowohl aus den Selbstberichten der Kinder und Jugendlichen gewonnen, als auch aus den Erfahrungen von Eltern und Lehrerinnen und Lehrern bestätigt werden. Obwohl die Schule für Kinder und Jugendliche ein

---

21 engl. „school phobia"

elementarer Erfahrungsraum ist, in dem sie oftmals mehr als die Hälfte des Tages verweilen und der ihren Alltag strukturiert, scheint dem schulischen Erleben der gesunden Geschwister bisher nur wenig Aufmerksamkeit gewidmet worden zu sein.

Erfahrungen der gesunden Geschwister im Kontext der Erkrankung des Geschwisterkindes

Verschiedene Übersichtsarbeiten (Murray, 1999; Van Riper, 2003; Wilkins & Woodgate, 2005) unterstreichen die Bedeutung der aktiven Teilhabe der gesunden Geschwister an dem (familialen) Geschehen rund um die Erkrankung und am Leben des Geschwisterkindes mit der chronischen Erkrankung. Wilkins und Woodgate (2005, S. 315) kommen in ihrer Publikation zu den folgenden Vorteilen: die Förderung einer sorgenden Beziehung, in der das gesunde Geschwisterkind die Rolle eines Coachs oder Motivators einnimmt, die Ausbildung eines besonderen *„sense of family"*[22], die Einbeziehung in die familiale Kommunikation sowie die couragierte Unterstützung der gesunden Geschwister während des Klinikaufenthaltes der Schwester oder des Bruders. Wilkins und Woodgate (2005), geben allerdings auch zu bedenken, dass es vor allem in Bezug auf den letzten Aspekt einfacher Besuchsregelungen für die Geschwister in den Krankenhäusern bedarf.

Unabhängig von den inhaltlichen Forschungsfragestellungen wird in fast allen Übersichtsarbeiten ein inadäquater Informationsfluss identifiziert, mit dem die Geschwister von Kindern und Heranwachsenden mit chronischer Krankheit konfrontiert sind (Murray, 1999; Van Riper, 2003; Wilkins & Woodgate, 2005). Einige Autorinnen beklagen dabei ganz allgemein den Mangel an Informationen für die gesunden Geschwister (Van Riper, 2003; Williams 1997), während andere eher die unzureichende Art der Information diskutieren. Obwohl die Kinder und Jugendlichen von den Eltern durchaus an der Kommunikation beteiligt werden, nehmen die betroffenen Geschwister die für sie zugänglichen Informationen als inadäquat, unvollständig und irreführend (Wilkins & Woodgate, 2005, S. 315) wahr.

In den Übersichtsarbeiten, die sich auf Kinder und Jugendliche mit einer Krebserkrankung beziehen, wird die Frage danach, welche Informationen die gesunden Geschwister über die Erkrankung ihres Geschwisterkindes benötigen, am häufigsten betrachtet. Wilkins und Woodgate (2005) kommen zu den folgenden Schlussfolgerungen: Neben dem Wissen über die Erkrankung oder die Behinderung selbst sowie den daraus resultierenden Einschränkungen, benötigen die Geschwister Informationen zum Therapieziel und über die Art der Behandlung.

---

22 dt. Familiensinn

Ferner sollten die Kinder und Jugendlichen den Zustand des Geschwisterkindes einschätzen können und Methoden erfahren, wie sie die Schwester oder den Bruder adäquat dabei unterstützen können, neue Fähigkeiten zu entwickeln und anzuwenden (Murray, 1999; Wilkins & Woodgate, 2005). Schließlich wird es als sinnvoll angesehen, die gesunden Geschwister mit allgemeinen medizinischen Kenntnissen und Informationen auszustatten (O'Brien et al., 2009; Wilkins & Woodgate, 2005), insbesondere in Vorbereitung auf potentielle Krankenhausbesuche (Murray, 1999).

Für Krankheiten mit lebenslimitierendem Charakter ist es von besonderer Bedeutung, dass innerhalb des Familienkreises mit den gesunden Geschwistern über möglicherweise fälschlich angenommene oder verzerrte Krankheitskonzepte (Williams, 1997) sowie über Tod und Sterben gesprochen wird (Murray, 1999). In Ergänzung werden in Bezug auf die Qualität sowie die Wege der Bereitstellung von Informationen die folgenden Anforderungen benannt: Informationen sollten altersentsprechend vermittelt werden (Bellin & Kovacs, 2006; Wilkins & Woodgate, 2005), sie sollten richtig und genau sein (Wilkins & Woodgate, 2005), Relevanz besitzen (O'Brien et al., 2009) und in ihrem inhaltlichen Wahrheitsgehalt exakt sein (Wilkins & Woodgate, 2005). Ferner gilt es gut zu überlegen, wer die Informationsweiterleitung übernimmt, welche Nachrichten kommuniziert werden und wie zufriedenstellend die Hinweise für die gesunden Geschwister sein können und sollen (Wilkins & Woodgate, 2005). Auf der einen Seite ist eine offene und auf Vertrauen basierende Kommunikation in Familien mit einem von chronischer Krankheit betroffenen Kind von Nöten (Wilkins & Woodgate, 2005, S. 314). Auf der anderen Seite dürfen die gesunden Geschwister durch die Menge der Informationen nicht überfrachtet werden (Wilkins & Woodgate, 2005). Von einzelnen Autorinnen wird daher die Empfehlung ausgesprochen, die Art und die Menge der Kommunikation zu lenken, zu kanalisieren und zu kontrollieren (Wilkins & Woodgate, 2005).

O'Brien et al. (2009) schlussfolgern, dass mehr Wissen hilfreich sein kann, Unsicherheit und Ungewissheit bei den gesunden Geschwistern zu vermeiden. Für Familien, die mit der Krebserkrankung eines Kindes konfrontiert sind, stellen Wilkins und Woodgate (2005) eine deutlich reduzierte Kommunikation fest. Gesunde Geschwister werden teilweise sogar von der Kommunikation ausgeschlossen, wenn das kranke Kind zum Gesprächsgegenstand wird (Alderfer et al., 2010). Die gesunden Geschwister sind damit gewissermaßen in einem Teufelskreis und angesichts dessen verwundert es dann auch nicht, dass gesunde Geschwister häufig allein spielen (Murray, 1999), still und zurückgezogen sind, Evidenz zeigen, Probleme zu internalisieren oder auch zu externalisieren, wenn sie niemanden zum Reden haben oder bei dem sie Unterstützung suchen und finden können (Wilkins & Woodgate, 2005). Informationsveranstaltungen,

Gruppenangebote, die sich speziell an die gesunden Geschwister richten (Sharpe & Rossiter, 2002) sowie Bildungsprogramme (Wilkins & Woodgate, 2005), die von professionellen Akteuren in Gesundheitsberufen initiiert und ausgerichtet werden, eignen sich, den Wissens- und Informationsmangel der Kinder und Jugendlichen auszugleichen.

Ein anderes Feld, das nicht außer Acht gelassen werden sollte, ist der Einbezug der Kinder und Jugendlichen in die direkte Pflege und Versorgung des Geschwisterkindes mit der chronischen Erkrankung und die damit einhergehende Rollenübernahme als „Young Carer"[23]. Neben der praktischen Assistenz in den Aktivitäten des Lebens, wie sie von Sharpe und Rossiter (2002) beschrieben wird sowie bei der Vorbereitung und Unterstützung im Zusammenhang mit der Nahrungsaufnahme, wünschen die gesunden Geschwister darüber hinaus, bei der Entscheidungsfindung hinsichtlich pflegerischer Maßnahmen ihrer Geschwister beteiligt zu werden (Van Riper, 2003). Vor allem ältere Geschwister übernehmen häufig die Rolle von pflegenden Angehörigen. Jedoch nicht in jedem Fall erleben sie die Rolle als Young Carer und die damit verbundenen Anforderungen als positive Erfahrung. Stattdessen beklagen sie Frustration und einen Mangel an Unabhängigkeit, die sich aus der Verantwortung für ihre von chronischer Krankheit betroffenen Geschwister ergeben (Bellin & Kovacs, 2006). Dementsprechend erleben vor allem ältere Kinder und Jugendliche das Dilemma zwischen ausreichend eigener Regenerationszeit und Unabhängigkeit auf der einen Seite und einem Belastungsgefühl auf der anderen Seite (Bellin & Kovacs, 2006). Gesunde Geschwister reagieren auf die Erfahrung, die Verantwortung als Young Carer übernehmen zu müssen, indem sie ihre Gefühle internalisieren und zugleich auch weniger Aufmerksamkeit und Zuwendung von ihren Eltern beanspruchen (Sharpe & Rossiter, 2002).

2.4 Zwischenfazit und Forschungsperspektiven

An diesem Punkt muss zunächst festgehalten werden, dass einige Phänomene im Zusammenhang mit dem Erleben von gesunden Geschwistern von Kindern und Jugendlichen mit chronischer Krankheit in der Literatur in hoher Dichte auftauchen, während andere bruchstückhaft und lückenhaft verbleiben. Außer Zweifel steht, dass Kinder und Jugendliche, die in einer solchen familialen Konstellation leben, mit widersprüchlichen Gefühlen konfrontiert sind und möglicherweise auch davon überwältigt werden. Gesunde Geschwister reagieren auf diese Ge-

---

23 Mit diesem englischen Begriff ist die besondere Gruppe von Kindern und Jugendlichen gemeint, „die das 18. Lebensjahr noch nicht erreicht haben und regelmäßig für ein oder mehrere chronisch erkrankte Familienmitglieder sorgen, ihnen helfen und sie pflegen" (Metzing, 2007, S. 15).

fühlslage, indem sie die damit einhergehenden Emotionen internalisieren und externalisieren. Letztere können die Kinder und Jugendlichen positiv beeinflussen und sich ebenso nachteilig auswirken. Alle diese emotionalen Erfahrungen der gesunden Geschwister sind in der Literatur präzise elaboriert. Geht man von der Annahme aus, dass diese gefühlsmäßigen Reaktionen angesichts der Omnipräsenz der chronischen Erkrankung innerhalb der Familie an sich unvermeidlich und zu erwarten sind, darf dennoch nicht grundsätzlich davon ausgegangen werden, dass die gesunden Kinder und Jugendlichen auf diese emotionalen Belastungen per se mit Schwierigkeiten oder Störungen antworten (Wilkins & Woodgate, 2005).

Neben diesem emotionalen Erleben lassen sich auch Körpererfahrungen bei den gesunden Geschwistern identifizieren, die sich vor allem im Sinne von symptomatischen Beschwerden manifestieren. Dabei muss betont werden, dass diese eher unspezifisch sind und als Unpässlichkeiten auftauchen, wie z. B. Unwohlsein, Kopfschmerzen oder Verdauungsprobleme, und die gesunden Geschwister eher selten an ernsten Krankheiten leiden. In den Studien verbleibt die Beschreibung dieses körperlichen Erlebens eher deskriptiv. Erklärungsmodelle für die zuvor beschriebenen Befindlichkeitsstörungen, wie z. B. die Tatsache, dass gesunde Geschwister ihr eigenes krankheitsbezogenes Erleben und Verhalten ihren von chronischer Krankheit betroffenen Geschwistern annähern, erscheinen denkbar, lassen sich aber in der Literatur nicht bestätigen. Nur Lown et al. (2008) gehen der Fragestellung nach und argumentieren, dass es weitergehender Forschungsanstrengungen bedarf, um die Wechselwirkung zwischen gesunden Geschwistern im Alter von Teenagern, ihren besonderen familialen Lebensumständen mit einem von chronischer Krankheit oder Behinderung betroffenen Geschwisterkind und deren potentiellen Risikoverhalten, wie etwa Alkohol- oder Drogenkonsum, zu untersuchen.

Mit Blick auf die Erkenntnisse hinsichtlich der Entwicklungsmöglichkeiten der gesunden Geschwister in ihrer Lebenswelt stellen sich die Befunde ebenfalls inkonsistent dar. Folglich scheint die Frage, welche Auswirkungen das Aufwachsen mit einem von chronischer Krankheit betroffenen Geschwisterkind auf die Persönlichkeits- und Identitätsentfaltung der Kinder und Jugendlichen hat, bislang nicht hinreichend ausgearbeitet und Erklärungen dazu stehen aus. Vor diesem Hintergrund gilt es zukünftige Forschungsvorhaben auf die entwicklungsbezogenen Perspektiven und Handlungen der gesunden Geschwister zu richten, um entsprechende Erklärungsmuster zu identifizieren. Weitere Forschungsaktivitäten sollten sich schließlich auf die langzeitlichen Auswirkungen dieser besonderen familialen Konstellation konzentrieren und sich in Längsschnittuntersuchungen mit den biografischen Verläufen von gesunden Geschwistern sowie den damit verbundenen Transitionen im Lebensverlauf befassen. Forschungsbedarf muss auch für das Alltagserleben dieser Kinder und Jugendlichen konstatiert werden. Von besonderem Interesse ist es dabei, sich vor allem mit der Beziehung zwischen gesunden und von chronischer Krankheit betroffenen Geschwistern innerhalb des familialen Systems intensiver auseinanderzusetzen (Van Riper, 2003). Tatsächlich existieren diesbezüglich ebenfalls kaum belastbare Forschungsergebnisse, die sich mit dem situationsbedingt unausweichlichen Rollenwandel innerhalb der Kernfamilie und den Wechselwirkungen für seine einzelnen Mitglieder beschäftigen. Folglich fehlen ebenso Erklärungen zum Rollenverständnis und zur Rollenübernahme der gesunden Geschwister. Neben dem Phänomen, dass sich die Kinder und Jugendlichen aufgefordert und/oder verpflichtet fühlen anstelle der Eltern einzuspringen, sind sie möglicherweise mit weiteren Rollen und deren Anforderungen konfrontiert. Unklar bleibt auch, welche Auswirkungen diese Rollenverschiebungen auf das Verhältnis der Geschwister untereinander haben. Schließlich gibt es wenige Erkenntnisse über die Bedeutung und die Unterstützungsfunktion von weiter entfernten Verwandten, wie z. B. die Großeltern, von Nachbarn oder von Einrichtungen in der unmittelbaren Umgebung, wie z. B. Jugendklubs oder Kirchengemeinden.

In diesem Kontext scheint es ebenfalls von Bedeutung, die Rolle der gesunden Geschwister im Zusammenhang mit der Übernahme von Pflegeverantwortung für das von chronischer Krankheit betroffene Geschwisterkind sowie die damit verbundenen Aufgabenzuschreibungen näher zu beleuchten. Die Literatur bleibt hier überwiegend deskriptiv und Erklärungsmuster zu dieser geschwisterlichen Rolle als sogenannte *Young Carers* fehlen.

Übersehen werden sollte nicht, dass die soziale Wirklichkeit und ihre Auswirkungen auf den Einzelnen immer der Prozessualität und Perspektivität unterliegen (Strübing, 2008). Das Leben mit einer chronischen Erkrankung eines Kindes oder Jugendlichen beruht auf und ist abhängig von sich stetig verändernden sozialen Bedingungen. Während früher eine chronische Erkrankung mit langen Phasen von Krankenhausaufenthalten einherging, hat sich in den vergangenen Jahren die durchschnittliche Krankenhausverweildauer erheblich reduziert (OECD, 2015). In der Folge verlagert sich die Versorgung der chronischen Erkrankung des Kindes zunehmend in den ambulanten Sektor und wird auf die betroffenen Familien übertragen. Wie ihre Mitglieder, insbesondere die gesunden Geschwister, das alltägliche Leben mit dieser besonderen Situation erleben und bewältigen, ist bislang wenig beforscht.

Eine Analyse der Sicht der gesunden Geschwister ist jedoch umso schwieriger, weil in den Arbeiten ihre Perspektive häufig mit der Proxysicht[24] von z. B. Eltern

---

24 engl. „proxy" = Stellvertreter

und professionellen Akteuren durchmischt wird. Nicht selten werden dabei die auf die Kinder und Jugendlichen gerichteten Forschungsfragen sogar ausschließlich aus dem Blickwinkel von Erwachsenen beantwortet.

Es soll an dieser Stelle erneut betont werden, dass überhaupt nur Wilkins und Woodgate (2005) in ihrer Übersichtsarbeit den Fokus auf die Perspektive der Kinder und Jugendlichen richten und dabei im Besonderen auf Geschwister fokussieren, die mit einer Schwester oder einem Bruder mit einer Krebserkrankung aufwachsen. Ergänzt werden muss darüber hinaus, dass diese Autorinnen ebenfalls auf einzelne Studien zurückgreifen, in denen sich die kindliche mit der Erwachsenenperspektive vermischt.

Angesichts der beschriebenen strukturellen Veränderungen des Gesundheitssystems ist es daher umso bedeutsamer, das Wissen und die Erkenntnisse über die Lebenswelt der Geschwister aus ihrer eigenen Perspektive zu gewinnen. Sharpe und Rossiter (2002) bestätigen in ihrer Metaanalyse die Perspektivendivergenz zwischen Kindern und Erwachsenen, indem sie zu dem Ergebnis kommen, dass die Selbsteinschätzung der gesunden Geschwister im Vergleich zu den Aussagen der Eltern positiver ausfällt.

Dass die Proxysicht die emische Perspektive der gesunden Geschwister nicht ersetzen kann, wird nachvollziehbar. Wahrnehmungsverzerrungen und –dissonanzen, die möglicherweise aus der Erwachsensicht resultieren, machen es nahezu unmöglich, einen zusammenhängenden Eindruck bzw. ein kohärentes Bild der besonderen Lebenswelt gesunder Geschwister zu erhalten. In der Folge lassen sich auch die innerfamilialen Beziehungsstrukturen und -dynamiken nicht angemessen nachvollziehen. Es muss zudem angenommen werden, dass viele der Erfahrungen, die die gesunden Geschwister in ihrem familiären und außerfamilialen Alltag machen, in sehr enger Beziehung zueinander stehen. Wenn diese Erfahrungen der Geschwister und die daraus resultierenden Fragestellungen vage bleiben, nicht konkreter benannt werden können und zudem Studienergebnisse unerklärt nebeneinander stehen, wird es nicht gelingen, auf diese Erfahrungen und Perspektiven adäquate Antworten zu finden. Ohne die Bestätigung der Validität der Ergebnisse durch die gesunden Geschwister selbst kann es folglich nicht gelingen, Implikationen sinnvoll abzuleiten, die ein grundlegendes Fundament für die Entwicklung von geeigneten Interventionen und Unterstützungsszenarios konstituieren.

3 Forschungsgegenstand

3.1 Ziele der Studie

Unter Berücksichtigung der vorhergehenden Überlegungen bestand die primäre Zielsetzung dieser empirischen Studie darin, Einsicht in die Alltagswelt von gesunden Geschwistern von Kindern und Jugendlichen mit einer chronischen Erkrankung zu erlangen und Antworten auf die Frage zu finden, wie sie diese besondere Situation erleben und bewältigen. Mit der Absicht, diese aus ihrer eigenen Perspektive zu verstehen, war in der Folge auch die Entscheidung verbunden, die komplexen Zusammenhänge ihrer Lebenswelt aus dem kindlichen und jugendlichen Blickwinkel zu rekonstruieren und zu erklären.

Neben potentiell einschränkenden sollten dabei insbesondere schützende Einflussfaktoren und Ressourcen der gesunden Geschwister identifiziert werden. Im Fokus dieser Studie standen ferner die Bewältigungshandlungen und -muster, die die Kinder und Jugendlichen selbst im Umgang mit ihrer Situation entwickeln oder auf die sie im familialen Kontext zurückgreifen (können). Aus pflegewissenschaftlicher Perspektive sollte diese Untersuchung ebenfalls dazu beitragen, die Rolle der Kinder und Jugendlichen in Bezug auf die familiale Pflege zu ermitteln und die Frage zu beantworten, wie diese durch professionelle Unterstützung flankiert werden kann.

Von Bedeutung sind die gewonnenen Erkenntnisse dabei zunächst für die gesunden Geschwister selbst und für ihre Familien. Die im Rahmen dieser Studie gewählte Methodologie sollte die Entwicklung eines theoretischen Modells ermöglichen, das die Situation der betroffenen Kinder und Jugendlichen abbildet, die im familialen Alltag mit einem Geschwisterkind mit chronischer Krankheit zusammenleben. Erst ein solches theoriegeleitetes Modell kann den Ausgangspunkt und die Basis für die Entwicklung eines familienorientierten Pflege- und Unterstützungskonzeptes bilden. Empfehlungen für die Beratung von Familien, in denen gesunde und von chronischer Krankheit betroffene Geschwister gemeinsam aufwachsen, können somit auf einer breiteren Wissensbasis ausgesprochen werden. Zudem lassen sich Anforderungen an Begleitungs- und Unterstützungsangebote für gesunde Geschwister ableiten und formulieren.

Die theoretischen und praktischen Implikationen in Bezug auf das Alltagsleben von Familien mit einem von chronischer Krankheit betroffenen Kind und dessen gesunden Geschwistern können außerdem einen bedeutsamen Beitrag für Entscheidungsträger in Politik, gesundheitlichen und pädagogischen Institutionen

© Springer Fachmedien Wiesbaden GmbH, ein Teil von Springer Nature 2018
C. Knecht, *Geschwister von chronisch kranken Kindern und Jugendlichen*,
https://doi.org/10.1007/978-3-658-20996-4_3

darstellen. Mit der Bearbeitung dieses Gegenstands war zugleich die Erwartung verbunden, neue Fragen generieren und Bedarf für zukünftige Forschungsaktivitäten anregen zu können. Motivation und Intention war überdies, den Geschwistern *„eine Stimme"* zu geben und sie damit in das gesellschaftliche Bewusstsein zu rücken.

3.2 Forschungsfragen

Aus dem vorab beschriebenen Forschungsanlass und der Zielsetzung der Studie konnte die zentrale Forschungsfrage elaboriert und anhand weiterer Fragen operationalisiert werden, die in der nachfolgenden Tabelle veranschaulicht sind:

Tabelle 4:   Zentrale und operationalisierte Forschungsfragen

Wie erleben und bewältigen Geschwister von Kindern und Jugendlichen mit chronischer Erkrankung den familialen Alltag?
Welche protektiven und einschränkenden Faktoren gibt es?
Welche familienbezogenen Entlastungsstrategien unterstützen die Geschwister bei der Bewältigung?
Welche Resilienzmuster gibt es?
Wie erleben und gestalten es die Kinder und Jugendlichen, wenn sie direkt in die familiale Pflege- und Versorgungssituation des Geschwisterkindes mit der chronischen Erkrankung einbezogen werden?
Wie wirkt professionelle Unterstützung für die Kinder und Jugendlichen mit der chronischen Erkrankung von außen auf die gesunden Geschwister?
Welche Wünsche und Bedürfnisse formulieren die Geschwister für sich an diese Unterstützung?

Der Gegenstand selbst, die zentrale sowie die daraus operationalisierten Fragestellungen leiteten somit die weiteren Überlegungen zur Entscheidung für das methodologische Vorgehen.

4 Methodologie und Methode

Die zuvor beschriebene Problemstellung, die zentralen Fragen und Ziele dieses Forschungsvorhabens leiten die Überlegungen zur methodologischen Perspektive und zur Entscheidung für die Grounded Theory als qualitativen Forschungsstil. Es ist die Intention dieses Kapitels, den Forschungsprozess nachzuvollziehen.

4.1 Methodologische Perspektive

Im Erkenntnisinteresse stand das subjektive Erleben und Bewältigungshandeln von Kindern und Jugendlichen, die mit einem oder mehreren Geschwisterkindern mit einer chronischen Erkrankung in der Familie aufwachsen. Familie als soziale Gemeinschaft und folglich ihre aufeinander bezogenen Aushandlungs- und Gestaltungsprozesse verbleiben im Schutz des Privaten. Sie entziehen sich damit weitgehend einer systemischen *„Betrachtung ‚von außen'[...]"* (Gröning, Kunstmann, & Rensing, 2004, S. 89). Dieses muss in wenigstens gleichem, wenn nicht sogar stärkerem Maße für Familien angenommen werden, die mit der chronischen Krankheit eines ihrer Mitglieder konfrontiert sind. Das Familienleben und die damit verbundenen Alltagsroutinen werden um die chronische Erkrankung und ihre Auswirkungen arrangiert und organisiert. Gleichzeitig beeinflusst die chronische Erkrankung wiederum ganz wesentlich das eigene Leben der einzelnen Mitglieder (Grypdonck, 2005). Handelt es sich bei dem betroffenen Familienmitglied um ein Kind oder einen Jugendlichen, gilt es dies auch für das Leben der gesunden Geschwister innerhalb der Kernfamilie und das geschwisterliche Beziehungsgefüge zu berücksichtigen.

Für die Forschung mit Kindern und Jugendlichen ist grundsätzlich von Bedeutung, dass ihre Perspektive für Erwachsene zunächst fremd ist (Fuhs, 2012). Das Verhältnis zwischen forschendem Erwachsenen und beforschten Kindern definiert sich durch eine *„Perspektivdifferenz"* (Heinzel, 2012, S. 23), in der Kinder und Erwachsene *„aufeinander treffen und gemeinsam eine generationale Ordnung herstellen"* (Heinzel, 2012, S. 24). Das Verstehen muss demnach nah an den Kindern und Jugendlichen und deren Alltagspraxis orientiert sein. Darüber hinaus beeinflussen die jeweilige Wissenschaftsdisziplin der Forschenden, ihr theoretischer Bezugsrahmen, ihre Fragestellungen, Motive, Methodenwahl sowie Haltungen zu Kindern und Kindheit die Forschung (Heinzel, 2012). Die Zugänge zur Kindheitsforschung sind daher perspektivisch bestimmt (Heinzel, 2012).

© Springer Fachmedien Wiesbaden GmbH, ein Teil von Springer Nature 2018
C. Knecht, *Geschwister von chronisch kranken Kindern und Jugendlichen*,
https://doi.org/10.1007/978-3-658-20996-4_4

*„Erst die Unterscheidung zwischen Verstehen, was Kinder **meinen** (Sinn-Verstehen) und Verstehen, was [es] **bedeutet**, was Kinder meinen (verstehende Interpretation aus der jeweiligen wissenschaftlichen Perspektive), eröffne [...] einen Zugang zu kindspezifischen Konstruktionen der Wirklichkeit und ihrer wissenschaftlichen, erwachsenorientierten Deutung."* (Heinzel, 2012, S. 31; Hülst, 2012a)

Nur durch Anerkennung der Kinder und Jugendlichen als (selbst-)reflexive Wesen ihrer alltäglichen Lebenswelt, die den für sie selbstverständlichen Wirklichkeitsbereich ausmacht (Schütz & Luckmann, 2003), kann es Außenstehenden gelingen, diese Welt zu erschließen. In der heutigen Gesellschaft ist es zunehmend gewünscht und wird von den Kindern auch engagiert wahrgenommen, dass sie ihre soziale Situation als aktive und kreative Subjekte (mit)konstruieren und gestalten (Hülst, 2012b).

In empirischen Arbeiten zu Geschwistern, die mit einer Schwester oder einem Bruder mit einer chronischen Erkrankung aufwachsen, erfolgt die Rekonstruktion der kindlichen Perspektive oftmals aus der Proxysicht - also durch Erwachsene (Knecht, Hellmers, & Metzing, 2015). Aus diesen vorhandenen Wissensbeständen kann ein vertiefendes Verständnis der besonderen Perspektive von Kindern und Jugendlichen in einem solchen geschwisterlichen Beziehungsgefüge nur begrenzt entwickelt werden. Vor diesem Hintergrund galt für die hier durchgeführte Studie, sich sensibel auf die Aufgabe einzulassen, die Geschwister direkt und als *„Experten ihrer Lebenswelt"* (Heinzel, 2012; Metzing, 2007, S. 53; Mey, 2003) zu Wort kommen zu lassen, ihnen aufmerksam zuzuhören und diese Welt mit *„den Augen der Kinder"* zu verstehen, zu deuten und zu erklären (Honig, 1999, S. 35). Aus diesen Gründen wurde für dieses Forschungsvorhaben auf eine qualitative Forschungsmethodologie zurückgegriffen, um die Lebenswirklichkeit der Kinder und Jugendlichen aus einer emischen Perspektive (Harris, 1976) empirisch nachzubilden bzw. zu (re-)konstruieren und die damit einhergehende *„Übersetzungsarbeit"* (Mey, 2001, Absatz 4) vorzunehmen.

4.2 Grounded Theory und ihre Bedeutung für die Kindheitsforschung

Die Entwicklung der Grounded Theory Methodologie hat ihren Ursprung in den Arbeiten von Glaser und Strauss (1967, 2005). Sie blickt auf eine vierzigjährige Forschungstradition zurück, ist in den letzten Jahren in unterschiedliche Richtungen modifiziert worden und es verwundert daher nicht, dass inzwischen von Grounded Theory Methodologien und einer *„second generation"* (Morse et al., 2009) gesprochen wird. Das hier durchgeführte Forschungsvorhaben orientierte sich an den Publikationen von Anselm L. Strauss und der methodischen Weiterentwicklung, die er zusammen mit Juliet Corbin (Strauss & Corbin, 1990, dt. Übersetzung 1996) ausarbeitete.

Erkenntnistheoretisch stützt sich die Grounded Theory Methodologie auf den Symbolischen Interaktionismus, dessen Ursprünge im amerikanischen Pragmatismus begründet sind (Denzin, 2005). Blumer (1998, S. 1) konzeptualisiert den Symbolischen Interaktionismus als „Label", um menschliches Zusammenleben und Handeln zu erklären. Grundlegend für das Verständnis menschlicher Verhaltensweisen und Handlungen sind seine drei folgenden Prämissen:

„Die erste Prämisse besagt, dass Menschen ‚Dingen' gegenüber auf der Grundlage der Bedeutungen handeln, die diese Dinge für sie besitzen. [...] Die zweite Prämisse besagt, dass die Bedeutung solcher Dinge aus der sozialen Interaktion, die man mit seinen Mitmenschen eingeht, abgeleitet ist oder aus ihr entsteht. Die dritte Prämisse besagt, dass diese Bedeutung in einem interpretativen Prozess, den die Person in ihrer Auseinandersetzung mit den ihr begegnenden Dingen benutzt, gehandhabt und abgeändert werden." (Blumer, 1980, S. 81)

Die Bedeutung sozialer Wirklichkeit entsteht somit erst in Interaktionsprozessen und aufgrund von Interpretationen (Schnepp, 2002). Sie ist damit im ständigen Wandel und unterliegt der Prozessualität und Perspektivität (Strübing, 2008). Soziale Wirklichkeit ist demnach von vielfältigen gesellschaftlichen Dynamiken bestimmt, die umgekehrt auf die Institution Familie und das Alltagsleben von Kindern und Jugendlichen Einfluss nehmen (Hülst, 2012b). Die Grounded Theory empfiehlt sich besonders als *„ein der Komplexität des Gegenstandsbereiches gewachsener Ansatz"* (Hülst, 2012b, S. 278), um soziale Prozesse sowie ihre individuelle Bedeutung nachzuvollziehen und zu rekonstruieren.

Wird zugrunde gelegt, dass Kinder und Jugendliche aktiv an den innerfamilialen Aushandlungs- und Gestaltungsprozessen beteiligt sind, trifft dies auch zu, wenn diese die Erkrankung des Geschwisterkindes und das damit verbundene Pflege- und Versorgungsarrangement berühren. Neben den Erfahrungen der gesunden Geschwister, sollten auch ihre sozialen Handlungen (geschwisterliche, alltagsbezogene, pflegerische usw.), die sie in diesem Kontext übernehmen (wollen/ müssen), exploriert werden. Entscheidend ist dabei, welche Bedeutung dies für ihren persönlichen Lebenskontext sowie in Bezug auf ihr Familiensystem hat. Erst das Verstehen der Sinnstrukturen und Erklärungsmuster aus ihrer eigenen Perspektive ermöglicht adäquate Antworten auf ihre Situation und die Entwicklung professioneller Interventionsangebote.

Darüber hinaus ermöglicht die Grounded Theory die Entwicklung erklärender Theorien für menschliches Verhalten (Morse & Field, 1998). Vor dem Hintergrund, dass es für die Fragestellung dieses Forschungsvorhabens bisher keinen grundlegenden theoretischen Bezugsrahmen gibt, intendiert die Grounded Theory als Forschungsmethodologie zur Analyse von Mikroprozessen den Entwurf einer Theorie mittlerer Reichweite, *„die eine Verbindung zwischen gesellschaftlichen Mikro- und Makrobereichen (Kindheit und Gesellschaft) herzustellen"* vermag (Hülst, 2012b, S. 288).

4.3 Der Forschungsprozess

Die weiteren Ausführungen zum methodischen Vorgehen erfolgen in diesem Kapitel entlang der Logik des Forschungsprozesses. Dabei wird im Besonderen auf die typischen Abläufe und Verfahren der Grounded Theory und ihre Bedeutung innerhalb der Kindheitsforschung rekurriert.

4.3.1 Theoretische Sensibilität

Theoretische Sensibilität ist die Befähigung von Forschenden, das Bedeutende in den Daten zu erkennen und diesem *„einen Sinn zu geben"* (Strauss & Corbin 1996, S. 30). Bereits in ihren frühen Arbeitszusammenhängen formulierten Glaser und Strauss nahezu programmatisch, dass Forschende eine Perspektive einnehmen müssen, die sie sensibel sein lässt für das Wesentliche in den Daten:

> *„Selbstverständlich nähert sich der Forscher der Realität nicht als einer tabula rasa. Er muss eine Perspektive besitzen, die ihm die relevanten Daten (wenn auch noch unscharf) und die signifikanten Kategorien aus seiner Prüfung der Daten zu abstrahieren erlaubt."* (Glaser & Strauss, 2005, S. 13)

Im Verlauf der Weiterentwicklung der Grounded Theory entwickelten sich die Perspektiven in Bezug auf die theoretische Sensibilität jedoch in unterschiedliche Richtungen. Glaser folgte weiter seinem Standpunkt, dem Vorwissen zum Gegenstandsbereich kaum Aufmerksamkeit entgegen zu bringen (Mey & Mruck, 2011). Strauss hingegen novellierte seine Haltung im Zuge des gemeinsamen Forschungskontextes mit Corbin (Strauss & Corbin, 1996). Sie akzentuierten während des gesamten Forschungsprozesses sensibel zu sein, zu bleiben und das *„Wichtige vom Unwichtigen"* in den Daten trennen zu können (Strauss & Corbin, 1996, S. 25). Orientiert an dem durch Blumer (1954, S. 7) geprägten Begriff der *„sensitizing concepts"* entschieden sie sich, das existente Wissen, das sich aus den unterschiedlichsten Zusammenhängen (z. B. Alltag, Erfahrung, Kontext) konstituiert (Hülst, 2010; Strauss & Corbin, 1996), einzubeziehen.

In der Überzeugung, dass implizites Vorwissen schwer ausgeblendet werden kann, war es für diese Untersuchung intendiert, sich über die *„Quellen theoreti-*

scher Sensibilität" (Strauss & Corbin, 1996, S. 25) bewusst zu werden. Das Interesse an der Perspektive der gesunden Geschwister und das Vorwissen zu dieser Untersuchung erklären sich im Besonderen aus der persönlichen Biographie der Forscherin als gesundes Kind selbst mit einem Geschwisterkind mit einer chronischen Erkrankung in der Familie aufgewachsen zu sein. Sensibilisiert durch die eigene Erfahrung ist eine andere Bewusstheit für die Situation der gesunden Geschwister und ihrer besonderen familialen Konstellation vorhanden, was dazu führen kann, dass Aspekte wahrgenommen werden, die anderen verborgen bleiben. Andererseits kann das persönlich Erlebte auch dazu führen, dass *„diese Art von Erfahrung für Dinge blind macht, die [...] ‚selbstverständlich' geworden sind"* (Strauss & Corbin, 1996, S. 26) oder die sprachlichen Kodes der Gruppe so vertraut sind, dass ein Hinterfragen vielleicht nicht ausreichend erfolgt. Erst die bewusste Reflexion des eigenen biographischen Zugangs ermöglicht es, als Forschende in der Rolle zu bleiben und Distanz zum Forschungsgegenstand einzunehmen.

Vorarbeiten, wie beispielsweise eine umfangreiche Synopse zu bundesdeutschen Angeboten zur Begleitung von gesunden Geschwistern von Kindern und Jugendlichen mit chronischer Erkrankung (Knecht, 2011) und das Literaturstudium, ergänzten als theoretische Basis das implizite Vorwissen. Zu Beginn der Arbeit konnte der Erfahrungshorizont zusätzlich über die Kontakte ins Forschungsfeld erweitert werden, z. B. durch Hospitationen im Rahmen von Angeboten zur Begleitung von Geschwistern.

Das Vorwissen konstituierte sich aber auch aus der klinischen Erfahrung der Forscherin mit Familien, die im Zuge der Transition vom Krankenhaus in die neu zu arrangierende oder bestehende Pflege- und Versorgungssituation im häuslichen Bereich begleitet wurden. Einschränkend muss angemerkt werden, dass die Forscherin über keine unmittelbaren beruflichen Bezüge im Bereich der Pflege von Kindern und Jugendlichen verfügt, so dass sich diese Begleitung in der Regel auf Familien bezog, in denen ein erwachsenes Mitglied von Pflegebedürftigkeit betroffen war.

4.3.2 Sample und Samplingstrategien

Heterogenität sollte die Stichprobe dieser Studie kennzeichnen. Es war intendiert, Kinder und Jugendliche zu finden, die in einer Geschwisterkonstellation mit mindestens einer Schwester oder einem Bruder mit einer chronischen Erkrankung aufwachsen und größtmögliche Diversität repräsentieren. Polit et al. (2004) empfehlen erfahrungsgemäß für Grounded Theory Studien eine Stichprobengröße von 20 bis 50 Interviewteilnehmerinnen und -teilnehmern. Grundsätzlich ist das Sample bei der Grounded Theory aber nicht populationsbezogen, sondern die Entscheidung über die einzubeziehenden Studienteilnehmerinnen und -teilnehmer bestimmt sich im Sinne eines theoretischen Samplings entlang des sich entwickelnden theoretischen Wissens im Rahmen des Forschungsprozesses. Die theoretische Sättigung, also der Zeitpunkt an dem keine neuen Erkenntnisse mehr aus dem Datenmaterial gewonnen werden können, sollte das Ende der Datenerhebung definieren.

Einschlusskriterien

Mit dem Ziel, das Phänomen in allen seinen Dimensionen differenziert zu analysieren und zu konturieren, war es für die Rekonstruktion des Alltagserlebens der Geschwister von Bedeutung, die Auswahlkriterien für die Untersuchungspopulation so zu definieren, dass diese ein möglichst variierendes und kontrastreiches Spektrum von Erfahrungen repräsentierten.

Neben unterschiedlichsten familialen Settings und soziokulturellen sowie ökonomischen Bedingungen, sollte sich die Heterogenität auch in den Grunderkrankungen und einem divergierenden Umfang des Pflege- und Versorgungsbedarfs des von Krankheit betroffenen Geschwisterkindes abbilden. Ein breites, subjektorientiertes Verständnis des Begriffs *Chronische Krankheit* in Anlehnung an Grypdonck (2005) war daher beabsichtigt. Neben den unterschiedlichsten angeborenen und erworbenen chronischen Krankheiten somatischer bzw. psychischer Art, sollten auch Familien innerhalb einer palliativen Betreuungsphase nicht ausgeschlossen werden. Grundlegend war darüber hinaus, dass die Kinder und Jugendlichen Deutsch sprechen konnten und freiwillig an der Studie teilnehmen wollten. Des Weiteren sollten beide Geschlechter vertreten sein und Geschwister aus dem gesamten Bundesgebiet einbezogen werden.

Diversität wurde auch in Bezug auf das Alter der Studienteilnehmerinnen und -teilnehmer angestrebt, das vom Vorschulalter bis zu 18 Jahren variieren sollte. Zum einen betont Fuhs (2012, S. 88), dass Kinder unterschiedlichen Alters *„unterschiedlich gut ihre subjektive Welt sprachlich ausdrücken können"*. Zum anderen kann das Sprachvermögen auch bei gleichaltrigen Kindern erheblich variieren (Delfos, 2011). Insofern stellte sich die Frage, ab welchem Alter Kinder über ausreichend kommunikative sowie narrative Kompetenzen verfügen und eine entsprechende Reflexionsfähigkeit entwickelt haben, um ihre kindliche Lebenswelt darlegen zu können (Heinzel, 2012). Verschiedene Autorinnen und Autoren bilanzieren dazu, dass sich mit sieben Jahren eine Wende in der Entwicklung von Kindern vollzieht (Delfos, 2011; Schneider & Büttner, 2002).

„Durch Lesen und Schreiben betritt das Kind die Welt der Erwachsenen. Die Entwicklung des Denkens ermöglicht Abstraktionen, die zu einer drastischen Veränderung der Einsicht in das Leben und die Welt führen." (Delfos, 2011, S. 55).

In Abhängigkeit der individuellen kindlichen Entwicklung betonen manche Autoren (Schneider & Büttner 2002, S. 516), dass auch *„Vorschul- und Kindergartenkinder persönlich erlebte und bedeutungsvolle Ereignisse erstaunlich akkurat und langfristig speichern können."* Auf diesen Grundlagen wurde die Entscheidung getroffen in diese Studie auch Kinder im Vorschulalter einzubeziehen.

Erwachsene Geschwister, die mit einem von chronischer Krankheit betroffenen Geschwisterkind aufgewachsen sind und retrospektiv auf ihre besondere familiale Situation blicken, sollten nicht ausgeschlossen werden. Mit der authentischen Selbstreflexion ihrer Kindheit und Jugend sowie deren heutiger Bewertung, bilden sie eine wichtige Informationsquelle für dieses Forschungsvorhaben. Indem sie biographisch ihren Lebensverlauf erinnern, können sie ergänzend zur kindlichen sowie jugendlichen Perspektive komplementäre Erkenntnisse zur Datensättigung beitragen. Da in der Literatur voneinander abweichende Kinder- und Elternberichte beschrieben sind (Sharpe & Rossiter, 2002), wurde vorab auch nicht ausgeschlossen, einzelne Interviews mit Elternpaaren oder -teilen zu führen.

Zugang zum Forschungsfeld

Ausgehend von den Erfahrungen der Studie *„Kinder und Jugendliche als pflegende Angehörige"* von Metzing (2007) war für dieses Forschungsvorhaben ebenfalls zu erwarten, dass die betroffenen Familien zurückhaltend blieben und eine geringe Bereitschaft zeigten, Einblicke in ihre geschützte Privatheit zu gewähren. Auch mit Blick darauf, dass Kinder und Jugendliche besonders schützenswert sind, war es sehr bewusst, dass sich die Zugangswege zu dieser Zielgruppe analog schwierig gestalten würden. Da in der Untersuchung von Metzing (2007) die Teilnahme von Familien wesentlich durch ihre persönliche Betroffenheit motiviert war, erfolgte die Vorbereitung auf den Feldzugang sehr zielgerichtet. Für diese Zugangsarbeit empfiehlt Wolff (2005) Kontakte zu Gatekeepern, um so frühzeitig erste Vorstellungen über die Untersuchungspopulation sowie mögliche familiale Konstellationen und Situationen im Feld zu erhalten. Über solche Schlüsselpersonen in pädagogischen Einrichtungen und Gesundheitsinstitutionen, sollten potentielle Familien kontaktiert und interessierte Geschwister gewonnen werden. Neben der grundsätzlichen Bereitschaft der Gatekeeper, den Zugang zu Familien herzustellen, waren es vor allem ihre eigene Sensibilität für die Situation der Geschwister und das daraus motivierte Engagement, die zum Gelingen eines schnellen und unkomplizierten Erstkontakts beitrugen.

Eine schriftliche Projektinformation diente zum einen dazu, die Öffentlichkeit zu erreichen (z. B. durch das Auslegen als Flyer oder das Versenden über Email-Verteiler). Zum anderen sollte die Informationsbroschüre auch den unmittelbaren

Feldzugang unterstützen und dazu beitragen, dass sich Interessierte direkt bei der Forschenden melden konnten. Adressaten waren zunächst die Geschwister selbst und darüber hinaus die Eltern. Insofern wurden bewusst einfache sprachliche Formulierungen verwendet.

Über die verschiedenen Angebote zur Begleitung von Geschwistern, die z. B. in Vereinen organisiert oder an Kinderkliniken angeschlossen sind sowie die Gelegenheit dort hospitieren zu können, eröffnete sich eine breite Zugangsplattform in das Forschungsfeld. Es war naheliegend, die ersten Kontakte darüber zu suchen. Zugleich war damit die Hoffnung verbunden, dass die Bereitschaft zu einer Projektteilnahme dort höher war, da die Teilnehmenden möglicherweise bereits ein besonderes Bewusstsein für ihre Situation entwickelt hatten. Von Vorteil war ebenfalls, dass die Institutionen über enge Kontakte zu den betroffenen Familien verfügen, oftmals begleitende Angebote für die ganze Familie bestehen und somit sichergestellt war, dass das Projekt den Geschwistern und zugleich den Eltern gemeinsam oder getrennt voneinander, in entsprechend dafür vorgesehenen Zeitkorridoren, vorgestellt werden konnte. Insgesamt acht Kinder und Jugendliche konnten über diesen Weg gewonnen werden.

Formeller gestaltete sich der Feldzugang über Kinderkliniken. Angebahnt wurde dieser durch persönliche Kontakte zu Kolleginnen aus der Gesundheits- und Kinderkrankenpflege. Von Vorteil war es, dass in diesem Kontext auch Interviewpartnerinnen und -partner identifiziert werden konnten, die bis dato nicht mit Angeboten zur Begleitung von Geschwistern in Berührung gekommen waren. In den teilnehmenden Kinderkliniken galt es zunächst die offizielle Genehmigung durch den jeweiligen Klinikdirektor einzuholen. Danach erfolgte eine Projektvorstellung im therapeutischen Team, in der die konkreten Abläufe abgestimmt wurden. Aufgrund der Notwendigkeit, zunächst die akute Krankheitssituation des Geschwisterkindes und die Belastung der Familie einzuschätzen, erfolgte die Zugangsarbeit innerhalb der Kliniken über definierte Gatekeeper. Diese fragten potentiell interessierte Familien unter Nutzung der schriftlichen Projektinformation an und übermittelten bei Interesse mit dem Einverständnis der Familien die Kontaktdaten. Auf diesem Wege konnten sechs Familien identifiziert werden, von denen sich schließlich vier Geschwister zur Teilnahme bereit erklärten.

Zur Unterstützung des Feldzugangs konnten des Weiteren zwei ambulante Kinderkrankenpflegedienste gewonnen werden. Das Vorgehen erfolgte hier in Analogie zu den teilnehmenden Kliniken. Nach Genehmigung durch die Leitungen sowie einer kurzen Projektpräsentation für das pflegerische Team, wurde in der anschließenden Diskussion die rein alltagspraktische Bedeutung des Themas für die Pflegefachkräfte nachvollziehbar. Sie berichteten von *neugierigen* bis *sehr wachsamen* Geschwistern, die sich mit Fragen und/oder dem Wunsch nach aktiver Einbeziehung in die Versorgung des von Krankheit betroffenen Kindes immer wieder von selbst an die Pflegefachkräfte wandten. Während sich von den über diesen Weg gewonnenen drei Geschwistern zwei für ein Interview bereit erklärten, entschied sich der Sohn einer sehr interessierten Mutter gegen ein Gespräch.

Weitere Interviewkontakte wurden über persönliche Beziehungen hergestellt. Sie ergaben sich von *Mund-zu-Mund*, indem Freunde, Bekannte, Kolleginnen und Kollegen usw. auf das Forschungsvorhaben aufmerksam wurden und immer wieder Hinweise auf potentielle Familien lieferten. Über diesen Weg fanden sich im Laufe der Zeit insgesamt elf weitere Interviewpartnerinnen und -partner.

Die geschwisterliche und familiale Motivation an einem Interview teilzunehmen, war mit Rückblick auf die Fälle sehr unterschiedlich. Während einige Geschwister aus eigener Motivation erzählen wollten, gab es andere Interviews, die vor allem durch die Eltern motiviert und hier dann in der Regel durch die Mutter initiiert wurden. Die Gründe der Eltern variierten. Während manche Kinder motiviert wurden, ihre Erfahrungen für andere Betroffene offen zu legen und so als *gutes Beispiel* voranzugehen, gab es im Umkehrschluss auch besorgte Eltern(teile), die diese Gelegenheit als Möglichkeit zur Reflexion für die gesunden Geschwister verstanden. Gleichzeitig gab es auch Fallkonstellationen, in denen sich die Geschwister oder die Familie nach einem Erstkontakt doch gegen eine Teilnahme entschieden. Manche Geschwister wollten einer *Fremden* gegenüber keine Einblicke in ihr Erleben gewähren. Bei den Familien mit Migrationshintergrund waren in einem Fall auch sprachliche Unsicherheiten ausschlaggebend. Im Rahmen eines retrospektiven Interviews berichtete eine erwachsene Schwester bei der Verabschiedung, dass ihr erster Gedanke bei der Interviewanfrage war, dass *„es schon wieder nur um die Geschwister mit Behinderung geht"*. Erst bei der genauen Betrachtung des Informationsmaterials erkannte sie, dass sich dieses Forschungsprojekt an ihre eigene Perspektive und Expertise als gesunde Schwester richtete, wodurch sie sich letztlich zur Teilnahme entschied.

Sample

Insgesamt konnten 24 Interviews mit 25 gesunden Geschwistern aus 22 Familien geführt werden (siehe Tabelle 5), wobei an einem Interview zwei Geschwister teilnahmen. Es handelte sich um 17 Studienteilnehmerinnen und 8 Studienteilnehmer.

Das Alter der Kinder und Jugendlichen variierte zwischen 4½ und 17 Jahren. Im Laufe des Forschungsprozesses wurde es aufgrund theoretischer Überlegungen notwendig, auch Gespräche mit erwachsenen Geschwistern zu führen, die retrospektiv auf ihre Kindheit und Jugend zurückblicken. Als Kriterium galt, ein

Interview dann als retrospektive Perspektive zu werten, wenn die Geschwister nicht mehr im familialen Haushalt wohnten und keinen gemeinsamen alltäglichen Lebenskontext mehr hatten. Sechs erwachsene Schwestern und ein Bruder im Alter von 18 bis 53 Jahren wurden so in das Sample einbezogen.

Die Grunderkrankungen der betroffenen Geschwister reichten von angeborenen über erworbene chronische Erkrankungen körperlicher und psychischer Art. Genetisch bedingte Stoffwechseldefekte, entzündliche Darmerkrankungen (z. B. Morbus Crohn), eine schwere Verbrennung, Autoimmunerkrankungen mit unklarem prognostischem Geschehen oder folgender Nierentransplantation sowie Tumorerkrankungen kennzeichneten das Spektrum der Krankheiten. Überwiegend handelte es sich um somatische Erkrankungen mit körperlichen Einschränkungen. Manche Krankheitsverläufe gingen mit der Notwendigkeit einer Rundum-die-Uhr-Betreuung der Familien einher, z. B. wenn diese aufgrund von Epilepsien oder Dialyseabhängigkeit in ständiger Bereitschaft sein mussten. Einige Familien waren mit langwierigen intensivmedizinischen Aufenthalten der von Krankheit betroffenen Kinder konfrontiert und wiederum andere mussten sich auf palliative Verläufe einstellen. In zwei Fällen sind die Geschwisterkinder in der Zwischenzeit verstorben.

In anderen Familien war die Erkrankung psychischer Art und diese gingen mit tiefgreifenden Entwicklungsstörungen des betroffenen Kindes einher, wie z. B. dem Asperger Syndrom oder einer Hyperaktivität. Hier handelte es sich ebenfalls um Erkrankungen, die vererbt wurden oder im Verlauf aufgetreten sind. Die Erscheinungsformen der Erkrankungen variierten auf einem Kontinuum von schwerster Pflegebedürftigkeit bis zu größtmöglicher Autonomie. So lebt in einem retrospektiven Fall ein 20-jähriger Bruder mit Asperger Autismus inzwischen in einer eigenen Wohnung und die 19-jährige Schwester hatte zeitweilig die stellvertretende gesetzliche Betreuung für ihn übernommen, die unter anderem mit der Verantwortungsübernahme für seine berufliche Situation einherging. Eine Familie konnte interviewt werden, in der gleich mehrere Geschwister von der Erkrankung betroffen waren. Darüber hinaus gab es drei Familien, in denen parallel ein Elternteil erkrankt war. Im Fall einer notwendig gewordenen Transplantation spendete der Vater das Organ für seine lebensbedrohlich erkrankte Tochter.

Obwohl - mit Ausnahme der östlichen Bundesländer - Familien aus dem gesamten Bundesgebiet[25] vertreten waren, lebte der Großteil in Nordrhein-Westfalen. Drei Familien stammten ursprünglich aus anderen Nationen[26]. Von Bedeutung für die Untersuchung war, dass es sich um *„mit dem Phänomen ‚Migration'*

---

25 Bayern, Bremen, Niedersachsen, Hessen, Rheinland-Pfalz
26 Griechenland, Italien

assoziierbare Bevölkerungsgruppen" handelte (Knipper & Bilgin, 2009, S. 19). Ob es sich um binationale Elternpaare, um inzwischen eingebürgerte Familien oder um in Deutschland lebende Migrantinnen und Migranten handelte und in welcher Generation diese hier lebten, wurde nicht differenziert. In 20 Fällen lebten beide Elternteile im Haushalt. In zwei Fällen waren die Eltern getrennt und die Kinder und Jugendlichen wuchsen bei der Mutter auf. Von den sechs erwachsenen Geschwistern berichteten drei Studienteilnehmerinnen von der Trennung der Eltern, die sich unter anderem im Zuge der familialen Auseinandersetzung mit der Krankheit vollzogen hatte. Zwei Geschwisterkinder besuchten noch institutionelle Kindertagesbetreuungseinrichtungen, drei Schwestern gingen in die Grundschule und alle anderen Kinder und Jugendlichen waren bereits auf unterschiedlichen weiterführenden Schulen (siehe Tabelle 5), so dass unterschiedliche Schulbildungen innerhalb der Studie vertreten waren. Manche Kinder und Jugendliche waren gemeinsam mit ihrem Geschwisterkind in derselben Kindertagesbetreuungseinrichtung oder Schule. In einigen Fällen erfolgte die schulische Trennung der Kinder erst mit dem Übergang in die weiterführende Schule. Wiederum andere Eltern entschieden sich bewusst für Kindertagesbetreuungseinrichtungen und Schulen mit integrativen Konzepten. In diesen Kontexten waren die Interviewten schon mit dem Inklusionsgedanken vertraut. Mit nur wenigen Ausnahmen berichteten die gesunden Geschwister von der Hauptpflegeverantwortung der Mutter, die in einigen Fällen ihre Berufstätigkeit ganz aufgegeben oder ihre beruflichen Perspektiven zurückgestellt hatte. Oftmals engagierten sie sich zusätzlich mit Blick auf die Krankheitssituation in Selbsthilfegruppen oder in Bezug auf die schulischen Entwicklungsmöglichkeiten des erkrankten Kindes. Das Ziel, Geschwister mit möglichst heterogenen Erfahrungen für ein Interview zu gewinnen, konnte mit Blick auf diese Stichprobe erfüllt werden. Ergänzt wurde der Datenbestand durch ein gemeinsames Interview mit den beiden Elternteilen eines teilnehmenden Geschwisterkindes. Dieser Familie war es ein Anliegen *ihre Geschichte* zu erzählen.

Darüber hinaus konnte ergänzend ein Interview mit einer Expertin geführt werden, die auf Erfahrungen von mehreren Jahrzehnten in der (professionellen) Beratung und Begleitung von Geschwistern zurückblickte. Als Initiatorin unterschiedlichster Angebote sowie Buchautorin besaß sie eine über die Grenzen Deutschlands hinausreichende Expertise im Feld der Geschwister. In mehreren Folgeterminen im Gesamtumfang von 2½ Stunden berichtete sie im Zuge eines Expertengespräches über ihre inhaltliche und konzeptuelle Arbeit sowie zu konkreten Begleitungserfahrungen. Das Interview mit dieser Expertin wurde für die Entwicklung erster *„sensitizing concepts"* (Blumer, 1954, S. 7) genutzt und im späteren Verlauf unterstützend im Zuge der weiteren analytischen Überlegungen herangezogen.

Tabelle 5: Übersicht Sample

Nr.	Pseudonym	Alter	Schulform/ Ausbildung/ berufstätig	Nutzen von Geschwister-angeboten	Geschwisterkind mit Erkrankung	Alter	weitere Geschwister	elterliche Konstellation	Migrations-hintergrund
1	Ben	17	Gymnasium	ja	Bruder	11	ja	verheiratet	nein
2	Clara	4	Kindergarten	nein	Schwester	2	ja	verheiratet	nein
3	Emma	5	Grundschule	nein	Bruder	1	nein	verheiratet	nein
4	Giulia	12	Realschule	nein	Schwester	9	ja	verheiratet	ja
5	Greta	12	Realschule	ja	Zwillingsbruder	12	nein	verheiratet	nein
6	Helene	7	Waldorfschule	nein	Bruder	12	nein	getrennt	nein
7	Inga	21	Universität	nein	Schwester	15	nein	verheiratet	nein
8	Johanna	25	Universität	nein	Zwillingsschwester	25	nein	getrennt	nein
9	Karen	36	berufstätig	nein	Schwester	40	nein	geschieden	nein
10	Katja	14	Gymnasium	nein	Stiefbruder	2	nein	getrennt	nein
11	Lea	11	Gymnasium	ja	Zwillingsbruder	11	ja	verheiratet	nein
12	Lena	12	Gymnasium	ja	Bruder	10	nein	verheiratet	nein
13	Lina	10	Hauptschule	nein	Bruder	4	nein	verheiratet	nein
14	Maria	19	Ausbildung	nein	Bruder	20	nein	geschieden	nein
15	Matteo	53	berufstätig	nein	mehrere Geschwister	52, 50, 49	ja	verheiratet	ja
16	Max	11	Gymnasium	ja	Bruder	10	nein	verheiratet	nein
17	Mila	19	Berufskolleg	nein	Schwester	23	nein	verheiratet	nein
18	Mika	6	Kindergarten	ja	Schwester	9	ja	verheiratet	nein
19	Ole	16	Gymnasium	ja	Bruder	21	nein	verheiratet	nein
20	Lilly	8	Grundschule	ja	Schwester	9	ja	verheiratet	nein
21	Silas	14	Gymnasium	ja	Bruder	15	nein	verheiratet	nein
22	Sofia	17	Gymnasium	nein	Bruder	16	nein	verheiratet	ja
23	Theo	14	Gymnasium	nein	Schwester	11	nein	verheiratet	nein
24	Thore	15	Realschule	ja	Schwester	13	nein	verheiratet	nein
25	Valentina	51	berufstätig	nein	mehrere Geschwister	52, 50, 49	ja	verheiratet	ja

4.3.3 Datenbasis und Datenerhebung

Die Erhebung der Daten erfolgte im Zeitraum von Mai 2013 bis Februar 2015. Die Länge der Interviews variierte zwischen 20 Minuten und annähernd drei Stunden. Hierbei gilt es zu berücksichtigen, dass die meisten Gespräche mit den Kindern und Jugendlichen mit einer Spanne von 20 bis 40 Minuten etwas kürzer ausfielen. Die Dauer der Interviews war vor allem bei den jüngsten Teilnehmerinnen und Teilnehmern abhängig von ihrer Bereitschaft „*in der Gesprächssituation ,zu verbleiben'[...]*" (Mey, 2003, S. 10). Ein Folgetermin wurde in einem Fall für eine konkretisierende Nachfrage vereinbart und in einem anderen Fall aufgrund eines Anschlusstermins erforderlich.

Orte der Datenerhebung

Mit Ausnahme eines Interviews, das mittels Internettelefonie (via Skype) erfolgte, wurden alle Gespräche im Zuge eines persönlichen Zusammentreffens geführt. Die Wahl des Ortes, an dem das Interview stattfinden sollte, war zum Teil sehr außergewöhnlich (z. B. ein Hinterhof eines Mehrfamilienhauses), wurde aber bewusst den Geschwistern selbst überlassen. So konnte sichergestellt werden, dass ihnen die Gesprächsumgebung vertraut war. Obwohl die Kinder und Jugendlichen über eigene Zimmer verfügten, wählten die meisten Plätze im familialen Wohnbereich, an denen bereits durch die Eltern eine vertrauliche Gesprächsatmosphäre vorbereitet worden war. In anderen Fällen war es aufgrund des Klinikaufenthaltes des Geschwisterkindes sinnvoll, das Gespräch dort zu führen, da die Familien zum Zeitpunkt des Interviews dort ihren Lebensmittelpunkt hatten. Einige Gespräche wurden im Kontext von Geschwisterseminaren geführt. In einem Fall war es der Wunsch einer Teilnehmerin, das Interview an einem neutralen Ort außerhalb der Wohnräume der Familie führen zu können. Für eine andere Familie, die sich zum Zeitpunkt des Erstkontaktes im Rahmen der palliativen Begleitung ihres Sohnes zu einer therapeutischen Intervention in der Klinik aufhielt, war es von besonderer Bedeutung, dass das Gespräch in der Vertrautheit ihrer häuslichen Umgebung stattfand.

Feldnotizen im Rahmen der Datenerhebung

Wichtige Feldnotizen, die sich aus Beobachtungen rund um das Interview, aus Szenen im Rahmen des Vor- oder Nachgesprächs sowie durch Eindrücke aus dem Wohnumfeld ergaben, wurden in Memos dokumentiert. Sie wurden direkt nach dem Interview in einer Audiodatei festgehalten und im Rahmen der Analyse in ein protokolliertes Memo überführt.

Konstruktion des Interviewleitfadens und damit verbundene methodische Herausforderungen bei Kindern und Jugendlichen

Die Erhebung der Daten erfolgte über qualitative Interviews. Als Gesprächs-grundlage diente ein vorstrukturierter Interviewleitfaden mit vorwiegend offenen Fragen, der sich am Alter der zu interviewenden Studienteilnehmerinnen und - teilnehmer orientierte. Die Einstiegsfrage wurde so konstruiert, dass sie erzähl-stimulierend war und diese den Kindern und Jugendlichen ermöglichte, zunächst über den Alltag in der Familie zu sprechen, so dass die Geschwister die Priorität von Themen und den Verlauf des Interviews *selbst* bestimmen konnten (Frie-bertshäuser & Langer, 2010). Erst bei abnehmendem Redefluss empfahl es sich in eine halbstrukturierte Form (Mey, 2003) überzugehen, um das Gespräch auf-rechterhalten zu können.

Auf die explizite Anwendung dieses ausformulierten Leitfadens innerhalb der konkreten Interviewsituation wurde jedoch verzichtet. Stattdessen wurden für die Kinder und Jugendlichen *mindmaps*[27] entwickelt, in denen die thematischen Inhalte aus dem Interviewleitfaden in Kategorien farbig visualisiert wurden (Metzing, 2007). Sowohl die Interviewfragen als auch die Kategorien leiteten sich aus den Erkenntnissen der Literaturstudie im Sinne von *„sensitizing con-cepts"* (Blumer, 1954, S. 7) ab. Die Mindmaps wurde von Beginn an für die Kinder und Jugendlichen offen gelegt. So konnte sichergestellt werden, dass das Vorgehen innerhalb der Interviewsituation transparent war (Metzing, 2007). Dieses Verfahren hatte sich bereits im Rahmen der Studie von Metzing (2007) bewährt, da auch die Neugier und das Interesse der Kinder und Jugendlichen an den Mindmaps dazu führten, dass sie anfingen darüber zu sprechen. Die Ent-scheidung dafür wurde bewusst getroffen, um den Kindern und Jugendlichen die ganze Aufmerksamkeit zukommen zu lassen (Metzing, 2007). Mit dieser Vor-gehensweise war auch die Intention verbunden, dass so eine vertrauensvolle Gesprächsatmosphäre hergestellt werden kann und der Redefluss nicht durch Suchen im Interviewleitfaden oder Ablesen von Fragen ins Stocken gerät (Metzing, 2007). Ferner bestand damit für die Interviewerin die Möglichkeit, kontinuierlich den Blickkontakt zu halten und aufmerksam zuzuhören. Für den Dialog mit Kindern galt es kurze und prägnante Sätze und Fragen zu formulie-ren, sich möglichst auf konkrete Sachverhalte und Ereignisse zu beziehen und Abstraktionen zu vermeiden (Metzing, 2007).

Zu den einzelnen Kategorien wurden vorab altersentsprechend Fragestellungen entwickelt. Die konkreten Fragen wurden dann im Gesprächsverlauf ausformu-liert und folgten dem natürlichen Erzählfluss. Im Sinne der Grounded Theory

---

27 dt. Gedächtnislandkarte

wurden sogenannte W-Fragen[28] verwendet. Darüber hinaus wurden zirkuläre Fragen eingesetzt, die von der eigenen Situation auf andere Personen und Situationen abstrahieren, also z. B. *Was würdest Du Deinem besten Kumpel raten, wenn er in so einer Situation wäre?* (Metzing, 2007). Ergänzend wurde ein Kurzfragebogen[29] eingesetzt, indem die relevanten biographischen Kontextinformationen zu den Geschwistern dokumentiert wurden.

Neben dem *„Grad der Strukturierung"* betonen mehrere Autorinnen und Autoren die Bedeutung der Gestaltung der Gesprächsatmosphäre für das Gelingen des Interviews (Fuhs, 2012; Krüger & Grunert, 2001; Metzing, 2007, S. 65; Mey, 2003, S. 10). Dabei war es bedeutsam, dass die Grundhaltung der Interviewerin den teilnehmenden Kindern und Jugendlichen gegenüber *„möglichst freundlich, unterstützend, ermutigend, geduldig, zugewandt, rücksichtsvoll, vorsichtig, abwartend etc."* war (Mey, 2003, S. 10). Es wurden ausreichend Pausen vorgesehen, um die Kinder nicht zu überfordern (Metzing, 2007; Mey, 2003). Ferner führten auch vertraute Lieblingsgegenstände wie z. B. Stofftiere oder das Spielen generell im Interview dazu, dass die kindlichen Interviewpartnerinnen und -partner in der Gesprächssituation verblieben (Delfos, 2011; Mey, 2003). Letztlich wurden die Gesprächsatmosphäre und das Vertrauen der Kinder und Jugendlichen wesentlich durch das echte Interesse der Interviewerin bestimmt, so dass die Geschwister in der Gesprächssituation mit besonderer Sorgfalt und Genauigkeit reagierten (Heinzel, 1997; Metzing, 2007). Besonders betont werden muss, dass die Geschwister unabhängig vom Alter in allen Fällen bereit waren, das Gespräch mit einer für sie *fremden Person* allein zu führen.

4.3.4 Datenanalyse

Auf den nächsten Seiten folgt die Beschreibung der Analyse, die sich in der Grounded Theory durch das Wechselspiel von Datenerhebung und -auswertung bestimmt. Die stete Rückkehr in die Daten, die die drei Schritte des offenen, axialen und selektiven Kodierens vorsehen sowie die weitere Sammlung von Material, die durch die Überlegungen im Zuge des theoretischen Samplings geleitet werden, tragen wesentlich zum Verstehen und Erklären des zentralen Phänomens bei.

---

28 W-Fragen beginnen im Fragewort mit dem Buchstaben „*W*". Ihre Verwendung bietet sich für Fragetechniken an, in denen der Gesprächspartner mit offenen Fragen zum Erzählen aufgefordert werden soll, wie z. B. *Wie ist es denn so, die Schwester oder der Bruder eines Geschwisterkindes mit einer chronischen Erkrankung zu sein?*

29 Der Kurzfragebogen war im Rahmen der Studie zu „*Kinder[n] und Jugendliche[n] als pflegende Angehörige"* (Metzing, 2007) entwickelt worden. Mit freundlicher Genehmigung der Autorin durfte dieser auch in der hier durchgeführten Studie eingesetzt werden. Dazu wurde er auf die Situation der gesunden Geschwister und ihrer Familien angepasst.

Aufzeichnung, Transkription und Bearbeitung des Datenmaterials

Alle Interviews wurden digital aufgezeichnet. Für die Interviewerin bestand so die Möglichkeit, sich vollkommen auf die Gesprächsführung zu konzentrieren, die nonverbalen Signale der Studentteilnehmerinnen und -teilnehmer wahrzunehmen und situative Bedingungen nicht aus dem Blick zu verlieren (Witzel, 1982). In allen Fällen gaben die Geschwister ihr Einverständnis zu der Aufzeichnung. Besondere Sensibilität war diesbezüglich vor allem bei den jüngsten Geschwistern gefordert. Während eine 4½-jährige Interviewpartnerin sich zunächst wünschte, dass die Mutter zu Beginn des Interviews dabei bleiben sollte, führte mich eine 5-jährige Teilnehmerin selbstbewusst in ihr Kinderzimmer und signalisierte, dass das Aufzeichnungsgerät angestellt werden könne. Ein 5-jähriger Bruder entschied sich für ein gemeinsames Interview mit seiner älteren Schwester. Mehrere Interviews begannen dann spielerisch über Sprechproben mit den Kindern, die die Interviewsituation auflockerte. Mit den jugendlichen und erwachsenen Teilnehmerinnen und Teilnehmern wurde vorab die Vereinbarung getroffen, das Aufzeichnungsgerät bereits vor Beginn des Interviews einzuschalten, um den Gesprächsverlauf gerade am Anfang nicht durch den *offiziellen* Start der Aufnahme zu irritieren.

Für die Aufbereitung des Datenmaterials wurden die Interviews wörtlich in Anlehnung an Kuckartz, Dresing, Rädiker, und Stefer (2008) transkribiert.

Tabelle 6:   Transkriptionsregeln

Merkmal, Kennzeichen	Darstellung im Interviewprotkoll
wörtliche Rede	‚...'
Gedankenabbruch	(...)
Verbale Signale (z. B. Betonungen)	(stark betont) (!), (stark gedehnt) (:)
nonverbale Botschaften (z. B. tief atmen, stöhnen, sich räuspern)	(atmet tief), (stöhnt), (räuspert sich)
Sprechpausen (z. B. 10 Sekunden)	(10)
akustisch nicht verständlicher Redebeitrag	(/)
Unterbrechungen (z. B. Raumwechsel wird erforderlich), Störungen (z. B. jemand stört das Interview, Telefonklingeln)	(Raumwechsel), (Jemand betritt den Raum),(Telefon klingelt)
Anonymisierung von z. B. im Interview mit dem Namen genannte Personen	[Name der Person]

Die Autoren (Kuckartz et al., 2008, S. 27) verwenden *„bewusst einfache und schnell erlernbare"* Regeln, die sich auf den Sinngehalt des Textes konzentrieren und diesen sprachlich glätten. Zusammenfassend sind alle darüber hinausgehenden Regeln zur Transkription in Tabelle 6 dargestellt.

Für die systematische Bearbeitung und Kodierung wurden die Interviewtranskripte in das Software Programm MAXQDA 10 übertragen und computergestützt bearbeitet. Der Einsatz einer Software für die Qualitative Datenanalyse versprach mehr Effizienz und Transparenz in Bezug auf die Textexploration, die sorgfältige Anwendung des Kodierverfahrens, die Kategorisierung der Daten sowie Hilfen für die Visualisierung der Ergebnisse und die Theoriekonstruktion (Kuckartz, 2010).

Offenes Kodieren

Der Prozess des Offenen Kodierens diente dem Aufbrechen des Datenmaterials (Strauss & Corbin, 1996) und begann, als erste Rohdaten vorlagen. Die Analyse der Interviews erfolgte systematisch *line-by-line*[30] und mit Blick auf die jeweils zu beantwortende Forschungsfrage. Die dabei auftauchenden Ereignisse, Vorfälle und Phänomene wurden Kodes bzw. *„konzeptuellen Bezeichnungen"* zugeordnet (Strauss & Corbin, 1996, S. 43).

Für die in dieser Phase induktiv gewonnenen Konzepte wurde versucht, nah am Interviewmaterial zu bleiben und möglichst die Aussagen zu verwenden, die die Geschwister selbst gewählt hatten (siehe Tabelle 7). Im Ergebnis entstand eine umfangreiche Sammlung konzeptueller Bezeichnungen, die auf Gemeinsamkeiten und Unterschiede verglichen und nach ähnlichen Phänomenen in einem vorläufigen Ordnungssystem sortiert wurden. Intendiert war es von Konzepten zu einer Kategorie zu gelangen und somit einen übergeordneten Abstraktionsgrad zu erreichen. Kategorien besitzen Merkmale, die diese näher bestimmen und in dimensionalen Ausprägungen auf einem Kontinuum angeordnet werden können.

Analog zu den Konzepten wurde versucht die Kategorien ebenfalls *„in vivo"*, also direkt aus dem Text zu entnehmen oder auf abstrakte Begriffe zurückzugreifen, die nah an den Aussagen der Geschwister konstruiert wurden (Strauss, 1987, S. 33; Strauss & Corbin, 1996). Bereits früh im Prozess des Offenen Kodierens konnten eine Reihe von Kodes identifiziert werden, die auf diese vergleichende Art geordnet und im Weiteren auf ihre Merkmale und Dimensionen hin analysiert werden konnten. Exemplarisch soll dieser Vorgang anhand der Kategorie *‚(Schutz-)Räume suchen, finden und bewahren'* dargestellt werden (siehe Tabelle 8).

---

30 engl. „Zeile für Zeile"

Tabelle 7:   Offenes Kodieren – Exemplarische Interviewauszüge und da-
zugehörige Kodierungen

Interviewsequenz	Kodierung
„*Und in den Ferien, öhm, da <u>schlaf' ich drau-</u> <u>ßen, im Zelt</u>, und da kann ich dann auch aus- schlafen.* "	draußen im Zelt schla- fen
„*Ähm, aber auch, <u>dass man mal Zeit für sich hat</u> durchaus.* "	Zeit für sich haben
„*[...] <u>Mein Bruder und ich haben verschiedene</u> <u>Zimmer</u>, also das ist auch schon - finde ich - <u>ziemlich wichtig</u>, dass man da auch so seine <u>Privatsphäre hat. [...]* "	Privatsphäre haben -jeder hat sein eigenes Zimmer
„*Ich habe angefangen, <u>Tagebuch</u> zu <u>schreiben</u>, mache ich auch immer noch. Also einfach ver- sucht, <u>genau</u> zu <u>beschreiben, wie sich gerade</u> <u>was in mir anfühlt, oder was ich denke</u>, weil ich dann das Gefühl hatte, das so ein bisschen <u>los</u> <u>zu werden</u>, also ein bisschen <u>befreit</u> davon zu <u>sein [...]* "	Tagebuch schreiben -Gefühle und Gedanken genau beschreiben -es los werden befreit sein

Tabelle 8:   Übersicht über Merkmale und Dimensionen der Kategorie
,(Schutz-)Räume suchen, finden und bewahren'

Kodierungen	Merkmale	Dimensionen
draußen im Zelt über- nachten	geschützten Raum für sich haben	in den Ferien
sich eher bei Freunden treffen alleine dorthin gehen	Rückzugsmöglichkeit bei Freunden finden	immer
Zeit für sich haben	sich (Aus-) Zeit für sich nehmen	mal
Privatsphäre haben -jeder hat sein eigenes Zimmer	eigene Privat- und In- timsphäre schützen	ziemlich wichtig
Tagebuch schreiben -Gefühle und Gedan- ken genau beschreiben -es los werden können -befreit sein	vertraulichen Raum haben, um eigene Ge- fühle und Gedanken aufzuschreiben	immer noch bisschen

Neben dem Vergleich der Sinneinheiten wurden Fragen an das Material gestellt (Strauss & Corbin, 1996). Beispielhaft sollen die *„generierenden Fragen"* (Strauss & Corbin, 1996, S. 64) expliziert werden, die für die Kategorie *„(Schutz) Räume suchen, finden und bewahren'* gestellt wurden (siehe Tabelle 9). Strauss und Corbin (1996) empfehlen, für die weitere Ausarbeitung, Konzeptualisierung und Verdichtung der Kategorien die sogenannten W-Fragen zu stellen.

Tabelle 9: Generative Fragen zur Kategorie ‚(Schutz-)Räume suchen, finden und bewahren'

Fragen
Welche unterschiedlichen (Schutz-)Räume nutzen die Geschwister? Welche Unterscheidungen neben den bereits genannten realen und abstrakten Orten gibt es noch?
Verändern sich die (Schutz-)Räume mit dem Alter der Kinder oder geschlechtsspezifisch?
Warum ist es so wichtig über (Schutz-)Räume zu verfügen?
Wann nutzen die Geschwister einen (Schutz-)Raum? Gibt es Geschwister, die besonders häufig oder regelmäßig auf einen (Schutz-)Raum zurückgreifen?
Wie muss ein (Schutz-)Raum beschaffen sein?

Axiales Kodieren

Der nächste Schritt im Kodierverfahren erlaubte es, die identifizierten und vorläufig ausgearbeiteten Phänomene weiter zu entfalten und sie zu Hauptkategorien zu konzeptualisieren (Strauss & Corbin, 1996). Diese wurden im Zuge des axialen Kodierens entlang ihrer *„Achse"* auf ihre empirischen Zusammenhänge und Beziehungen (zu anderen Kategorien) hin analysiert (Strauss, 1998, S. 63). Orientiert am paradigmatischen Modell von Strauss und Corbin (1996) verweist Böhm (2005, S. 479) darauf, die Kategorien auf ihre *„zeitlichen und räumlichen, Ursache-Wirkungs-Beziehungen, Mittel-Zweck-Beziehungen, argumentativen, [und] motivationalen"* Relationen hin auszuarbeiten. Da die Grounded Theory als theoriebildende Methodologie Phänomene verstehen und erklären will, ist dieser Schritt des Kodierverfahrens von besonderer Bedeutung. Erst über das In-Beziehung-Setzen der Kategorien, das Verifizieren am Material, der weiteren Bestimmung von Eigenschaften und Dimensionen sowie der Untersuchung der Variation von Phänomenen, können die Daten auf *„neue Art zusammengesetzt"* (Strauss & Corbin 1996, S. 75) werden.

Exemplarisch soll dies anhand der weiteren Arbeit mit den zu einem frühen Zeitpunkt in der Analyse identifizierten Kategorien *‚(Schutz-)Räume suchen,* *finden und bewahren', ,helfen, unterstützen und entlasten'* und *,nach Normalität streben'* erläutert werden. Eine Vielzahl der Konzepte, die sich hinter diesen Kategorien verbargen, wirkte sehr handlungsorientiert. Im Zuge der theoretischen Überlegungen entstanden somit Assoziationen zu dem Begriff der *„Arbeit"*, wie Corbin und Strauss (2010, S. 140) ihn im Zuge des Bewältigungshandelns bei chronischer Krankheit in Partnerschaften konzeptualisiert haben. Neben alltagspraktischer Arbeit, die sich in der Kategorie *,helfen, unterstützen und entlasten'* darstellte, bildete die Kategorie *,nach Normalität streben'* die von den Kindern und Jugendlichen geleistete Integrationsarbeit ab und die Gestaltung eigener (Schutz-)Räume schien die Kraftressourcen für diese unterschiedlichen Arbeitsprozesse zu sichern. Bei der Suche nach der jeweiligen Motivation für diese unterschiedlichen Arbeitsleistungen formte sich eine weitere Kategorie innerhalb der Daten, die vorläufig *,ausbalancieren und jonglieren zwischen den Lebenswelten'* genannt wurde. Diese schien das verbindende Element zwischen den bisherigen Kategorien zu bilden, sie miteinander in Einklang zu bringen und gewissermaßen quer zu diesen zu verlaufen.

Intendiert war es daher, diesen Zusammenhang weiter zu verdichten. Folglich wurden alle Interviews erneut auf diese Kategorie hin analysiert. Durch die Konzentration auf dieses Phänomen konnten einerseits ergänzende Stellen gewonnen, andererseits die bereits identifizierten Konzepte in eine neue Ordnung gebracht werden. Im Zuge der vertieften analytischen Auseinandersetzung in Bezug auf sprachliche und inhaltliche Aspekte in diesen konkreten Interviewpassagen vermittelte sich das Bild, dass die Geschwister zwischen zwei Polen hin- und hergerissen sind, die sich als die Enden auf einer Achse gegenüberstehen, aufeinander bezogen sind und zugleich antagonistisch wirken. Für eine erste theoretische Einordnung wurde dieses Phänomen als Ambivalenz gedeutet. Eine weitere Differenzierung schien zunächst jedoch schwierig. Zur näheren Bestimmung dieses Hin- und Hergerissenseins wurden daher alle Interviewstellen erneut auf die folgenden am Kodierparadigma orientierten Fragen hin betrachtet (siehe Tabelle 10):

Tabelle 10:   Fragenbeispiele im axialen Kodieren

Fragen
Was kennzeichnet dieses Verhalten der Geschwister? Geht es dabei um ähnliche Themen?
Wodurch wird es ausgelöst?
Was beeinflusst es?
Wie reagieren die Geschwister?
Handelt es sich um Ambivalenzerfahrungen?

Mit der Intention, diese Erfahrungen besser zu verstehen folgte parallel eine theoretische Auseinandersetzung mit dem Begriff der *Ambivalenz*. Mit diesem tieferen Begriffsverständnis gelang es die Textstellen weiter zu differenzieren und einige, in denen die Geschwister in ihren Gefühlen und Verhaltensweisen gegenüber ihrem von Krankheit betroffenen Geschwisterkind hin- und hergerissen waren, tatsächlich als Ambivalenz mit einem resultierenden Entscheidungskonflikt zu identifizieren. Ein ergänzender Blick in die allgemeine Geschwisterforschung offenbarte Ambivalenzerfahrungen zugleich als vor allem für die Kindheit grundlegend beschriebenes Phänomen (Frick, 2010; Kasten, 2003; Sohni, 2004). Wiederum andere Textstellen zeigten ein weiteres Muster, in dem die *'zwei Seiten einer Medaille – Ambiguität erleben'* als nebeneinander stehende Bedeutungen eines Gegenstandes als widersprüchlich erlebt wurden. Im Zuge dieser Feststellung gelangte das Konzept der Ambiguität in den Blick. Dies führte zu der Entscheidung, das vorhandene Material erneut auf diese fortlaufenden Erkenntnisse zu verifizieren (siehe Tabelle 11).

Tabelle 11: Fragenbeispiele (zur weiteren Betrachtung des Interviewmaterials) im axialen Kodieren

Fragen
Wie erscheinen die Ambivalenz- und Ambiguitätserfahrungen konkret im Interviewmaterial?
Worin unterscheidet sich diese besondere geschwisterliche Konstellation von Geschwisterbeziehungen, in denen kein Kind von einer Krankheit betroffen ist?
Welchen Einfluss hat die spezifische geschwisterliche Konstellation auf die Ambivalenz- und Ambiguitätserfahrungen?

Während die Literatur keine Befunde zum Ambivalenz- und Ambiguitätserleben von Geschwistern von Kindern und Jugendlichen mit chronischer Erkrankung erbrachte, formte sich das weitere Bild dieser Erfahrungen durch die geschwisterliche Rollenverteilung aus der allgemeinen Geschwisterforschung. Erst mit dem theoretischen Wissen um die grundsätzliche Rollenkonstellation zwischen Geschwistern konnte die vorliegende besondere Dynamik zwischen einem gesunden und von Krankheit betroffenen Geschwisterkind verstanden werden.Die sich daraus ergebenden Verschiebungen im Kräfte- und Kompetenzverhältnis untereinander erschienen als Einflussfaktor und führten zu weiteren Variationen des Ambivalenz- und Ambiguitätserleben der gesunden Geschwister und ihrer damit verbundenen bewussten und/oder unbewussten Handlungen. Mit dem Ziel, ein detailliertes Verständnis dieses Ambivalenz- und Ambiguitätserlebens zu erlangen und diesen Kategorien den geeigneten Platz im handlungstheoretischen Modell zuzuweisen, wurden weitere konkretisierende Interviews geführt. Gleichzeitig war geplant, im Zuge des theoretischen Samplings diese Erfahrungen in den unterschiedlichsten familialen Fallkonstellationen zu verifizieren, um die Kategorien in ihren Variationen erklären zu können (siehe Tabelle 12):

Tabelle 12: Fragen (für die weitere Datenerhebung) im Zuge des theoretischen Samplings

Fragen
Können die Kinder und Jugendlichen ihr Ambivalenz- und Ambiguitätserleben selbst beschreibbar machen?
Haben diese Erfahrungen eine prägende Wirkung auf ihr Alltagsleben?
Wie wirkt die Erkrankung oder Beeinträchtigung des Geschwisterkindes in diesem Kontext?
Welche Antworten und Umgangsformen entwickeln die Geschwister in ambivalenten Situationen, die eine Entscheidung erforderlich machen?
Was beeinflusst die beiden Kategorien?
Was passiert in Krisensituationen (bezogen auf das Geschwisterkind, familial, Veränderungen in der sozialen Umwelt etc.) oder wenn Konflikte zunehmen?
Zeigen sich die Kategorien auch in Familien mit einem besonderen sozialen Hintergrund (Bildung, sozialer Status, Migration, Veränderungen im Familiengefüge etc.) in gleicher Ausprägung?

Mit diesem bedeutenden Schritt konnte die ursprüngliche Kategorie *‚ausbalancieren und jonglieren zwischen den Lebenswelten'* in die abschließenden Kategorien *‚im Konflikt sein – Ambivalenz erleben'* und *‚zwei Seiten einer Medaille – Ambiguität erleben'* differenziert werden. Während unterschiedliche Reaktionen der gesunden Geschwister auf die Ambivalenz- und Ambiguitätserfahrungen angenommen wurden, die von Vermeidungsverhalten über das aktive Austragen eines Konfliktes reichten, tauchten in den Interviews ganz andere Verhaltensmuster auf. Einerseits ließ sich eine Tendenz erkennen, Konflikte im Zusammenhang von ambivalenten Erfahrungen gar nicht erst entstehen zu lassen oder schnell *‚im Zweifel zugunsten des Geschwisterkindes'* zu lösen und andererseits verfügten einige Geschwister über die besondere Fähigkeit, Ambiguität *‚aushalten (zu) können'*. Die weitere Konzeptualisierung und die Einordnung dieser Kategorie in das paradigmatische Modell haben maßgeblich zur Identifikation des zentralen Phänomens beigetragen.

Selektives Kodieren

Im selektiven Kodieren gilt es, die *„story line"* (Strauss & Corbin, 1996, S. 94), also den Handlungsstrang der Geschichte zu entwickeln. Ausgangspunkt ist dabei das Kernphänomen, *„um das herum alle anderen Kategorien integriert sind"* (Strauss & Corbin, 1996, S. 94). Dieses ist der Schlüssel zur Theoriebildung. Aufgrund vieler bedeutender Details in den Daten gelangt das zentrale Phänomen nicht immer unmittelbar in den Blickpunkt, sondern erschließt sich oft erst im Verlauf des Forschungsprozesses aus der Logik des Handlungsstrangs. Erst über diesen Weg konnte die Kernkategorie *,selbstverständlich in den zwei Welten leben'* herausgearbeitet werden. Im Zuge des Diskurses um die Ambiguitätserfahrungen, die die Geschwister *,aushalten können'* sowie ihre Tendenz, ambivalente Situationen schnell und *,im Zweifel zugunsten des Geschwisterkindes'* aufzulösen, stellte sich die Frage nach den Beweggründen und Motiven der Kinder und Jugendlichen für diese Verhaltensweisen. Die Antwort auf diese Frage führte zum zentralen Phänomen der Selbstverständlichkeit. Im Zuge der erneuten Sichtung des Interviewmaterials ohne die bisherigen Kodierungen konnte dann auch das *Wesentliche* in den Daten entdeckt werden. Eine Fülle von *„in vivo"* (Strauss, 1987, S. 33; Strauss & Corbin, 1996) und geborgten Kodes konnten das zentrale Phänomen *,selbstverständlich in den zwei Welten leben'* und seine Validität aus den Daten heraus bestätigen.

Theoretisches Sampling

Ein Kernelement der Grounded Theory Methodologie stellt das *„theoretical sampling"* (Strauss & Corbin, 1996, S. 148) dar. Da es sich dabei um ein *„Sampling auf der Basis der sich entwickelnden theoretischen Relevanz der Konzepte"* (Strauss & Corbin, 1996, S. 150) handelt, wird dieses hier in engem Zusammenhang mit den Analysephasen des Kodierverfahrens erläutert. Theoretische Überlegungen orientieren demnach die gezielte Auswahl von (weiteren) Teilnehmerinnen und Teilnehmern im Forschungsprozess, wobei nicht die *„[...],Personen an sich', sondern vielmehr die durch sie transportierten ,Vorkommnisse' [...]"* von Relevanz sind (Metzing, 2007, S. 58; Strauss & Corbin, 1996, S. 149). Durch die konstante, vergleichende Analyse und das Fragenstellen während des Kodierverfahrens, kommen neue Gesichtspunkte und offen gebliebene Fragen hinzu, auf die Antworten gefunden werden müssen (Hülst, 2010). Durch theoretisches Sampling gilt es, bisherige Fragestellungen zu konkretisieren und auf Themenkomplexe zu fokussieren. Dies erfolgt durch die Suche nach (kontrastierenden) Fällen, die noch neue Erkenntnisse erwarten lassen und somit zur Dichte und Variation des Phänomens beitragen. Mit Blick auf die Transparenz im Forschungsprozess wurden diese Überlegungen und Entscheidungen in Memos dokumentiert.

Die weitere Fallauswahl soll beispielhaft an der Konzeptualisierung des Ambivalenz- und Ambiguitätserlebens der Geschwister erläutert werden. Die weitere Ausdifferenzierung dieser Konzepte erwies sich im Zuge der Datenerhebung als notwendig. Gleichzeitig bestanden Zweifel, dass dieses angesichts ihrer Komplexität in den Interviews mit den kindlichen und jugendlichen Teilnehmerinnen und Teilnehmern gelingen konnte. Zum einen wurde angenommen, dass nur wenige der interviewten Kinder und Jugendlichen Ambivalenz und Ambiguität überhaupt als solche bewusst wahrnehmen und beschreiben können. Zum anderen bestand die Herausforderung, die theoretisch entwickelten Fragen (siehe Tabelle 12) so zu operationalisieren, dass die kindlichen und jugendlichen Geschwister auf diese Nachfragen adäquat antworten konnten. Um an diesem zentralen Punkt der Analyse nicht ohne neue Erkenntnisse aus dem Prozess herauszutreten, wurden ergänzend auch (junge) erwachsene Geschwister interviewt, die retrospektiv auf ihre Beziehung mit einem von Krankheit betroffenen Geschwister zurückblicken. Ihnen wurde ein höherer Reflexionsgrad unterstellt. Zusammenfassend kann festgestellt werden, dass die mit dem Ambivalenz- und Ambiguitätserleben der gesunden Geschwister einhergehenden Konzepte des *‚aushalten können'* und *‚im Zweifel zugunsten des Geschwisterkindes'* zu entscheiden, mit den neuen Daten zwar bekräftigt, aber gleichzeitig keine neuen Erkenntnisse gewonnen werden konnten. Mit Blick auf die bisher weniger beachteten Krankheitskonstellationen mit ihrem variierenden Komplexitäts- und Schweregrad und ihre potentielle Bedeutung in diesem Kontext wurde daher entschieden, *„zum alten Material zurück[zu]kehren und es im Lichte des zusätzlichen Wissens neu [zu] kodieren"* (Metzing, 2007, S. 59; Strauss & Corbin, 1996, S. 152). So gelang es, die beiden Konzepte *‚aushalten können'* und *‚im Zweifel zugunsten des Geschwisterkindes'* weiter auszuarbeiten.

Memos und Diagramme im Forschungsprozess

Memos sind *„schriftliche Analyseprotokolle"* (Strauss & Corbin, 1996), die kontinuierlich über den gesamten Forschungsprozess geschrieben und ständig überarbeitet (Böhm, 2005), jedoch nie überschrieben werden. Sie helfen, sich zu einem späteren Zeitpunkt an Ereignisse zu erinnern, strukturieren den Prozess, fixieren das Flüchtige und präzisieren die sich herausbildende Theorie (Mey & Mruck, 2011). Strauss und Corbin (1996) unterscheiden Kode-Notizen von Planungs- sowie von theoretischen Memos. Die Kode-Notizen beinhalten Ausführungen zu konzeptuellen Begriffsbestimmungen oder Gedankensträngen (Strauss & Corbin, 1996). Planungsmemos dienen der Strukturierung des Forschungsprozesses. In theoretischen Memos werden die Denkprozesse der Forschenden dann zu relevanten Kategorien, ihren Eigenschaften und Dimensionen sowie ihren Zusammenhängen innerhalb des handlungstheoretischen Modells abgebildet (Strauss & Corbin, 1996; Zegelin, 2005). Zugleich helfen Memos, eine analytische Distanz vom Material einzunehmen und zum notwendigen Moment dahin zurückzukehren (Strauss & Corbin, 1996). Exemplarisch soll ein solches Memo im Folgenden dargestellt werden:

Memo I Rollen der gesunden Geschwister

Planungsmemo I 28.07.2014

Während der Analyse eines Interviews mit einer erwachsenen Schwester fällt ihre detaillierte Beschreibung der Rollen der einzelnen Familienmitglieder auf. Neben den verschiedenen Rollen, die sie selbst übernommen hat, beschreibt sie die Rollenzuschreibungen für die Eltern sowie die Großmutter. Diese Ausdifferenzierung hat sich bis dato in keinem Interview in der Form gezeigt. Ein vertiefender Blick darauf scheint lohnenswert. Vor diesem Hintergrund werden die relevanten Interviewstellen zum nächsten Analysetreffen am 11.08.2014 eingereicht, um sie unter der folgenden Fragestellung zu analysieren:

Wie beschreibt die Interviewpartnerin die Rollen, die sie selbst übeimmt?

Theoretisches Memo I 11.08.2014 I Analysetreffen im Forscherteam

Es werden eine Reihe von theoretischen Überlegungen diskutiert: In der Retrospektion spricht eine erwachsene Interviewpartnerin mit Blick auf ihre ältere Schwester darüber „*Sorge um das Geschwisterchen zu haben*" und korrigiert sich unmittelbar selbst mit den Worten „*um die Schwester zu haben*". Sie erkennt dabei die besondere Rollenasymmetrie ihrer Geschwisterkonstellation und versucht diese mit der Begriffskorrektur auszugleichen. In dem Zusammenhang werden Interviewpassagen erinnert, in denen die Rollendiffusion der Geschwister ebenfalls auffällig wurde. So formulierte z. B. das jüngste gesunde Kind in einer Familie den Wunsch auch mal „*die Kleinste*" sein zu dürfen. In der fortlaufenden Analyse wurden die unterschiedlichen Rollen, die die erwachsene Schwester als Kind übernommen hat und im Interview beschreibt, herausgearbeitet. Diese variierten von ,*Schwester sein*', ,*sich um das Geschwisterkind zu sorgen*', die ,*Beschützerrolle*' zu übernehmen, ,*beste Freundin*', selbst ,*Kind*' und ,*kein Sorgenträger*' zu sein. Die Vielfalt der Rollen beeindruckte. Weitere Fragen resultieren:

Woher kommt die Norm, dass eine von Krankheit betroffene Schwester zu beschützen ist? Was löst diesen Instinkt aus? Welchen Einfluss hat hier die chronische Erkrankung auf die durch diesen besonderen Anlass geprägte Geschwisterbeziehung?

Planungsmemo I 11.08.2014

Im Rahmen des Analysetreffens wird die Empfehlung ausgesprochen im Zuge der Rückkehr in die Daten die Rollenzuschreibungen der Geschwister in einer

Matrix zu ordnen und auf ihre unterschiedlichen Eigenschaften sowie Dimensionen auszuarbeiten.

In allen Phasen des Kodierverfahrens wurden in Ergänzung zu den schriftlichen Notizen zur Visualisierung Mindmaps entworfen, wieder verworfen, mit dem Hinweis *vorläufig* gekennzeichnet und abschließend festgehalten.

4.3.5 Gütekriterien

Strauss und Corbin (1996, S. 214) plädieren für Beurteilungskriterien, die *„der Wirklichkeit der qualitativen Forschung und der Komplexität sozialer Phänomene gerecht werden"*. Gütekriterien dienen der Überprüfbarkeit von Forschungserkenntnissen durch Außenstehende und müssen sich dazu eignen, die Qualität qualitativer Daten zu bewerten. Während sich innerhalb der Wissenschaft ein weitreichender Diskurs mit den unterschiedlichsten Positionen zu Gütekriterien in der qualitativen Forschung abzeichnet, orientiert sich diese Arbeit an den Annahmen von Steinke (2005), dass Forschung ohne eine Qualitätsbewertung nicht bestehen kann, quantitative Kriterien dazu nicht geeignet sind und stattdessen Beurteilungsmaßstäbe zu verwenden sind, die dem *„Profil"* (Steinke, 2005, S. 322) qualitativer Forschung gerecht werden.

Intersubjektive Nachvollziehbarkeit

Steinke (2005) intendiert mit diesem Kernkriterium, dass der Forschungsprozess und seine Ergebnisse Dritten (z. B. Forschern, Rezipienten) gegenüber offengelegt wird und von diesen nachvollzogen werden kann. Bei der Ausarbeitung des methodologischen Vorgehens und der Dokumentation des Forschungsprozesses wurde daher auf besondere Genauigkeit geachtet. Das Vorverständnis der Forscherin findet sich in den Ausführungen zur theoretischen Sensibilität. Zugleich erfolgte die gezielte Vorbereitung durch die Teilnahme an Forschungswerkstätten z. B. zur Kindheitsforschung. Die von Steinke (2005) geforderte präzise Dokumentation der Erhebungsmethode und des –kontextes, der Transkriptionsregeln, der Daten, der Auswertungsmethoden, der Informationsquellen, der Entscheidungen und Probleme sowie der hier beschriebenen Kriterien, denen die Arbeit genügen soll, wird in den Kapiteln 4.3.2. bis 4.3.4 dargestellt, in denen der Forschungsprozess beschrieben ist. Zum Erreichen intersubjektiver Nachvollziehbarkeit lehnt sich Steinke (2005) u. a. an dem Verfahren des *„peer debriefing"* von Lincoln und Guba (1985, S. 308; Steinke, 2005, S. 326) an, das den Diskurs und die Interpretation in Forschergruppen vorsieht, bei denen die Teilnehmenden kein unmittelbares Interesse in diesem Feld verfolgen. In fest institutionalisierten Peer-Gruppen-Treffen, in Form von Kolloquien und Analysetagen über den gesamten Forschungsverlauf, konnten so u. a. die Kategorien des Interviewleitfadens vorgestellt und modifiziert, die eigene Gesprächsführung reflektiert, Kodierungen, analytische Einschätzungen während des Kodierverfahrens sowie die Entscheidungen zum theoretischen Sampling untermauert oder verworfen werden. Neben dem Forschungskolleg gab es darüber hinaus eine Vielzahl weiterer Möglichkeiten, die eigenen Gedankenstränge und Analyseprozesse im Austausch mit anderen, z. B. mit Studierenden im Masterprogramm, ständig zu reflektieren und zu hinterfragen. Mit der Entscheidung für die Grounded Theory wurde bewusst ein kodifiziertes Verfahren gewählt, das Steinke (2005) empfiehlt, um intersubjektive Nachvollziehbarkeit herzustellen.

Indikation des Forschungsprozesses

Dieses Kriterium dient der Überprüfung der Angemessenheit des Forschungsprozesses sowie der Erhebungs- und Analysemethoden im Kontext des hier untersuchten Gegenstandsbereichs. Wie schon ausgeführt ist die Grounded Theory angemessen, die Lebenswelt von Kindern und Jugendlichen, die in einer Geschwisterkonstellation mit einem von Krankheit betroffenen Kind aufwachsen, nachzubilden. Die Art, wie die Geschwister in den Gesprächen bei ihren Interaktionen und Handlungen in ihrer Lebenswelt blieben und eigene Äußerungen präzisierten, verdeutlichte dies. Alle Interviews wurden über eine erzählgenerierende Fragestellung eingeleitet, so dass die Geschwister selbst festlegen konnten, welche Aspekte ihres Erlebens zu zentralen Themen werden sollten. Es war dabei erstaunlich, wie nah selbst die jüngsten Geschwister mit ihren Äußerungen und Deutungen am Gegenstand der Untersuchung blieben. Darüber hinaus bietet die Methode des qualitativen Interviews immer die Möglichkeit nachzufragen und um Erläuterungen zu bitten. Zusätzlich erlaubte das theoretische Sampling eine über den Prozess verlaufende zielgerichtete Auswahl der Teilnehmerinnen und Teilnehmer entlang des theoretischen Wissens und der empirischen Befunde.

Empirische Verankerung

Mit dem Kernkriterium der empirischen Verankerung gilt es, die im Forschungsprozess spezifizierten Phänomene aus dem Datenmaterial zu begründen (Steinke, 2005). Strübing (2008) verweist auf die kodifizierten Methoden und die damit verbundenen unterschiedlichen Prozeduren der Grounded Theory, wie z. B. die konstant erfolgenden Vergleiche und das Schreiben theoretisch-analytischer Memos, um auftauchende Gedanken im gleichen Moment schriftlich festzuhalten und im Analyseprozess nicht zu verlieren. Alle Interviews sind vollständig und unter strenger Anwendung der definierten Regeln transkribiert worden. Eine Reihe von Textbelegen findet sich in Form der Originalinterviewpassagen im Ergebnisteil. Alle diese Verfahren sind in dieser Arbeit systematisch angewendet worden. Die theoretisch geleitete Fallauswahl im Zuge der fortlaufenden Datengewinnung zur Verdichtung der Phänomene ermöglichte zugleich die kommunikative Validierung. Metzing (2007) betont vor allem die praktische Relevanz der Grounded Theory und zeigt auf, dass durch das theoriegeleitet entwickelte Phänomen Handlungen der Geschwister hergeleitet und vorhergesagt werden können, die sich im Umkehrschluss in der Praxis der Erfahrungswelt der Kinder und Jugendlichen bewähren müssen und von diesen selbst auf ihre Validität geprüft werden können.

Limitation

Die Bestimmung der Reichweite und der Grenzen der Verallgemeinerbarkeit der spezifizierten Phänomene beansprucht Steinke (2005) mit diesem Gütekriterium. Dabei dienten auch in dieser Studie Instrumente, wie z. B. die maximale und minimale Fallkontrastierung sowie die Suche nach divergierenden Fällen dazu, die theoretischen Aussagen durch Variation weiter anzureichern. Die Reichweite der Arbeit bezieht sich zunächst auf die Gruppe der gesunden Geschwister, es bleiben auch über diese Arbeit hinaus einzelne Fragen unbeantwortet, die z. B. noch weiter in die geschwisterlichen und familialen Beziehungsstrukturen reichen. Weitere Diversifizierungen werden somit möglicherweise erforderlich.

Kohärenz

Als weiteres Kernkriterium nennt Steinke (2005) die Kohärenz, die dazu dient, die theoretischen Erkenntnisse in ihren Zusammenhängen zu beurteilen. Die Konsistenz der Ergebnisse ist somit von Bedeutung und es gilt, unbeantwortete Widersprüche offen zu legen. Das Kernphänomen dieser Arbeit bildet das verbindende Element zwischen allen Kategorien und so konnte es gelingen, den Handlungsstrang konsistent zu erzählen.

Relevanz

Wesentliches Gütekriterium einer jeden empirischen Arbeit ist ihre (praktische) Relevanz (Steinke, 2005). Der Bezug zu den Perspektiven der gesunden Geschwister, die Handlungsrelevanz der Ergebnisse und ihre Modifizierbarkeit im Hinblick auf den gesellschaftlichen Wandel stehen daher im Fokus dieses Gütekriteriums. Für den Gegenstandsbereich dieses Forschungsvorhabens existiert bislang kein verfügbares empirisches Wissen. Gerade in einer durch sich wandelnde gesellschaftliche Prozesse *„wenig zeitstabilen Kindheit"*, sind Arbeiten wie diese, in denen die Kinder und Jugendlichen ihre *„Situation durch Umgestaltung oder Kompensation aktiver als frühere Kindergenerationen"* (mit) konstruieren (Hülst, 2012b, S. 278), daher von besonderer Relevanz. Zugleich muss ihre Vorläufigkeit betont werden (Hülst, 2012b).

Reflektierte Subjektivität

Die Notwendigkeit der reflektierten Subjektivität ist bereits im Kapitel 4.3.1. im Zusammenhang mit der theoretischen Sensibilität diskutiert worden. Dort wurden die eigenen biographischen Bezüge der Forschenden zum Gegenstandsbereich offen gelegt. An dieser Stelle sollen einzelne Aspekte dazu ergänzt werden. Gerade in offen geführten Interviews ist die subjektive Situation selbst Bestandteil der Forschung und wird wesentlich durch die Beziehung zwischen Forschenden und Teilnehmenden bestimmt. Besondere Sensibilität für die eigene Rolle als Forschende war daher auch für dieses Vorhaben von großer Bedeutung. Beispiel dafür sind die Geschwister selbst in den Interviews, die sehr authentisch von ihrer Situation berichteten und denen ich mit aufrichtigem Interesse begegnete. Weitgehend jedes Interview wurde im kurzen persönlichen Austausch oder während der Analysetreffen mit den Kolleginnen und Kollegen reflektiert, die ebenfalls an Themen der Kindheitsforschung arbeiteten. Die Situation einer Familie, die sich in der palliativen Betreuungsphase des von Krankheit betroffenen Kindes befand, erforderte die Abwägung, die Rolle als Interviewerin beizubehalten oder ein Hilfsangebot zu konstruieren. Da die Familie ihre Geschichte gerne erzählen wollte und verdeutlichte, dass sie über ein ineinandergreifendes Hilfsnetz verfügte, konnte die wissenschaftliche Rolle aufrechterhalten werden. Die Situation wurde dennoch am folgenden Tag in einem Nachgespräch im Forscherteam reflektiert.

4.3.6 Ethische Überlegungen

Die zentralen Grundsätze ethischen Handelns in der (bio)medizinischen Forschung am Menschen lassen sich aus normativen Bestimmungen wie u. a. der Deklaration von Helsinki des Weltärztebundes (World Medical Association, 2013) ableiten. Da es sich bei Kindern und Jugendlichen grundsätzlich um einen vulnerablen Personenkreis handelt (Polit et al., 2004), verlangte das Vorgehen eine sensible Anwendung forschungsethischer Prinzipien. Vor diesem Hintergrund wurde für diese Studie ein ethisches Clearing durch die Ethikkommission der Deutschen Gesellschaft für Pflegewissenschaft e.V. eingeholt. Die forschungsethischen Erwägungen im Zusammenhang mit dieser Studie orientierten sich primär am Belmont Report (United States, The National Commission for the Protection of Human Subjects of Biomedical and Behavioral Research, 1979) mit seinen drei grundlegenden Prinzipien: Achtung vor der Würde des Menschen, Nutzen und Gerechtigkeit.

Prinzip der Achtung vor der Würde des Menschen

Dieser Grundsatz bezieht sich auf das Recht auf Selbstbestimmung und den Schutz der Teilnehmerinnen und Teilnehmer, die in Bezug auf ihre Autonomie eingeschränkt sind. Zielgruppe dieser Studie waren zunächst minderjährige Geschwister von Kindern und Jugendlichen mit einer chronischen Erkrankung, die rechtlich durch ihre Eltern vertreten werden. Sie gelten damit als schützenswert. Ferner sind sie eine Risikogruppe, weil sie sich aufgrund des Aufwachsens mit einem von Krankheit betroffenen Geschwisterkind in der Familie möglicherweise nicht unbeeinflusst und frei entwickeln können, und somit nachteilige Entwicklungschancen haben. Für die erwachsenen Teilnehmerinnen und Teilnehmer dieser Studie gilt hier selbstverständlich ein analoges ethisches Verhalten und Handeln.

Selbstbestimmung implizierte, dass die Geschwister umfassend über die Studie informiert wurden und völlig frei über ihre Teilnahmebereitschaft entscheiden konnten. Ein Informationsschreiben[31] unterstützte dabei die Aufklärung, und es wurde den Beteiligten genügend Zeit eingeräumt, dieses in Ruhe zu lesen. Vor Beginn des Interviews erfolgte zusätzlich ein informierendes Gespräch mit den Geschwistern (sowie den Eltern). Darin erhielten sie einen kurzen Überblick über das Forschungsvorhaben, den erwarteten Nutzen, die Förderung durch das Bundesministerium für Bildung und Forschung, die Forschende und ihre Erreichbarkeit, die Rolle der Teilnehmenden sowie deren Persönlichkeitsrechte, den Interviewablauf, die Zusicherung der Anonymität, einen Hinweis zur Verwendung der Daten sowie zu möglichen Risiken. Alle schriftlichen sowie mündlichen Informationen erfolgten in einer für die Beteiligten möglichst allgemein verständlichen und für die Kinder und Jugendlichen altersentsprechenden Form. Vor allem aber wurden die Geschwister (sowie ihre Eltern) darüber aufgeklärt, dass ihre Teilnahme freiwillig ist. Ferner erhielten sie die Information, dass sie ihre Entscheidung für eine Teilnahme ohne Angabe von Gründen jederzeit widerrufen, das Interview zu jedem Zeitpunkt abbrechen oder einzelne Fragen im Interview ablehnen können, ohne dass dies für sie mit Nachteilen verbunden ist.

Kinder und Jugendliche haben nach Artikel 12 und 13 der Kinderrechtskonvention (United Nations, General Assembly, 1989) ein Recht auf freie Meinungsbildung und -äußerung. Zugleich sind aber die Eltern juristisch für ihre Kinder verantwortlich (Metzing, 2007). Alle Teilnehmerinnen und Teilnehmer wurden daher unabhängig vom Alter um eine Einwilligung gebeten. Die echte Motivation der Geschwister zeigte sich darin, wie sie ihr Interesse am Thema bekundeten und Fragen stellten. Lag dann ein *Informed Consent*, also eine informierte Zustimmung vor, wurden die Kinder, die bereits schreiben konnten und zusätzlich ihre Eltern als juristische Vertreter ebenso wie die erwachsenen Geschwister

---

[31] Zusatzmaterialien sind unter www.springer.com auf der Produktseite dieses Buches verfügbar (siehe Anhang A2).

um ihr schriftliches Einverständnis[32] für das Interview gebeten. Ohne Einverständnis der Eltern war aufgrund der gesetzlich geregelten Elternrechte (Grundgesetz (GG) Art. 6, Bürgerliches Gesetzbuch (BGB) § 1626, § 1631) die Teilnahme von minderjährigen Kindern grundsätzlich ausgeschlossen. Etwas differenzierter muss dies hingegen für Jugendliche betrachtet werden. Nach § 1626 Bürgerliches Gesetzbuch (BGB) gilt für Eltern, die zunehmenden Fähigkeiten ihrer Kinder zur berücksichtigen und ihnen daraus ein wachsendes Urteilsvermögen zuzugestehen. Dennoch wurde auch in diesem Fall eine Konsensentscheidung angestrebt. Die Unterzeichnung der Einwilligungserklärung führte zu einer Verbindlichkeit, die die Bedeutung des Interviews unterstrich. Letztere zeigte sich auch darin, dass es selbst für die jüngsten Interviewteilnehmerinnen und -teilnehmer von großer Wichtigkeit war, die Einwilligung persönlich zu unterschreiben und bei sich aufzubewahren.

Prinzip des Nutzens

Mit dem Prinzip des Nutzens betont der Belmont Report (United States, The National Commission for the Protection of Human Subjects of Biomedical and Behavioral Research, 1979) zum einen den Schutz der Studienteilnehmerinnen und -teilnehmer vor Schaden und zum anderen, dass eine Risiko-Nutzen-Abwägung erfolgen muss, in der potentielle Gefahren identifiziert werden. Da es sich bei Kindern und Jugendlichen um eine vulnerable Gruppe handelte, bedurfte es der erhöhten Sensibilität seitens der Forscherin, einer genauen Einschätzung der ethischen Prognose und der daraus resultierenden Präventionsmaßnahmen (Schnell & Heinritz, 2006).

Während die gesunden Geschwister innerhalb der Familien aufgrund der im Fokus stehenden Sorge um das Kind mit der Erkrankung möglicherweise subjektiv und/oder objektiv weniger Aufmerksamkeit erfahren, rückten die Interviews sie in den Mittelpunkt und gaben ihnen eine Stimme. Sie erhielten so die Gelegenheit zu erzählen, wie sie ihre Situation wahrnehmen. Die Aufmerksamkeit und Präsenz der Kinder und Jugendlichen in den Interviews zeigte, wie wertschätzend sie diese Möglichkeit erlebten. Manche Geschwister schienen auch stolz, für ein solches Interview gefragt worden zu sein. Zugleich konnte die Interviewsequenz durch die Gelegenheit zur Introspektion dazu beitragen, dass sie ein Bewusstsein für die persönliche Situation sowie individuelle Bewältigungsstrategien entwickeln. Ungeachtet des beschriebenen Nutzens war durch vorbeugende Maßnahmen zu gewährleisten, dass durch diese Studie keine nachteiligen Auswirkungen für die Studienteilnehmerinnen und -teilnehmer entstehen. Es war daher bedeutsam, das Interview mit einer eher erzählgenerie-

---

[32] Zusatzmaterialien sind unter www.springer.com auf der Produktseite dieses Buches verfügbar (siehe Anhang A3).

renden Frage zu beginnen, so dass die Geschwister selbst entscheiden konnten, *„ob und in welchen Umfang sie über ihre Erfahrungen sprechen wollen"* (Metzing, 2007, S. 82). Der Einsatz von Mindmaps, aus denen die Kinder und Jugendlichen ihre inhaltlichen Schwerpunkte selbst priorisieren konnten, führte zu einer gewissen Vorstrukturierung für die Interviewpartnerinnen und -partner und schützte diese vor allem, wenn das Gespräch sensible Themen berührte und zu tief in schmerzliche Erfahrungen vordrang. Dieses Vorgehen orientierte sich methodisch ebenfalls an der Studie *„Kinder und Jugendliche als pflegende Angehörige"* (Metzing, 2007), in der im Hinblick auf die Resonanz der Kinder und Jugendlichen sowie die Angemessenheit des Verfahrens positive Erfahrungen gemacht wurden.

Wäre es trotz vorbeugender Maßnahmen zu unerwarteten Emotionen (z. B. Weinen) gekommen, hätte zusammen mit der Teilnehmerin und dem Teilnehmer zuerst eine Einschätzung ihrer Bedeutsamkeit erfolgen müssen. Solche Situationen sollten zugelassen und in Bezug auf die Reaktion des Interviewpartners oder der Interviewpartnerin betrachtet werden. So kann Weinen auch ein Zeichen von Entlastung sein. Gegebenenfalls kann eine kurze Unterbrechung des Interviews in so einem Moment sinnvoll erscheinen. Während die meisten Gespräche in eher sachlicher Atmosphäre stattfanden, war das Interview mit einer jungen erwachsenen Studienteilnehmerin, der zwischendurch immer wieder Tränen die Wangen herunter liefen, von großer Traurigkeit begleitet. In einem andern Fall konnte der Teilnehmer seine Tränen in Bezug auf die Sorge um die Lebenslimitierung des Geschwisterkindes ebenfalls nicht verbergen. Beide entschieden sich dennoch für eine Fortführung des Interviews.

Als ergänzende vorbeugende Maßnahmen erhielten *alle* teilnehmenden Familien über das Informationsschreiben die Telefonnummer der Projektverantwortlichen verbunden mit dem Angebot, darüber jederzeit mit ihr Kontakt aufnehmen zu können. Über das Forscherteam des Forschungskollegs bestand darüber hinaus ein geeigneter Rahmen zur Reflexion und (Nach-)Besprechung komplexer Fallsituationen oder unvorhergesehener Ereignisse.

Prinzip der Gerechtigkeit

Im Prinzip der Gerechtigkeit subsummiert der Belmont Report (United States, The National Commission for the Protection of Human Subjects of Biomedical and Behavioral Research, 1979) das Recht auf faire Behandlung und auf Privatsphäre. Fair bezieht sich dabei auf die *„vorurteilsfreie Behandlung"* der Teilnehmerinnen und Teilnehmer durch die Forscherin (Polit et al., 2004, S. 104). Der Grundsatz intendiert, dass die Geschwister und ihre Familien aufgrund ihrer *„Überzeugungen, Gewohnheiten und Lebensweisen"* (Polit et al., 2004, S. 104) weder bevorzugt noch benachteiligt werden. So konnten die Familien ihre Entscheidung, am Interview teilzunehmen, zurückziehen, ohne Gründe dafür zu benennen. Für den Fall, dass die Interviewten einzelne Fragen nicht beantworten, das Interview frühzeitig beenden wollten oder eine Pause benötigten, wurden alle diese Entscheidungen durch die Interviewerin respektiert.

Das Recht auf Privatsphäre meint die Wahrung der Anonymität und die Zusicherung von Vertraulichkeit. Da sich einzelne Studienteilnehmerinnen und -teilnehmer möglicherweise aus den gemeinsamen Kontexten in den Institutionen persönlich kennen, war hinsichtlich der Anonymisierung der Daten besondere Sorgfalt zu beachten und eine Rückverfolgbarkeit auf die Identität der Geschwister bzw. ihrer Familien auszuschließen. Alle in dieser Untersuchung erhobenen Daten und im Besonderen die personen- und familienbezogenen Informationen, wurden daher streng vertraulich behandelt und ausschließlich für wissenschaftliche Zwecke verwendet. Für diese Studie ist geltendes Datenschutzrecht verbindlich angewendet worden (Bundesdatenschutzgesetz (BDSG)). Dieses gibt in Bezug auf die Nutzung personenbezogener Daten für Forschungszwecke vor, dass der Betroffene eingewilligt haben (BDSG §4 Abs. 1) und die Wahrung der Anonymität (BDSG §40 Abs. 2) sichergestellt sein muss. Letztere ist dann gewährleistet, wenn *„die Einzelangaben über persönliche oder sachliche Verhältnisse nicht mehr oder nur mit einem unverhältnismäßig großen Aufwand an Zeit, Kosten und Arbeitskraft einer bestimmten oder bestimmbaren natürlichen Person zugeordnet werden können"* (BDSG §3 Abs. 6). Deshalb wurden die Interviewaufnahmen während der Transkription pseudonymisiert. Dabei werden *„Namen und andere Identifikationsmerkmale"* durch eine Kodierung ersetzt, die keinen Rückschluss mehr auf die Person zulässt oder diesen erheblich kompliziert (BDSG § 3 Abs. 6a). Dazu werden beispielsweise alle realen Namen von Personen oder Orten im Transkript durch Pseudonyme ersetzt. Durch diese Verschlüsselung wird sichergestellt, dass keine Rückverfolgbarkeit auf die Identität der tatsächlichen Person möglich ist. Nur die Forschende selbst kann auf die Primärdaten, die pseudonymisierten Transkripte und die Kodierungen zugreifen und dem Forscherteam Zugang gewähren.

Nach Empfehlung der Deutschen Forschungsgemeinschaft (DFG, 2013, S. 21) sind die Daten bis zu zehn Jahre nach Fertigstellung der Arbeit auf *„haltbaren und gesicherten Trägern"* innerhalb der Forschungsinstitution zu archivieren. Primärdaten, das pseudonymisierte Material und die Verschlüsselungsliste werden in der Phase des Forschungsprozesses daher auf jeweils gesonderten Datenträgern der Forscherin passwortgestützt aufbewahrt. Mit Abschluss der Arbeit wird die Kodierungsliste gelöscht, die pseudonymisierten Transkripte verbleiben bei der Forscherin und die Primärdaten werden in gespeicherter Form an die Forschungsinstitution - das Department für Pflegewissenschaft der Universität Witten/Herdecke - übergeben und dort verschlusssicher hinterlegt.

5 Empirische Ergebnisse

5.1 Handlungsmodell

Die chronische Erkrankung eines Kindes oder eines Jugendlichen beeinflusst das Familiensystem sowie seine einzelnen Mitglieder. Sie kann von Geburt an bestehen oder sich im Verlauf entwickeln, von dauerhafter oder temporärer Natur sein. Die Krankheitsverläufe wechseln von stabilen zu instabilen und zwischen Normalisierungs- und Abwärtsphasen (Corbin & Strauss, 2010). Das familiale Geschehen ist auf die Bedürfnisse des Kindes mit der chronischen Erkrankung gerichtet, und damit einher geht eine Vielzahl von Anforderungen, die es zu bewältigen gilt. Die elterliche Aufmerksamkeit für die gesunden Geschwister ist durch die Sorge um das von Krankheit betroffene Kind überlagert.

Für die Geschwister selbst verändern sich zugleich die Rollenzuschreibungen innerhalb der geschwisterlichen Beziehung. Während sich gesunde Geschwister aneinander orientieren, insbesondere die jüngeren an den älteren Geschwistern und zugleich miteinander konkurrieren, z. B. um die Zuwendung der Eltern, ist das Beziehungsgeflecht in der besonderen Geschwisterkonstellation, in der ein von Krankheit betroffenes Kind aufwächst, durch die chronische Erkrankung und ihre Ausprägungsformen irritiert. In Abhängigkeit ihres Komplexitäts- und Schweregrades erscheinen Vergleiche mit dem von Krankheit betroffenen Geschwister vor dem Hintergrund eines solchen disparaten Kräfte- und Kompetenzverhältnisses ohne Sinn. Zum einen wandelt sich das Beziehungsverhältnis durch die Übernahme von Sorgeaufgaben der jüngeren für die älteren Kinder. Zum anderen ist die Kompetenzentwicklung zwischen den Geschwistern verändert, so dass die (jüngeren) gesunden Kinder und Jugendlichen die von Krankheit betroffenen Geschwister in bestimmten Feldern überholen oder die Entwicklungsspanne weiter auseinandergeht. Obgleich sich die gesunden Geschwister (mehr) ungeteilte Aufmerksamkeit von den Eltern wünschen, nehmen sie sich zurück und fordern diese nicht offensiv ein, sondern erfassen und respektieren die familienbezogenen Anpassungsleistungen, insbesondere der Mutter.

Das Aufwachsen mit einem von Krankheit betroffenen Geschwisterkind bestimmt nicht nur das Familiengeschehen, sondern wirkt auch in die weitere Lebenswelt der gesunden Kinder und Jugendlichen mit den damit verbundenen Anforderungen im Alltag von Schule und Freizeit hinein. Die gesunden Geschwister müssen *selbstverständlich in* diesen *zwei Welten leben*, die nicht grundsätzlich anschlussfähig sind. Vielmehr bedarf es einer Vielzahl von Anpas-

© Springer Fachmedien Wiesbaden GmbH, ein Teil von Springer Nature 2018
C. Knecht, *Geschwister von chronisch kranken Kindern und Jugendlichen*,
https://doi.org/10.1007/978-3-658-20996-4_5

sungsleistungen der gesunden Geschwister, um die beiden Lebenswelten stabil zu halten und - wenn notwendig - zu harmonisieren. Diese Balance zu finden und zu halten verlangt von den Kindern und Jugendlichen besonders an den Nahtstellen, an denen sich die beiden Lebenswelten berühren oder ineinander übergehen, proaktive wie reaktive Anpassungsarbeit, die mit hohen Anstrengungen verbunden sein kann. Verändert sich die Qualität an den Übergängen der Lebenswelten, z. B. wenn die damit verbundenen Anforderungen in diesen gleichzeitig ansteigen oder aufgrund von gravierenden Veränderungen in der Krankheitsverlaufskurve des Geschwisterkindes Wirkungen in die Welt außerhalb der Familie haben, stehen die Geschwister vor enormen Herausforderungen, die bewältigt werden müssen. Gleichzeitig erleben sie aus der durch die Krankheit veranlassten Situation Ambiguität in ihrem Alltag in beiden Lebenswelten als Mehrdeutigkeiten, als gleichzeitige Vor- und Nachteile sowie Freude und Widerwillen. Ihre grundlegende Intention ist es daher, die Lebenswelten miteinander in Einklang zu bringen bzw. zu halten. Greifen sie auf geeignete Balance- und Harmonisierungsstrategien zurück und nutzen sie die ihnen zur Verfügung stehenden Ressourcen, wird dieses wesentlich dazu beitragen, selbstverständlich innerhalb des Kontinuums der zwei Welten zu leben und das eigene Wohlbefinden fördernd zu beeinflussen.

Zur Aufrechterhaltung dieser Selbstverständlichkeit nutzen die gesunden Geschwister eine Reihe von Balance- und Harmonisierungsstrategien. Sie streben nach Normalität. So sind sie ohne weiteres in der Lage, in Eigenverantwortung Alltagsverrichtungen zu übernehmen. Sie unterstützen und helfen einzelnen Familienmitgliedern. So sorgen sie sich um das von Krankheit betroffene Geschwisterkind, beschäftigen sich mit ihm und können (im Notfall) elterliche Auf-gaben übernehmen. Sie entlasten vor allem dann, wenn die Hauptsorgeverantwortliche in der Familie, in der Regel die Mutter, verhindert ist oder aus Sicht der Geschwister Freiräume und Auszeiten benötigt. Sie halten Störungen aus, die durch die chronische Erkrankung entstehen, vermeiden Konfrontationen innerhalb der Kernfamilie und lösen daraus resultierende Konflikte nach Möglichkeit schnell auf, in dem sie im Zweifel zugunsten der Schwester oder des Bruders entscheiden. In Parallelität zu diesen eher auf die Familie bezogenen Strategien arbeiten sie an ihrer eigenen Persönlichkeits- und Identitätsentwicklung. Dazu suchen, finden und bewahren sie (Schutz-)Räume, in denen sie Kraft schöpfen und ihre eigene Rolle finden können. Alle diese Strategien sind auf ihre besondere familiale Situation bezogen und werden in diesem Kontext situativ eingesetzt.

Bei der Umsetzung dieser Strategien können sie auf eine Reihe unterstützender Ressourcen zurückgreifen und zugleich werden sie von anderen intervenierenden Bedingungen beeinflusst. So hilft es ihnen, gut organisiert zu sein und positiv zu denken. Um die Mehrdeutigkeiten, die aus ihrer besonderen geschwisterlichen

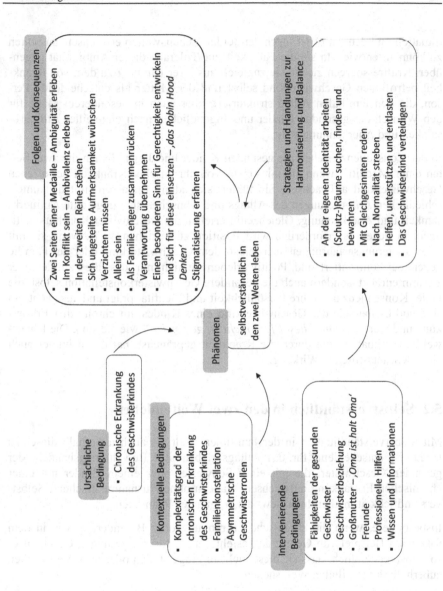

Abbildung 1: Handlungsmodell zum Erleben und Bewältigungshandeln gesunder Geschwister

Situation und den Anforderungen der beiden Lebenswelten erwachsen, aushalten zu können, entwickeln sie die Fähigkeit zur Toleranz dieser Ambiguität gegenüber. Kraftressourcen ziehen sie zugleich aus ihrer Bindung zu dem von Krankheit betroffenen Geschwisterkind selbst und der Mutter als entscheidende Person, die den familialen Alltag strukturiert, aber auch in besonderem Maße für den Wunsch der gesunden Kinder und Jugendlichen nach ungeteilter Aufmerksamkeit und Anerkennung steht.

In der Konsequenz erleben die gesunden Kinder und Jugendlichen die zwei Seiten einer Medaille, wenn sie mit einem von chronischer Krankheit betroffenen Geschwisterkind aufwachsen. Sie fühlen sich allein (gelassen) mit den unterschiedlichen Anforderungen des Alltags und wünschen sich ungeteilte Aufmerksamkeit und Anerkennung. Gleichzeitig erleben die Geschwister Konfliktsituationen, in denen es erforderlich wird Position zu beziehen, z. B. wenn sie mit Stigmatisierungserfahrungen sich selbst, dem Geschwisterkind oder der Familie gegenüber konfrontiert sind. Positiv erleben sie nicht nur, dass die Familie enger zusammenrückt, sondern auch die besondere Geschwisterkonstellation selbst, die in der Konsequenz auch ihre Persönlichkeit und Identität prägt und ausmacht. So sind und bleiben sie das Geschwisterkind eines Kindes mit chronischer Erkrankung und wären *„ohne [diese] [...] nicht so geworden"* wie sie sind. Die lebensweltliche Situation, die durch die Krankheit geprägt ist, hat damit immer auch eine identitätsstiftende Wirkung.

5.2 Selbstverständlich in den zwei Welten leben

Mit Selbstverständlichkeit in der familialen Welt als auch außerhalb dieser zu leben, ist entscheidend für das Alltagserleben und Bewältigungshandeln der gesunden Geschwister, die mit einer Schwester oder einem Bruder mit einer chronischen Erkrankung aufwachsen. Nahezu ohne Ausnahme erscheint Selbstverständlichkeit in allen Interviews als prägnantes Phänomen.

Insbesondere, wenn die chronische Erkrankung oder Behinderung wie in dem folgenden Beispiel von Geburt an besteht, ist sie für die gesunden Geschwister so selbstverständlich, dass sie diese nicht in Frage stellen oder nach Vergleichen außerhalb der familialen Welt suchen:

> *„[...] für mich war das eben, ja eigentlich Normalität, weil es halt Alltag war, weil meine Schwester seit der Geburt behindert ist und ich dadurch ja quasi, ja nie die Situation hatte, [...] wo es anders war. Ich habe keine anderen Geschwister [...]. Dadurch hatte ich auch, quasi keine Vergleichsmöglichkeiten. Ja und ich hab es jetzt auch nie verglichen mit anderen, irgendwie mit Freunden oder so, [...]."*

Danach gefragt, was ein 15-Jähriger anderen gesunden Geschwistern in ähnlicher Situation aus seiner Erfahrung empfehlen würde, antwortet er pragmatisch: *„Weiterleben wie man vorher gelebt hat. [...] auf gar keinen Fall jetzt sich großartig verstellen deswegen."* In seiner Empfehlung wird ebenfalls deutlich, wie selbstverständlich die Situation seiner Schwester für ihn geworden ist und dass diese keine Restrukturierung seines Alltagslebens innerhalb und außerhalb der Familie erfordert. Ein anderer Jugendlicher empfiehlt auf die gleiche Frage, die besondere geschwisterliche Situation *„als normal anzusehen, was automatisch kommt."* Sein Zitat macht deutlich, dass diese irgendwann zur Selbstverständlichkeit wird und dieser Prozess unvermeidlich ist.

Genauso wie für andere Gleichaltrige ist für gesunde Geschwister von Kindern und Jugendlichen mit chronischer Krankheit die geschützte familiale Atmosphäre prägend für ihr Aufwachsen und das Erleben von Selbstverständlichkeit. Allerdings ist diese natürlich gegebene Alltäglichkeit bei ihnen in besonderem Maße durch die chronische Erkrankung des Geschwisterkindes beeinflusst. Abseits des Familienlebens sind sie in Schule und Freizeit immer wieder mit anderen sozialen Verhaltensweisen und Normen konfrontiert, die nicht immer mit ihrer familialen Welt konform gehen oder harmonieren. Außerhalb der Familie erfahren die gesunden Geschwister chronische Krankheit und Behinderung daher selten als Selbstverständlichkeit, sondern eher als Ausnahmeerscheinung. Beide Welten sind somit nicht grundsätzlich anschlussfähig.

Schon die jüngeren Kinder können einschätzen, dass das Geschwisterkind gesellschaftlich nicht vollständig integriert und wirklich zugehörig ist, wie die folgende Erklärung einer zehnjährigen Schwester dokumentiert:

„Er geht halt in einen Kindergarten für extrakranke Kinder, aber das Gute ist ja daran auch, dass er nicht nur mit kranken Kindern in einer Gruppe ist. Der Kindergarten nimmt auch normale Kinder, also keine kranken Kinder. Und das finde ich auch gut, dass er dann auch normale Kinder kennen lernt, dass die normalen Kinder die kranken Kinder kennen lernen. Tja. Das finde ich dann halt auch gut da dran."

Mit den Worten *„ohne ihn wäre ich nicht so geworden, wie ich bin"* positioniert sich eine gesunde Schwester für ihre Geschwisterbeziehung und erkennt deren identitätsstiftende Bedeutung. Sie repräsentiert mit dieser Aussage eine Reihe ähnlicher Interviewaussagen. Während in diesem Verständnis die identitätsstiftende Wirkung als Konsequenz des Aufwachsens und Lebens mit einem von chronischer Krankheit betroffenen Geschwisterkind erscheint, ist diese wie auch die folgende Äußerung gleichzeitig Ausdruck ihrer Selbstverständlichkeit: *„weil ich quasi ja die Schwester von meiner Schwester bin."* So wissen insbesondere die Jugendlichen und Erwachsenen, dass sie in den zwei Welten erst dann selbstverständlich leben (können), wenn sie das Geschwisterkind mit der chronischen

Erkrankung als Bestandteil ihres Lebens und ihrer Identität begreifen. Eine Erwachsene führt diese prägende Erfahrung im Interview unmittelbar auf ihre geschwisterliche und familiale Situation zurück.

„[...] ich wäre heute nicht so wie ich bin, [...] wenn ich das nicht kennengelernt hätte, [...] das ist auch etwas, [...] was uns schon auch sehr geprägt hat, ja, diese Offenheit für Menschen, die eben nicht so in der Norm sind. Ja, da glaube ich, ist unsere ganze Familie, da sind wir alle sehr offen für, ob es jetzt Behinderte sind oder Migranten sind oder, oder, oder, eben egal welche Randgruppe, ja. [...] das ist etwas, finde ich, was wir auch so von unseren Eltern mitbekommen haben. Dass wir auch an denen gelernt haben, [...]."

Indem diese Interviewte ihre Offenheit für verschiedene gesellschaftliche *„Randgruppe[n]"* verdeutlicht, ist ihr die Zugehörigkeit ihrer Geschwister und damit verbunden ihrer Familie dazu sehr bewusst. Zugleich erlaubt ihnen diese Sichtweise sich mit Selbstverständlichkeit in der Welt außerhalb der Familie zu positionieren. Der besondere geschwisterliche Erfahrungshorizont sensibilisiert die gesunden Geschwister früh, *„andere Menschen, [...], also nicht normale Menschen, auch so zu tolerieren, wie sie sind und nicht immer der Norm hinterherzulaufen."* So wirkt ihre familiale Selbstverständlichkeit, sensibel für benachteiligte Menschen zu sein, als besondere Fähigkeit bis in die Welt außerhalb der Familie hinein:

„Ich denke, dass das schon mal ein Punkt mehr ist. [...], dass das mich auch ein bisschen von den anderen unterscheidet, dass ich das verstehe und andere nicht."

Entscheidend dafür, eine solche Selbstverständlichkeit in den zwei Welten zu konstituieren, ist die Anerkennung der chronischen Erkrankung sowie der Unveränderlichkeit der Situation. Wenn die chronische Erkrankung erst zu einem späteren Zeitpunkt im Leben virulent wird, verschiebt sich die geschwisterliche Rollenbeziehung. Die gesunden Geschwister stellen dann die bisherige Selbstverständlichkeit in Frage und beginnen damit, diese unter den Vorzeichen der Erkrankung neu zu konstituieren. Eine Interviewpartnerin beschreibt die Qualität ihrer Geschwisterbeziehung vor der Manifestation der autistischen Entwicklungsstörung ihres Bruders als:

„[...] ein normales bis gutes Verhältnis, das man auch wirklich was zusammen gemacht hat, [...] ich mein, wir haben uns auch gegenseitig geärgert, [...]."

Zugleich erinnert sie sich, dass sie als Kind *„auf Krawall gebürstet"* war, wenn dem Bruder die gesamte Aufmerksamkeit der Familie zuteilwurde. Obwohl ihr intuitiv bewusst war, dass der Bruder nichts für sein Verhalten und die Bevorzugung durch die Mutter konnte, erkennt sie in der Reflexion, dass sie erst nach

Feststellung der Diagnose in der Lage war, die Situation wirklich zu verstehen und ihre Rolle als Geschwisterkind eines Bruders mit Autismus zu finden und zu akzeptieren. Die Selbstverständlichkeit mit der sie ihre Situation ab diesem Zeitpunkt annimmt, zeigt sich darin, welche Priorität der Bruder in ihrem Leben erhält, obwohl die geschwisterliche Beziehung krankheitsbedingt weiter auseinanderdriftet.

> „[...] ich habe kein gutes Verhältnis zu ihm, wirklich nicht, also mittlerweile halt einfach nicht mehr. Es [...] ist halt einfach auseinander gegangen und, und naja, diese persönliche Ebene fehlt irgendwo, aber trotzdem, es ist immer noch mein Bruder und [...] das ist so oberste Priorität. Das ist halt einfach so und deswegen. Und für mich war das irgendwo selbstverständlich einfach. "

In einem anderen Fall ist das Leben mit Geschwistern mit einer Behinderung in der geschützten familialen Umgebung so zur Selbstverständlichkeit geworden, dass diese erst durch die Konfrontation mit der Außenwelt gestört wird. Seinen diesbezüglichen Bewusstseinsprozess hinsichtlich der Behinderung seiner Geschwister reflektiert ein erwachsener Interviewteilnehmer:

> „[...] irgendwie war das so normal. Das war so ein Normalzustand für uns, [...], den ich bis zu dem Zeitpunkt, wie gesagt, gar nicht als eine Behinderung empfunden habe, sondern [...] bei mir ist der Knickpunkt in dem Ferienlager gewesen. "

Wie dominant die Erkrankung oder Behinderung in das Bewusstsein eindringt, zeigt die sich anschließende Erinnerung einer gesunden Schwester, deren Geschwister innerhalb der Woche auf ein Internat gegangen sind:

> „[...] das Familienleben hat sich dann am Wochenende abgespielt, so was während der Woche war, [...] ich weiß es nicht mehr. "

Die zuvor genannten Beispiele offenbaren einerseits die Bedeutsamkeit der chronischen Erkrankung innerhalb des familialen Geschehens und gleichzeitig deren Bezüge und Schnittmengen in das Leben außerhalb der Familie. Wie sehr die Aufmerksamkeit der einzelnen Familienmitglieder auf die chronische Erkrankung gerichtet ist, ist dabei auch Ausdruck für die familiale Selbstverständlichkeit des Lebens mit dieser. Für Außenstehende ist und bleibt diese zunächst ein Ausnahmephänomen. Es ist offenkundig, dass es den gesunden Geschwistern gelingen muss, die Anschlussfähigkeit beider Welten herzustellen und die damit verbundenen Anpassungsleistungen zu erbringen. Da sie in beiden Welten interagieren, werden sie gleichsam zu Grenzgängern zwischen diesen. Die Notwendigkeit ihres Balance- und Harmonisierungshandelns im Kontext dieser Anpassungsarbeit wird deutlich.

5.3 Einflussfaktoren und Bedingungen

In den folgenden Ausführungen werden die ursächlichen, kontextuellen und intervenierenden Einflussfaktoren und Bedingungen beschrieben. Zunächst wird das Ereignis dargestellt, das kausal die Entwicklung des Phänomens bedingt oder auslöst. Die kontextuellen Bedingungen zeichnen die Merkmalseigenschaften nach, die die besondere Familienkonstellation ausmachen und bestimmen. Abschließend werden weitere einflussnehmende Faktoren erläutert, die die Strategien und Handlungen zur Harmonisierung und Balance fördern oder hemmen.

5.3.1 Ursächliche Bedingung: Chronische Erkrankung des Geschwisterkindes

Die chronische Erkrankung eines Kindes irritiert das Leben der einzelnen Familienmitglieder sowie deren Alltag und bedingt es zugleich. In einigen Fällen wirkt die chronische Erkrankung von Geburt an in die Lebenswelt der gesunden Geschwister und diese *„kenne[n] das gar nicht anders"*. Dies betrifft insbesondere Zwillinge, bei denen eines der beiden Kinder von Beginn des Lebens mit einer chronischen Erkrankung konfrontiert ist. Zugleich trifft dieses ebenfalls für Geschwister zu, die von Geburt an in eine solche Konstellation hineinwachsen, wie eine Erwachsene heute reflektiert, die in der Geburtsrangfolge nach einem gesunden und einem von Krankheit betroffenen Bruder steht:

„Also, wenn ich so zurückblicke, war das früher irgendwie so was selbstverständliches, [...] dass meine Geschwister behindert sind, irgendwie ist mir das [...] irgendwann später erst bewusst geworden, [...] also, ich kann mich nicht wirklich daran erinnern, dass es irgendwann mal so klick gemacht hat [...]. Das hat sich [...] irgendwann so, puh, [...] ob ich da bewusst (!) als Kind [...] drüber nachgedacht habe, ich glaube nicht."

Für Geschwister, die in der Geburtsrangfolge hinter der Schwester oder dem Bruder mit der chronischen Krankheit stehen, bedeutet das Leben mit dieser zunächst Selbstverständlichkeit. Sie erleben die Erkrankung als natürlich gegebene Lebensbedingung. Werden die damit einhergehenden Irritationen für sie z. B. außerhalb des familialen Alltags augenscheinlich, nehmen sie potentielle Unterschiede zu Gleichaltrigen wahr, die in Familien ohne ein von chronischer Krankheit betroffenes Geschwisterkind leben. Erst dann wird die Erkrankung für sie als beeinflussende Bedingung in ihrem Leben offensichtlich. In Konstellationen, in denen der Altersabstand zwischen den Geschwistern sehr gering ist, kann diese Erfahrung auch für ältere Geschwister festgestellt werden, wie im Falle eines Erwachsenen, der der älteste Bruder von insgesamt sechs Kindern ist, die jeweils im Altersabstand von etwa einem Jahr geboren wurden und von denen mehrere eine Behinderung haben. Für ihn ist es zu Beginn des Interviews von besonderer Bedeutung, seine Erinnerung an den Bewusstwerdungsprozess in Bezug auf die Behinderung seiner Geschwister zu schildern.

„[...] meine Geschwister als behindert zu empfinden, kam eigentlich so im jugendlichen Alter [...] was mir eigentlich heute ganz seltsam vorkommt, dass ich [...] mich fast [...] an [...] den sich verschlechternden Gesundheitszustand gewöhnt habe. [...] ich kann mich auch noch ganz gut erinnern, [...] da waren wir im Ferienlager [...], da wurden also Gruppen gebildet, in denen ein gewisser Prozentsatz von behinderten Kindern war und ein größerer Prozentsatz an nicht behinderten Kindern. Das war halt ein Integrationsprojekt, [...] da war ich als Jugendlicher dabei und meine Geschwister waren halt die Behinderten [...] das ist, was ich heute [...] als die Bewusstseinsergreifung [...] beschreiben würde. [...] also ich war ein ziemlicher Rabauke [...] als Jugendlicher. Und [...] ich habe mir die Aufmerksamkeit, die ich brauchte, mir auch schon geraubt. Also. Manchmal, manchmal auch auf Kosten meiner Geschwister. [...] Bis zu dem Zeitpunkt. Danach hat sich das doch ein bisschen geändert. [...] denn es war natürlich klar, dass unsere Probleme [...] weitaus kleiner waren oder zumindest weniger akut, als die, die [...] meine behinderten Geschwister [...] hatten."

Die chronische Erkrankung oder Behinderung ist in diesem Beispiel so sehr zur Selbstverständlichkeit geworden, dass sie nicht als besondere Bedingung des Familienlebens wahrgenommen wird. Erst ihre Realisierung, in diesem Fall außerhalb der familialen Welt, führt zu dem beschriebenen Bewusstseinsprozess und der expliziten Anerkenntnis, dass diese das eigene Leben bedingt. In der Folge löst dieser Prozess dann auch eine Verhaltensveränderung zu mehr Rücksichtnahme aus.

In anderen Fällen kennen oder erinnern die Geschwister eine Zeit ohne die Erkrankung. Das ist vor allem in den geschwisterlichen Konstellationen so, in denen ein älteres gesundes Kind zunächst alleine aufwächst, mehrere Jahre Altersabstand zwischen den Geschwistern bestehen, und sie erst mit der Geburt des von chronischer Krankheit betroffenen Geschwisterkindes mit der neuen Situation konfrontiert werden. Allerdings können auch diese älteren Geschwister sich zumeist nur sehr ungenau und vage an diese kurzen krankheitsfreien Phasen erinnern:

„[...] dadurch, dass ich ja keinen Vergleich hab [...]. An meine frühe Kindheit kann ich mich eh nicht mehr so wirklich erinnern und, also ich finde, was man so bewusst wahrnimmt, fängt ja irgendwann erst im Grundschulalter

meistens an, oder, keine Ahnung, fünfte Klasse und, ja seitdem war das ja halt immer irgendwie präsent [...]. "

In den vorgenannten Fällen durchdringt die chronische Erkrankung die Interviews, wird aber von den Kindern als selbstverständlicher Bestandteil ihres alltäglichen Erlebens wahrgenommen. Explizit als wesentliche Bedingung wird sie dann wahrgenommen, wenn äußere Anlässe die Krankheit als Besonderheit bewusst werden lassen.

Tritt die chronische Erkrankung des Geschwisterkindes erst im Lebensverlauf auf und haben die Kinder und Jugendlichen die bisherige geschwisterliche Beziehung in Gesundheit bislang als natürlich gegeben erfahren, erleben sie den akuten Ausbruch des Krankheitsgeschehens als Schock, der wie eine Zäsur in die Selbstverständlichkeit ihres Lebens eindringt und dieses in zwei Hälften - *vor* und *nach* der Manifestation der Erkrankung - unterteilt.

„[...] die lag vorher lange krank zuhause [...], aber das war nicht so (stockt) nie so ernsthaft. Und dann sind wir dahin gefahren und ich habe nicht damit gerechnet und ich kann mich eigentlich ziemlich gut so an den Tag [des Krankheitsausbruchs] erinnern, [...] (6) dass ich total schockiert war irgendwie, [...]. Also das hat irgendwie gedauert, bis ich realisiert habe, was da eigentlich passiert ist. Ich hatte so das Gefühl, als ob eine riesig große Stille irgendwie erst einmal eintreten würde, so als ob ich von allem so ein bisschen entfernt wäre. "

Die gesunden Geschwister begreifen, dass die Diagnose *„innerhalb der Familie einiges aus[....]löst. "* Sie erkennen die chronische Erkrankung als Ursache für diese Veränderungen und müssen lernen mit den Irritationen durch diese sowie der veränderten familialen Lebenslage klar zu kommen. Konflikte innerhalb der Familie, die kausal aus der chronischen Erkrankung resultieren, beschreibt eine Interviewpartnerin retrospektiv: *„Meine Eltern sind auch nicht mehr zusammen. Ich glaube schon auch, dass [...] das unter anderem was damit [chronische Erkrankung] zu tun hat. Dass die Belastung halt riesig war, die dann nicht zu tragen ist. Oder nicht alleine!"* In den Worten von erwachsenen Familienmitgliedern *„und das ist jetzt einfach da, genau, mein Kind, mein Enkelkind ist behindert (!) "* erkennen die gesunden Geschwister die chronische Erkrankung ebenfalls als etwas *„Endgültiges"*, dem sich die Familie, wie in diesem Fall die Mutter oder Großmutter, genauso wie sie selbst stellen müssen.

Wie sehr die Erkrankung das Alltagsleben dominiert, lässt sich an der Antwort einer zwölfjährigen Schwester ablesen, die auf die Frage, wie ein normaler Wochentag in der Familie abläuft, folgendermaßen reagiert:

„[...] also stehen wir auf, gehen zur Schule, manchmal muss [Name der Schwester] abgeholt werden in der Schule, weil es ihr dann nicht gut geht. "

Vor allem in Phasen, in denen die chronische Erkrankung dauerhafter Natur ist und *„von morgens bis abends ständig immer nur dieses Thema"* dominiert, ist es für die gesunden Geschwister schwieriger, die Selbstverständlichkeit des eigenen Lebens aufrechtzuerhalten. Mit Omnipräsenz dringt die Erkrankung in alle Lebensbereiche ein und irritiert damit erheblich den Alltag. Wie eine abwärts verlaufende *„Spirale"* erlebt ein Bruder den progredienten Verlauf der Erkrankung sowie den sich stetig verschlechternden Gesundheitszustand seiner Geschwister.

Kollidieren zusätzliche Anforderungen in der eigenen Lebenswelt der gesunden Geschwister, wie z. B. die Abiturprüfung mit dem akuten, existenziell bedrohlichen Krankheitsgeschehen, erleben die gesunden Geschwister letzteres als ständige Bedrohung in Form eines über ihnen schwebenden Damokles-Schwert, wie der Interviewauszug einer 21-jährigen Schwester belegt:

> *„[...] als ich meine Mathe Abiprüfung geschrieben habe, wusste ich halt nicht zu dem Zeitpunkt als ich die Klausur in die Hand genommen habe, ob [...] wenn ich sie wieder abgebe, meine Schwester noch lebt. Das war halt zu dem Zeitpunkt sehr akut und [...] man versucht es dann irgendwie auszublenden oder so in bestimmten Situa-, Prüfungssituationen, aber es schwebt halt wie so'n Schwert über einem [...]. Eigentlich permanent."*

Wie stark die chronische Erkrankung auch in das Leben einer anderen Schwester eindringt, die mit einem Bruder mit einer lebenslimitierenden Erkrankung aufwächst, zeigt sich auch darin, wie froh diese über jeden Tag ist, den sie mit ihm erleben darf. Sie kann die Macht der Erkrankung sehr genau einschätzen und weiß, dass sich die Selbstverständlichkeit ihres eigenen Lebens automatisch ändert, *„wenn es irgendwann nicht [mehr] so ist."* Mit diesem Gedanken hat sie sich schon befasst und für sie ist es *„eine Krankheit, mit der man leben muss und wenn man damit nicht mehr leben kann, dann ist es halt so."* Gesunde Geschwister lernen offensichtlich, sich mit dem abzufinden, was sie nicht verändern können. Das trägt zugleich wesentlich dazu bei, selbstverständlich in den zwei Welten leben zu können.

5.3.2 Kontextuelle Bedingung: Komplexitätsgrad der chronischen Erkrankung des Geschwisterkindes

Wie es den gesunden Geschwistern gelingen kann, selbstverständlich in den zwei Welten zu leben, ist abhängig vom Wesen der chronischen Erkrankung des Geschwisterkindes und dessen Ausprägung. Dabei kann es sich um eine chronische Erkrankung oder Behinderung handeln, die körperlicher oder psychischer Art ist, angeboren oder im Verlauf erworben sein kann. In nur wenigen Interviewbeispielen besteht noch keine gesicherte Diagnose. Eine 19-Jährige kann sich an die Ungewissheit erinnern, die sie empfunden hat, als die Diagnose ihrer Schwester noch unklar war.

„[...] bis wir so rausgefunden haben, also das hat ewig gedauert, hatte ich das Gefühl so, bis rausgekommen ist, dass sie eine Autoimmunerkrankung hat [...] und bis dahin war das ein Riesenprozedere und viel, viel Angst [...]."

Eine andere Familie lebt seit der Geburt des Sohnes damit, keine Gewissheit über eine genaue Diagnose zu haben und hat sich mit diesem Zustand bereits arrangiert. So berichtet der 17-jährige gesunde Sohn weitgehend unbelastet über diese Ungewissheit: *„wie ich das mitbekommen habe, ist das nix, jetzt nix Beschriebenes, oder was irgendwie schon mal da gewesen wäre und halt beschrieben ist. Also es hat immer nur so Anzeichen von bestimmten beschriebenen Sachen, wie zum Beispiel Autismus, so ein kleines bisschen kommt da rein, also er ist kein Autist, aber hat, so halt, zeigt so ein paar Anzeichen davon, [...]."*

Eine andere junge Frau erinnert sich an die Zeit, in der die Familie noch Erklärungen für das Verhalten des Bruders suchte. Seine Probleme führten dazu, dass die Aufmerksamkeit der Familie komplett auf ihn gerichtet war und die Interviewpartnerin sich selbst ständig benachteiligt fühlte. Erst mit der Diagnosestellung, bei der bei dem Bruder eine autistische Entwicklungsstörung festgestellt wurde, erlangte sie Gewissheit und gelangte damit auch zu einem selbstverständlichen Umgang mit der Erkrankung.

„[Name des Bruders] hatte immer wieder Probleme [...] und dadurch war die Aufmerksamkeit meiner Familie dann eher auf ihn gerichtet. Das habe ich dann schon gemerkt. Äh, also, als Kind [...] hat man dann natürlich rebelliert und wollte dann auch Aufmerksamkeit haben und äh, weiß ich nicht, hat sich bei mir dann durch laut sein und, und ganz unausstehlich sein geäußert. Und mittlerweile versteht man das dann. [...] okay, deswegen, das hat einen Grund und das war nichts gegen mich."

Nicht nur der Prozess der Diagnosestellung nimmt Einfluss auf die Selbstverständlichkeit, mit der die gesunden Geschwister in der besonderen familialen Situation ihr eigenes Leben weiterführen. Sie finden Wege, die Erscheinungsformen der chronischen Erkrankung in ihr Leben zu integrieren und damit umzugehen. Dass diese Umgangsformen unterschiedlich sein können, zeigt das gesunde Geschwisterpaar im folgenden Dialog. So erkennt die achtjährige Schwester *(B 1)* eines neunjährigen von chronischer Krankheit betroffenen Mädchens, wenn die Schwester Sekret abhusten muss und kann entsprechend handeln:

B 1: „Manchmal ziehen wir ihr den Finger raus aus dem Hals, weil die dann kotzen muss halt..."
B 2: „[...] und dann manchmal steckt die den Finger und dann legt die uns rein und [...] dann denkt die vielleicht, wir denken, dass die kotzt und dabei legt die uns rein. Aber ich (!) weiß das."

B 1: „Die ist aber auch oft erkältet, also dass sie dann den Schleim überall sitzen hat und dann muss die halt würgen, weil die ja nicht husten kann,[...]."

Der sechsjährige Bruder *(B 2)* deutet an, dass er die Krankheitszeichen der Schwester intuitiv einschätzen und differenzieren kann. Wie sehr er diese in seine Selbstverständlichkeit integriert hat, zeigt sich, indem er das Verhalten der kognitiv stark eingeschränkten Schwester als bewusstes Handeln einstuft und ihr einen Streich unterstellt. Die Tragweite des gesamten Krankheitsgeschehens ist der älteren gesunden Schwester hingegen schon sehr bewusst. So betont diese im weiteren Verlauf des Interviews: *„Aber ich wünsche mir jetzt nicht behindert zu sein, [...], weil die kriegt dann so schnell Viren und die hat nicht so gute Körperkräfte und die wird ganz oft operiert [...]."*

Vor allem, wenn die Erkrankung sichtbar wird, z. B. in Form einer Entstellung, kann dies für den Bewusstwerdungsprozess von Bedeutung sein, wie sich eine erwachsene Frau erinnert:

„[...] irgendwie ist mir das [...] später erst bewusst geworden, wobei das bei denen ja auch so war, dass die erst später einen Rollstuhl bekommen haben und so."

Ein 17-jähriger Jugendlicher schätzt den Bruder mit einer Behinderung und einer zusätzlichen autistischen Entwicklungsstörung *„jetzt nicht [als] so ganz super schwierig"* ein und vergleicht dessen Situation mit der von betroffenen Kindern, die sich nicht *„bewegen"* können und im *„Kinderwagen"* liegen. Er kommt zunächst zu dem Schluss, dass es damit *„dann ja nochmal viel schwieriger"* ist. Insbesondere das *„komische"* Verhalten des Bruders, das in der Öffentlichkeit sichtbar wird und *„dann auch alle mitkriegen"*, beschreibt er dann für sich selbst aber doch auch als *„schwierig"*. Aus solchen Gedanken resultiert dann möglicherweise auch das Erleben von Stigmatisierung, das die Kinder und Jugendlichen wahrnehmen, wenn in der Öffentlichkeit auf die Entstellung oder das besondere Verhalten des Geschwisterkindes reagiert und die Schwester oder der Bruder z. B. auffällig lange angestarrt wird.

Während sich die chronische Erkrankung in einigen Interviewbeispielen schleichend entwickelt, tritt sie in anderen Fällen sehr plötzlich auf. So beschreibt eine Interviewte, wie sie den Beginn der sich allmählich entwickelnden Erkrankung *„in Ansätzen"* auch in der Kindheit schon bemerkt hat und die *„Puzzlestücke [...] jetzt irgendwie so ein großes Bild ergeben"*. Ein erwachsener Interviewpartner rekonstruiert ebenfalls den langsamen, progredienten Krankheitsprozess und erinnert sich an die sich stetig verschlechternde Verlaufskurve seiner Geschwister, die mit Schüben einherging:

„[...] die Krankheitsgeschichte meiner Geschwister war eigentlich immer so in Schubform, also es kamen immer so Schübe, die dann das Krankheitsbild wieder ein Stückchen schlechter machen, [...]. Es gab da immer wieder so einen No-Return-Point, wo man halt an einem gewissen Punkt ankam, dann ging es eine Stufe tiefer und die Stufe konnte man nie mehr wieder zurück nehmen und [...] nachdem die ganze Sache dann auch wirklich sehr evident wurde [...], haben wir die, die, diese Schübe dann auch sehr bewusst erlebt"

Häufig ist das Familienleben durch Krankheitsschübe bestimmt, so dass manche Aktivitäten, wie z. B. gemeinsame Urlaubsreisen überhaupt nur in schubfreien Zeiten möglich sind. Einzelne Teilnehmende berichten von dem Einfluss der chronischen Erkrankung und ihre Auswirkungen auf familiale Unternehmungen. So werden Familien, in denen ein Kind chronisch erkrankt ist, oftmals und plötzlich mit Unvorhersehbarem konfrontiert. Infolgedessen können gemeinsame Aktivitäten nicht zu Ende geführt werden oder einzelne Familienmitglieder müssen diese frühzeitig abbrechen.

Instabile Krankheitsverlaufsphasen gehen oftmals mit zum Teil langwierigen Klinikaufenthalten des Geschwisterkindes einher, die dazu führen, dass die geschwisterliche Beziehung und das Alltagsleben nicht selbstverständlich aufrechterhalten werden können, wie eine zwölfjährige Schwester betont:

„Das ist manchmal doof, weil dann sieht man die nicht so oft, wenn sie im Krankenhaus ist oder wenn sie operiert wird, dann darf man nicht mit im Krankenhaus [sein] und dann darf man manchmal für den ersten Tag nicht kommen. Oder, manchmal muss sie für einen Monat im Krankenhaus bleiben, oder länger, ist auch doof."

Zugleich sind die Zeiten, wenn die von Krankheit betroffenen Geschwister in die Klinik müssen, für die gesunden Geschwister mit großen Unsicherheiten verbunden, wie ein 14-Jähriger diese für ihn unkontrollierbare Situation beschreibt: *„Manchmal gibt's Zeiten, wo's wirklich bei [Name der Schwester] aus der Kontrolle rausgeht, ne, und ins Krankenhaus muss, [...]."*

Wie plötzlich ein akutes Krankheitsgeschehen eintreten kann, mit wie viel Ungewissheit dieses für die gesunden Geschwister verbunden ist und welche Ängste daraus erwachsen, zeigt das Zitat einer 19-Jährigen, die den Krankheitsausbruch der Schwester während des Interviews minutiös nachzeichnet.

„[...] als meine Schwester krank geworden ist, war das so plötzlich und ich habe überhaupt nicht damit gerechnet, also [...] wir dachten sie hätte die Grippe oder so was und dann sind wir ins Krankenhaus gefahren und dann war es plötzlich richtig schlimm und das war so überraschend und jetzt ist es halt, wenn die krank ist, dass ich immer ein bisschen Angst habe, [...] dass

man es nicht sofort sieht irgendwie, wie schlimm das eigentlich ist, dass es schnell umschlägt".

Von manifesten Krisensituationen, in denen die chronische Erkrankung des Geschwisterkindes außer Kontrolle gerät, das Familien- und Alltagsleben beherrscht und die gesunden Geschwister die Selbstverständlichkeit ihres Lebens nicht bewahren können, berichten sowohl die jungen als auch die älteren Teilnehmenden. Mit welcher Macht die chronische Erkrankung im Einzelfall wirkt und damit auch die gesunden Geschwister beeinflusst, zeigt sich in den Ausführungen einer älteren Schwester, in denen sie die mit dem akuten Krankheitsgeschehen einhergehenden Komplikationen auch für sich selbst als bedeutenden Einschnitt erlebt. Identifizieren lässt sich das daran, dass sie zum Ende der Interviewpassage in den Plural und zur familialen Perspektive wechselt und damit signalisiert, wie nah sie sich ihrer Schwester und ihrer Familie fühlt:

„Die hatte dann halt wieder so einen Schub gekriegt und, ähm, zusätzlich hinzu kam noch ein Blinddarmdurchbruch und ähm, dann, ähm, hatte man das auch erst etwas zu spät erkannt und dann, ähm, kam es zu, ähm, einer Blutvergiftung zusätzlich, 'ner Bauchfellentzündung, multiresistenten Keimen, eigentlich haben wir da so alles mitgenommen, was ging und sie lag dann auch mehrere Monate im künstlichen Koma, und hat zwischenzeitlich 'nen künstlichen Darmausgang gekriegt, um das Ganze so'n bisschen erst mal, also die, den Verdauungstrakt, äh, zu beruhigen und, ähm, der wurde jetzt letzten Monat wieder zurück op-, operativ zurückverlegt und, ähm, weil sie insgesamt während der Zeit ich glaube, ich weiß es nicht 120 mal in etwa operiert wurde, ähm, hat man dann irgendwann den Bauchraum komplett offen gelassen und, ähm, jetzt hat sich das Ganze aber wieder beruhigt und, ähm, ja wir arbeiten jetzt seit einem Jahr in etwa wieder daran, dass das irgendwie zuheilt. Ist natürlich ein sehr langwieriger Prozess [...] aber das ist so das, was uns hier tagtäglich beschäftigt, [...]"

Vor allem, wenn dieses akute Krankheitsgeschehen omnipräsent erscheint und den gesamten familialen Alltag bestimmt, beeinflusst es das Leben der gesunden Geschwister. In diesen Augenblicken ist die Konzentration aller bei dem von Krankheit betroffenen Geschwisterkind. Erinnerungen an *„viel Traurigkeit und [...] viel Angst [...] zuhause"*, insbesondere in ungewissen Momenten haben sich somit auch bei einer anderen Schwester eingeprägt. In einen Schockzustand geriet eine 17-Jährige, als ihr Bruder mit einem *„Status epilepticus"*[33] auf die Intensivstation kam und nicht sicher war, *„ob er das [...] überlebt."* In diesen Zeiten ist das Leben von der Omnipräsenz der Erkrankung bestimmt. Unabhängig von den gegebenen Bedingungen ist es für die gesunden Geschwister wichtig

---

33 Serie von (mehr als 20 Minuten dauernden) Anfällen, zwischen denen keine Erholung des Patienten eintritt (Pschyrembel, 1990)

und selbstverständlich, in Notfallsituationen bei dem von Krankheit betroffenen Geschwisterkind zu sein und dieses begleiten zu können: *„Also das letzte Mal, das war ja da nachts, da bin ich halt auch mitgefahren im Krankenwagen, [...]."* Vor allem die älteren Kinder und Jugendlichen können die Tragweite der akuten Krisen einschätzen, stellen eigene Belange hinten an und tragen familiengemeinschaftliche Entscheidungen zugunsten des Geschwisterkindes konsequent mit. Eine Zwölfjährige erzählt im Interview von einer Urlaubsreise, die die Familie in ein südeuropäisches Land unternommen hat. Unmittelbar nach der Ankunft am Urlaubsort entwickelte ihre Schwester Krankheitssymptome, die die Eltern zu der Entscheidung veranlassten, direkt nach Hause zurückzukehren. Zunächst waren innerhalb der Familie Überlegungen angestellt worden, mit der Schwester einen Arzt in der nahegelegenen Großstadt aufzusuchen. In dem folgenden Zitat begründet die Interviewpartnerin, warum diese Entscheidung verworfen wurde und die Familie heimgefahren ist:

„Ja, wir wollten eigentlich erst mal in [Großstadt] zum Arzt fahren. Das war näher dran, aber dann haben wir gesagt: ‚Da kennt keiner [Name der Schwester] [...]."

Erst mit ihren abschließenden Worten: *„ich habe mich so gefreut, an Strand [...]"* deutet sich an, wie schwer ihr der Verzicht auf den weiteren Urlaub gefallen ist.

In den Fällen, in denen die Prognose in Bezug auf die chronische Erkrankung des Geschwisterkindes unklar ist, auf einen palliativen Verlauf hindeutet oder die letzte Lebensphase sogar absehbar ist, beherrschen die Gedanken daran das eigene Leben der gesunden Geschwister.

„[...] das dramatische an der Situation war eigentlich, dass man nicht sagen konnte, es wird langfristig besser oder schlechter, [...] es gab Tage, an denen war's gut, dann ging's wieder gar nicht, [...] das konnte man nicht, ähm, (1) prognostizieren oder so, [...] das ging ja auch halt nicht unendlich so weiter, [...] so'n bisschen Darm braucht ja leider jeder Mensch [...]."

Auch eine der Jüngsten kann ihre intensiven Gefühle und Ängste im Hinblick auf den bevorstehenden Tod des Geschwisterkindes schon sehr genau umschreiben:

B: „Der hat Krebs und ein Kind ist an Krebs gestorben. [...] Ich glaub das zweite Kind ist an Krebs gestorben. [...] Und ein Mann ist von Krebs gestorben. [...] Einmal unser Nachbar ist als Mann gestorben und einmal [Name] Mann. [...] Die sind von Krebs gestorben. Aber macht man eigentlich gar nix. Weiter. Bing!"
I: „[...] macht dich das traurig, wenn Menschen sterben?"

B: „Eigentlich nur, wenn es meine Lieblingsmenschen sind. (I: Okay.) Aber ist schlimm, wenn ich die gemocht habe. [...] Kann mir gar nicht vorstellen, wie man stirbt. (9) Jetzt ganz im Ernst. "
I: „Stellst du dir das denn manchmal vor? "
B: „Nö. (sehr kurz ab) (I: Nö. Okay.) Sonst stelle ich mir was ganz, ganz Schlimmes vor. " (Interviewpartnerin wechselt abrupt das Thema!)

Aufgrund von ärztlichen „*Prognosen über die Lebenserwartung* " des Bruders, die dieser „*alle bei weitem überschritten hat* ", kommt ein 16-Jähriger zu dem Schluss: „*Die [Ärzte] wissen es ja auch nicht.* " Vor diesem Hintergrund hat er für sich entschieden, sich „*jetzt noch nicht direkt damit auseinandersetzen* " und zu versuchen, diesen Gedanken im Alltag keine so starke Präsenz einzuräumen und zu versuchen, sie möglichst wenig zuzulassen.

5.3.3 Kontextuelle Bedingung: Familienkonstellation

Der überwiegende Teil der interviewten Geschwister ist in konventionellen Familien gemeinsam mit Vater, Mutter und dem Geschwisterkind mit chronischer Erkrankung aufgewachsen. In nur wenigen Familien leben weitere gesunde und/oder von chronischer Krankheit betroffene Geschwister. Über diese Kernfamilie hinaus finden sich andere Formen des Zusammenlebens, wie z. B. Familien mit Stief- und Pflegegeschwistern. Unabhängig von der jeweiligen Konstruktion liegt die zentrale Verantwortung für die Versorgung und Pflege in allen Familien, in denen ein oder mehrere von chronischer Krankheit betroffene Geschwister leben, durchweg bei der Mutter. Dieser Aufgabenkomplex und die damit verbundene Kompetenzanerkennung werden von allen interviewten Geschwistern zusätzlich zu den typischen Rollenzuschreibungen der Mutter besonders hervorgehoben. Der Vater sichert das Familienleben zumeist finanziell. Er erscheint für die gesunden Geschwister für ihre Alltagsperspektive wenig bedeutsam, bleibt hinter der dominierenden Position der Mutter zurück und ist in der Selbstverständlichkeit der Geschwister in den zwei Welten wenig präsent.

Erst unerwartete Ereignisse, wie z. B. ein plötzlicher Krankenhausaufenthalt des Geschwisterkindes mit der chronischen Erkrankung, irritieren die bestehende Alltagsroutine und führen zu Verschiebungen der beschriebenen familialen Konstruktion.

„[...] wenn er [Bruder mit der Behinderung] im Krankenhaus ist, dann ist ja entweder einer von den Eltern die meiste Zeit da. Mama meistens, während Papa arbeitet, [...]. "

Folglich sind die gesunden Geschwister allein zuhause und damit konfrontiert, die Alltagsroutinen selbst bewältigen zu müssen. Gemeinsam mit dem Vater füllen sie in solchen Ausnahmesituationen selbstverständlich die Lücken, die die

Mutter hinterlässt, wenn diese z. B. über Nacht bei dem Geschwisterkind in der Klinik bleiben muss.

I: „Und wenn die Mama im Krankenhaus ist, passt du dann auch schon mal auf deine kleine Schwester auf?"

B: „Wir schlafen dann alle drei, ich und mein Vater und [Name der jüngeren gesunden Schwester], schlafen dann alle oben zusammen. [Name der jüngeren gesunden Schwester] in der Mitte und ich und mein Vater außen."

Familiale Rollenverschiebungen konstituieren sich auch dann, wenn zusätzlich zu dem Geschwisterkind ein Elternteil von Krankheit betroffen ist, wie das Beispiel einer Familie zeigt, in der der Tochter mit der chronischen Erkrankung eine Niere des Vaters transplantiert wird. Der zeitgleiche postoperative Aufenthalt von beiden auf der Intensivstation macht eine veränderte Aufgabenverteilung zwischen der Mutter und der gesunden Tochter nötig. Letztere füllt selbstverständlich die Lücke, die die Mutter in diesem Moment nicht kompensieren kann:

„[...] weil ich nicht mehr Mutter und Vater hatte, die sich um meine Schwester gekümmert haben, sondern meine Mutter war dann irgendwie bei meiner Schwester, als die auf der Intensivstation war und dann war ich bei meinem Vater [...]."

In den in der Studie vertretenen Trennungsfamilien übernimmt ausschließlich die alleinerziehende Mutter die Verantwortung für das weitere Familienleben. In allen Fällen existieren seltene bis gar keine Beziehungsstrukturen zum Vater, was eine 19-Jährige mit den folgenden Worten verdeutlicht: *„es spielte sich immer alles irgendwie zwischen mir, meiner Mutter und meiner Großmutter irgendwie, also bezogen auf mein Bruder jetzt, also da spielte sich das irgendwo alles ab."* An ihrer Äußerung werden das Verhältnis der Frauen in der Familie und insbesondere die Rolle der Großmutter deutlich.

Im Folgenden wird die hier angedeutete spezifische elterliche Konstellation in Familien mit einem von chronischer Krankheit betroffenen Kind differenziert nach den Rollenbedeutungen von Mutter und Vater in Bezug auf die Selbstverständlichkeit der gesunden Geschwister analysiert:

Die Mutter muss es am Laufen halten

Nahezu ohne Ausnahme taucht in allen Interviews die zentrale Rolle der Mutter im Hinblick auf die Koordination der familienbezogenen Aufgaben auf. In den meisten Interviews finden sich die *„typische[n] Rollen"* der Eltern. Während der Vater arbeiten geht, kümmert sich die Mutter um die *„day to day-Dinge"*. Die folgende Rollenzuschreibung der Mutter als Familienmanagerin durch einen jugendlichen Studienteilnehmer soll hier stellvertretend für die verschiedenen Ausführungen der Geschwister stehen:

„*[...] weil sie ja [...] diejenige ist, die halt immer zuhause ist, sich um den Haushalt kümmert, sich um die Kinder, um [Name des Bruders mit der Behinderung] kümmert [...]*"

Die Selbstverständlichkeit, mit der die Mutter diese Rolle in dieser besonderen familialen Konstellation ausführt, identifizieren die Geschwister darin, dass sie sich *„natürlich gekümmert"* hat, *„extrem unterstützt"* und diese Verantwortung kontinuierlich und bis in die Gegenwart trägt. Eine 17-jährige Tochter schildert im Kontext der Frage nach der Berufstätigkeit der Eltern, dass die Mutter *„auch manchmal"* arbeitet und konkretisiert: *„ aber halt nur so sehr sporadisch, sonst hat sie halt auch den Vollzeitjob mit meinem Bruder."* Die Interviewpartnerin erkennt und betont mit dem Nebensatz die Selbstverständlichkeit, mit der die Mutter hier die doppelte Arbeitsleistung erbringt, die sich aus der zusätzlichen Übernahme der Pflege- und Versorgungsverantwortung für den Bruder ergibt.

Die Bedeutung der Mutter als Anker der Familie erscheint somit in den Interviews herausragend. Sie stellt eine wesentliche Bedingung dar und sorgt mit dieser familienstrukturierenden Funktion dafür, dass auch die gesunden Geschwister selbstverständlich mit der besonderen familialen Situation leben können. Wie bedeutend die Rolle der Mutter ist, wird in dem folgenden Zitat eines Mädchens offenbar, die mit einem von Krankheit betroffenen Stiefbruder aufwächst, und deren Mutter an Depressionen sowie einer Alkoholsucht leidet:

„*[...] eigentlich hält sie das nur zum Laufen find ich, ich mein o.k. jetzt mach ich das schon öfters, dass [...] ich mal spül oder [...] staubsaug oder so (1), aber sonst muss (1) muss sie ja dann auch alles Mögliche von wegen Rechnungen (:) und das muss die (!) ja alles eigentlich machen, weil das kann ich ja nich (1) am Laufen halten [...].*"

Hier zeigt sich, dass es ohne die Mutter letztlich nicht funktioniert und diese alles am Laufen halten muss. Selbst wenn die Mutter durch die eigene Erkrankung teilweise ausfällt und ihre Familienarbeit durch das gesunde Geschwisterkind substituiert werden muss, zeigen sich Grenzen der Aufgabenübernahme, die von den Kindern und Jugendlichen nicht bewältigt werden können, wie in diesem Beispiel die Bearbeitung der Rechnungen.

Mit welcher Selbstverständlichkeit die Mutter vor allem in akuten Krankheitsverlaufsphasen des Geschwisterkindes immer die gesamte Familie im Blick hatte, die familiale Situation bis heute entscheidend orientiert und die damit verbundene Last zugleich selbst aushalten muss, bringt auch eine 19-jährige Interviewpartnerin in ihrer Bewunderung für die Mutter nachfolgend zum Ausdruck:

„*[...] ich habe die dafür bewundert, wie viel Kraft die da rein investiert hat, in uns alle, also, für meinen Vater und meine Schwester und mich immer da zu sein und eigentlich hundert Prozent zu geben [...]. Das war Wahnsinn.*

Macht die auch immer noch, also. Manchmal kann ich das gar nicht fassen, so, weil ich das gar nicht könnte, so. Und das wusste ich halt vorher nicht, also ich hab, eigentlich hat die das immer schon gemacht, so absolut für uns da zu sein und sich selber auch total zurückzustellen und vorher habe ich auch nicht so da darauf geachtet, [...] dass wir die mal nicht so viel für uns machen lassen, irgendwie, also wirklich auf sie zu achten, weil sie das gar nicht so macht, [...]."

Im Verlauf ihrer Reflexion identifiziert die Interviewte - fast schon mit einem schlechten Gewissen - mit welcher Selbstverständlichkeit sie selbst die Rolle der Mutter hingenommen und gar nicht hinterfragt hat. Erst mit dem Krankheitsausbruch ihrer Schwester wird ihr die gesamte Dimension der mütterlichen Rolle bewusst und sie erkennt, dass sie der Mutter gegenüber viel achtsamer sein muss.

Dass eine gesunde Schwester das familiale Leben als Normalität empfunden hat, führt sie auf die Leistung der Mutter zurück, die immer versucht hat, für das von Krankheit betroffene Geschwisterkind ein weitgehend normales und selbstbestimmtes Leben zu ermöglichen. Die Interviewte identifiziert für sich hier die Orientierung, die sie durch die Vorbildfunktion der Mutter in diesem Punkt erfahren hat. Sie definiert die mütterliche Leistung mit den Worten *„Ja, klar (!), meine Mutter hat natürlich Unglaubliches geleistet."* Sie reflektiert zugleich die Rolle des von der Familie inzwischen getrennt lebenden Vaters: *„Erst einmal sieht man natürlich, wie unterschiedlich Menschen auf so etwas reagieren."*

In nahezu allen Interviews (an)erkennen die Geschwister neben diesem als selbstverständlich wahrgenommenen Einsatz der Mütter auch die Kompetenz, mit der diese alles rund um die Krankheit ihres Kindes organisieren und die mit der Erkrankungssituation verbundenen Auswirkungen kompensieren. Oftmals beginnen diese Bemühungen bereits mit der Phase der Diagnosestellung, die mit einem enormen Wissenserwerb über das Internet sowie einem *„Arzt-Marathon"* einhergehen und erst wieder eingedämmt werden, wenn eine Diagnose oder ein Befund feststehen. Gleichzeitig erleben die Kinder und Jugendlichen, wie die Mütter zum einen alle Möglichkeiten für das von Krankheit betroffene Geschwisterkind ausschöpfen sowie Therapiemaßnahmen unterschiedlichster Art suchen, zum Einsatz bringen und die Schwester oder den Bruder währenddessen begleiten. Zum anderen zeigt sich die besondere Bedeutung der Mütter auch in ihrer ständigen Präsenz und ihrer Rolle als zentrale Ansprechperson im Kontext von Klinikaufenthalten, die sie oftmals bis an ihre Belastungsgrenzen bringen, was als solches auch von den gesunden Geschwistern erkannt wird. So formuliert eine gesunde Tochter mit Blick auf die Mutter:

„[...] da haben wir auch ein bisschen auf sie [die Mutter] eingewirkt, dass sie sich auch mal Ruhe gönnen sollte, weil es bringt ja auch nichts, wenn An-

gehörige dann bis zur völligen Verausgabung da vor Ort [in der Klinik] sind. "

Darüber hinaus bemerken die Geschwister die praktischen, mütterlichen Unterstützungsleistungen z. B. in Bezug auf körperorientierte Verrichtungen. Mit den Worten *„weil das halt auch sehr schwierig ist, ähm, das alles so entsprechend abzudichten"*, begründet eine interviewte Schwester die Notwendigkeit der Unterstützung durch die Mutter beim Duschen ihrer an Morbus Crohn erkrankten jugendlichen Schwester, deren offener Bauchraum nach einer Vielzahl von Operationen und trotz Hauttransplantation nur langsam zuheilt. Die mütterliche Verantwortungsübernahme identifizieren die Geschwister ebenfalls in der Expertise, mit der diese selbstverständlich und unabhängig von einem unterstützenden Pflegedienst komplexe Versorgungsaufgaben übernehmen, wie z. B. das Vorbereiten und Anhängen von Infusionen oder der Sondenernährung. In einzelnen Fällen führen die Kinder und Jugendlichen das sich entwickelnde Expertenwissen der Mutter auch auf deren berufliche Sozialisation zurück, wie die folgende Textpassage verdeutlicht:

„ [...] Mama [...] kennt sich da auch supergut aus mit allem, was er braucht an, an ja Medikamenten und so, also ich glaub, dass da jetzt nicht jeder, jeder normale Mensch sofort durchblicken würde und ja, aber sie war ja früher auch Apothekerin [...]. "

Im Kontrast dazu relativiert eine andere Schwester die für die Betreuung des Geschwisterkindes erworbene Kompetenz der Mutter mit den Worten *„ also jetzt nicht nur durch meine Schwester [...]. "* Sie betont stattdessen, dass die Mutter immer schon ein *„ hobbymäßig[es] "* Interesse an medizinischen Themen hatte, das sie in ihrem Beruf als medizinisch-technische Assistentin weiter vertiefen konnte.

Während die zuletzt genannten Beispiele vor allem die mütterliche Kompetenz hinsichtlich der Versorgung des Geschwisterkindes akzentuieren, anerkennt eine andere Interviewpartnerin die Mutter als familialen Glücksfall, in dem sie die sich aus der beruflichen Sozialisation der Mutter als Gesundheits- und Krankenpflegerin ergebenden Vorteile für das Geschwisterkind und die gesamte Familie ableitet:

„ Und das war für uns alle unheimlich gut, dass sie so viel Wissen hat, dass die halt an der Stelle nicht so ausgeliefert ist, und, für meine Schwester auch, weil die der auch oft helfen konnte, also was machen konnte, dass es der besser geht oder wusste, wen die ansprechen muss oder soll. Ich glaube, für die war das manchmal anstrengend zuzugucken, wenn die gesehen hat, dass irgendwelche Fachkräfte was nicht richtig machen. Also manchmal kamen die einfach rein und haben sich die Hände nicht desinfiziert oder haben einfach

über die Wunde geatmet und ich glaube, da ist alles in der explodiert [...]
und so was wäre mir halt gar nicht aufgefallen. Also es ist gut, dass ihr das
aufgefallen ist, aber das war schlimm für die. "

Zugleich nimmt die Interviewpartnerin die Ambiguität der Situation wahr, in der sich die Mutter bewegt, wenn sie professionelle Mängel bei den handelnden Akteuren im Gesundheitssystem erkennt und dennoch deren Hilfe in Anspruch nehmen und zugleich selbst Zurückhaltung üben muss. Gleichzeitig erahnt die Tochter, wie hoch die Toleranz der Mutter sein muss, dieses auszuhalten.

Während die Bedeutung der Kompetenz der Mutter in allen Interviews durchweg Anerkennung findet, äußern sich nur zwei gesunde Schwestern aus zwei Familien zu dem spezifischen Aufgabenfeld der Erziehung. So führt die eine der beiden aus, dass sie froh darüber ist, dass die Schwester durch die *„wunderbar[e]"* Erziehung der Mutter *„immer diesen Drang [...] hatte: Ich will halt selbständig werden."* Die Andere wünscht sich von der Mutter hingegen die stärkere Förderung der Selbständigkeit des Bruders und fordert diese von ihr ein: *„Okay, vielleicht nimmst du den mal mit zum einkaufen oder lässt ihn einfach mal alleine einkaufen."* Zugleich erkennt sie die besondere Schutzfunktion in den Handlungen der Mutter, *„die dann wirklich alles abnimmt und alles macht, und hier und da, und sich komplett, von oben bis unten aufopfert"*, wovon sowohl der Bruder als auch sie selbst profitieren, so dass sie ihre starke Forderung nach Selbstständigkeit für das Geschwisterkind damit wieder relativiert.

In nahezu allen Fällen wird die Beziehung zur Mutter von den gesunden Geschwistern abgesehen von der Bedeutung für die Schwester oder den Bruder mit der chronischen Erkrankung auch für sie selbst als protektiv erlebt. So erstaunt auch die Antwort einer Zwillingsschwester auf die Frage nicht, wer in der Familie besonders wichtig für sie ist: *„meine Mutter natürlich, die halt alles ermöglicht hat und für uns immer da war und ist und uns eben zu denen gemacht hat, die wir heute sind."* Eine andere erwachsene Interviewpartnerin differenziert ihr Verhältnis zur Mutter als *„gut (!). Auch eng, aber anders auf jeden Fall als meine Schwester, [und] meine Mama das haben."* In anderen Fällen entwickeln die Geschwister erst mit dem Ausbruch oder im Verlauf der Erkrankung ein besonderes Verhältnis zur Mutter und diese wird zur engsten Vertrauten, der man dann eigentlich alles erzählt. Letzteres gilt auch für die interviewten Kinder, für die die *„Mama (!)"* die Ansprechpartnerin ist, die Tipps gibt, wenn es um Probleme geht oder in Bezug auf die Schule Unterstützung benötigt wird. In ihrem Nachsatz zu der zuvor erwähnten Interviewstelle, die hier stellvertretend für andere Ausführungen steht, verstärkt die zwölfjährige Teilnehmerin diese Aussage noch, in dem sie formuliert: *„Eigentlich alle, aber am meisten mit meiner Mutter, rede ich."* Sie anerkennt dabei, dass die Mutter zwar aufgrund der Schwester nicht immer Zeit hat, aber zumindest *„jeden Tag"* präsent ist, wenn die Schwester nicht stationär im Krankenhaus behandelt wird.

Gerade in ihrer Rolle als Vertrauensperson stellt die Mutter für die Geschwister eine bedeutende Informationsquelle dar, wie der folgende Interviewauszug einer der jüngsten Teilnehmerinnen zeigt: *„Mama hat es mir gesagt. (I: Hhm.) Dass [Name des Bruders] Krebs hat."* Doch nicht in jedem Fall haben die Geschwister das Gefühl ausreichende Informationen in Bezug auf die Erkrankung des Geschwisterkindes von der Mutter zu erhalten. Das folgende Beispiel offenbart die daraus resultierende Unsicherheit und die Bedeutung der Mutter als Quelle relevanter krankheitsbezogener Informationen und gleich-zeitig deutet sich an, dass sich dieser Sohn nicht gut informiert fühlt:

B: „[...] ich weiß nicht, ob ich das richtig ausdrücke, alles, ähm, ich kann, ich weiß ja nicht genau, wie das Ganze da heißt, weil meine Mutter redet nicht so gern' darüber." (I: Hhm. Okay.) B: „Und deshalb, weiß ich auch nicht so viel darüber (leise)."

Erfahren die gesunden Geschwister gemeinsame Momente und Zeiten alleine mit der Mutter, in denen es dieser gelingt, den Kindern und Jugendlichen bewusst ihre ungeteilte Aufmerksamkeit zu widmen, sind diese oftmals fast unscheinbar wirkenden Szenen von höchst protektiver Bedeutung. So genießt die einzige Schwester zweier Brüder, von denen einer eine Behinderung hat, den gemeinsamen *„Frauenmorgen"* mit der Mutter mit den Worten *„einfach nur wir beide"*. In diesen Momenten verbinden die Geschwister das Angenehme mit dem Nützlichen und der Einkaufsbummel dient dazu, in Ruhe mit der Mutter reden zu können. Sie stellen die Beziehung zur Mutter trotz der Irritation durch die Erkrankung des Geschwisterkindes und knapper Zeitkontingente bewusst her.

Die Sensibilität und das Wissen der Kinder um die Stärke der Mutter einerseits und ihre unterschiedlichen Belastungssituationen andererseits, lassen erkennen, wie sehr ihnen bewusst ist, dass diese alles am Laufen hält. Das folgende Zitat zeigt, welche bedeutende Ressource die Mutter damit für die gesunden Geschwister und die Aufrechterhaltung ihrer Selbstverständlichkeit darstellt.

„Nee, also ich denk', sie ist schon ziemlich stark und kriegt das gut auf die Reihe alles, aber steht halt unter Stress, so."

Eine heute als Gesundheits- und Kinderkrankenpflegerin tätige erwachsene Schwester differenziert emotionale Belastungsmomente der Mutter aufgrund ihres persönlichen und beruflichen Erfahrungshintergrunds:

„Also, äh, die größte Belastung ist, glaube ich, Sorge und Schuldgefühle. Wie kommt das jetzt? Wieso hat [...] unser Kind das? Was hat es? Wie entwickelt sich das? [...] Ich denke auch, Sorge um das Geschwisterkind. Ist das gut

aufgehoben bei der Oma? Fühlt die sich vielleicht zurückgesetzt? Und um die
Partnerschaft. Nee, [...] da bleibt das natürlich auf der Strecke."

In letzter Konsequenz führt die Interviewteilnehmerin sogar die spätere Trennung ihrer Eltern ursächlich auf diese enorme Belastungssituation zurück. Schon
die jüngsten Geschwister nehmen die Belastungen der Mutter wahr, wie das
Beispiel eines siebenjährigen Mädchens zeigt, die erkennt, dass die Mutter körperlich in Bezug auf die Pflege des Bruders an ihre Grenzen stößt: *„Weil der*
[Name des Bruders] is ja n bisschen schwer, und die Mama kriegt das nicht
mehr so hin." In wenigen anderen Fällen nehmen die Kinder und Jugendlichen
auch die Doppelbelastung der Mutter wahr, weil der Vater *„ auch noch behindert*
[ist], hat 'ne [chronisch degenerative Erkrankung]. Und dadurch ist das noch-
mal mehr Belastung, vor allem für meine Mutter, weil sie dann halt immer (!)
fahren muss." Die gesunden Geschwister entwickeln eine sensibles Gespür für
die Wahrnehmung solcher Belastungssituationen und sorgen sich, dass die Mutter in diesen Momenten alles am Laufen halten kann.

So erfassen sie auch, wenn Mütter eigene berufliche Pläne insbesondere in akuten Krankheitsphasen des Geschwisterkindes zurückstellen: *„Mhm (verneinend),*
sie arbeitet nix, weil, wegen meiner Schwester." Eine junge, erwachsene Teilnehmerin schildert die Details hinsichtlich der Möglichkeit der Stellenreduktion
der Mutter und führt im Weiteren die Notwendigkeit aus, die Berufstätigkeit der
Mutter um die Erkrankung des Geschwisterkindes zu organisieren:

„Meine Mutter hat aufgrund der Pflege für Angehörige, glaube ich, sie ist,
arbeitet an der Uni, [...] jedenfalls hatte sie da (!) ein Recht ohne irgendwie
Einschränkungen im Beruf, ihre Arbeitszeit zu reduzieren, [...], um dement-
sprechend meine Schwester zum Beispiel zur Schule morgens zu fahren, oder
auch wieder zurückzufahren, weil die Nutzung von öffentlichen Verkehrsmit-
teln so eigentlich nicht machbar ist [...]."

Gar nicht vorstellen kann und möchte sich ein 14-jähriger Interviewpartner, dass
der Vater, dessen berufliche Perspektive unsicher und von Kündigung bedroht
ist, die Rolle der Mutter in Bezug auf die Pflege- und Versorgungssituation der
Schwester übernimmt. Indem er dem Vater die Fähigkeit abspricht, diese Situation auszuhalten, erkennt er die Kompetenz der Mutter an:

„Dann hat sich meine Mutter auch beworben (I: Mm.) an manchen Stellen,
(I: Mm.) (!) Ich glaub nicht, dass das mein Vater Tag und täglich ausgehalten
hätte mit der [Name der Schwester], zu füttern und so weiter. (I: Mm.) Ist ja
auch ganz schön anstrengend. (I: Mm.) Da hätt er, dass es andersrum besser
geht."

In Fällen, in denen die Mutter aus finanziellen Gründen nicht auf eine berufliche
Tätigkeit angewiesen ist, z. B. weil der Vater das Einkommen der Familie si-

chert, gestaltet es sich für sie einfacher alles am Laufen zu halten. Dies zeigt sich besonders im direkten Vergleich mit einer Trennungsfamilie: *„Okay, also der eine muss ja dann halt arbeiten. Wie macht man das? Okay, nachts am besten: Was braucht man dann? Wenn die Kinder klein sind, können sie noch nicht alleine bleiben. Also schlafen sie da bei Oma und bei Opa."*

In mehreren Familien nehmen die Geschwister ein zusätzliches Engagement der Mütter wahr, das aus der besonderen familialen Situation resultiert, wie das folgende Zitat zeigt: *„hat sich aber, äh, engagiert [...] für so, äh, Förderzentren, also die Beschulung von behinderten Menschen, darauf eben spezialisiert durch meinen Bruder, selbstverständlich [...]."* In der Retrospektion hat ein erwachsener Teilnehmer ähnliche Erinnerungen: *„meine Mutter ist halt so jemand, der [...] so ein bisschen eine Zeit lang gedacht hat, dass ohne sie die Welt untergeht, also muss sie da eingreifen, wo andere versagen oder zumindest nicht, nicht eingreifen konnten."* Mit diesen Worten betont der Interviewpartner die grundsätzliche Hilfsbereitschaft der Mutter, die sich auch für andere Menschen außerhalb der Familie, insbesondere für Kinder und Jugendliche, eingesetzt hat. Während er diese besondere Eigenschaft anerkennt, wird zugleich seine Ambiguität deutlich, mit der er die Folgewirkung dieser fast übersteigerten Hilfsbereitschaft in der Benachteiligung für sich selbst erlebt hat. Seine Fähigkeit, mit Problemen umzugehen und immer nach Lösungen zu suchen, führt er ebenfalls auf das Verhalten seiner Mutter zurück, für die er betont, dass sie *„sicherlich manchmal mit den Nerven am Ende [war], aber so wirkliche Verzweiflung habe ich eigentlich in der Hinsicht wirklich nie erlebt [...]."* Im Abgleich mit den über den Lebensverlauf abnehmenden Kräften der Mutter, die inzwischen selbst an einer chronischen Krankheit leidet, und der Tatsache, dass diese heute ängstlicher ist *„als sie jemals war in ihrem Leben",* verweist er auf die Stärke seiner Mutter in der damaligen Zeit.

Dass die Mutter alles am Laufen hält und somit auch die Geschwister ihren Alltag selbstverständlich erleben können, kann nur gelingen, wenn sie eine verlässliche und verbindliche Ressource ist. Das nächste Zitat zeigt, dass die interviewte Schwester den Gedanken an einen möglichen Ausfall der Mutter weit von sich wegschiebt und diesen gar nicht zulässt:

> *I: „Und wenn Mama mal krank ist, zum Beispiel (Interviewpartnerin schüttelt den Kopf), ist sie nicht?"*
> *B: „Ist sie nicht, darf sie nicht (!)."*
> *I: „Okay."*
> *B: „Kommt echt selten vor."*

Einerseits erfahren die Geschwister selbst Entlastung durch die Mutter. Andererseits wissen sie auch um die Bedeutung dieser für ihr eigenes Leben. Sie können hilfreiche Ressourcen zur Entlastung der Mutter benennen, wissen aber zugleich um ihre Gebundenheit und wie selten offenbar auf solche Entlastungsangebote zurückgegriffen wird: *„Vielleicht mal eine Freundin von Mama, wenn es sein muss, [...] einmal hat [...] eine Freundin [...] aufgepasst, [...] einmal mussten wir zu diesem Konsulat halt Pässe erneuern, zu Dritt auch...[...]."* Die Bedeutung von Auszeiten für die Mutter ist der Interviewpartnerin sehr präsent. So schildert sie, dass der Bruder in Kurzzeitpflegeangeboten drei- bis viermal im Jahr professionell betreut wird: *„[...] auch dass meine Mutter ihre Pausen hat [...]."* Andere Familien verfügen über gut funktionierende soziale Netzwerke, deren Qualität schon die jüngeren Interviewpartnerinnen als Ressource für die Mutter erkennen und beschreiben können:

> *„[...] unsere Nachbarin, [...] meine Mutter hat sich mit der auch angefreundet und manchmal passt die dann halt auch auf den Kleinen auf, wenn Mama mal einkaufen muss, [...] Dann bringt sie ihn nach oben und, ja, und dann holen wir ihn halt wieder ab, wenn wir wieder da sind. Und die verkraftet das auch super, [...] dass er so ist, wie er ist und die hat auch drei Kinder und deswegen kommt die damit auch gut klar. Sind zwar alle drei nicht krank, [...]."*

Dieses offenbar gut organisierte Nachbarschaftsarrangement führt dazu, dass Mutter und Tochter den Bruder in sicheren Händen wissen und gemeinsame Zeit miteinander verbringen können.

Vater

Im Kontrast zur enormen Präsenz der Mutter in den Interviews erscheint der Vater nachrangig. Erwähnung findet dieser in den Gesprächen mit den Kindern und Jugendlichen oftmals erst dann, wenn seine Rolle und die damit verbundenen Aufgaben in einer konkreten Fragestellung zum Thema gemacht werden. Nahezu in allen Interviews wird das Thema daher nicht initiativ durch die gesunden Geschwister selbst eingebracht und beschränkt sich auf kurze Beschreibungen der beruflichen Tätigkeiten und damit verbundenen Arbeitszeiten des Vaters.

Wie im vorherigen Kapitel bereits dargelegt, können für Familien mit einem von chronischer Krankheit betroffenen Kind zumeist Konstellationen beschrieben werden, in denen die Mutter nicht arbeitet und der Vater allein für den finanziellen Unterhalt verantwortlich ist. Obwohl die folgende Beschreibung dieser klassischen Familienstruktur retrospektiv durch eine erwachsene Interviewte erfolgt, muss dennoch konstatiert werden, dass diese in den meisten Familien, in denen die Bereitschaft für ein Interview gegeben war, bis heute Gültigkeit besitzt.

„Also eigentlich waren die Rollen ziemlich klar verteilt. Also meine Mutter war für uns Kinder zuständig und den ganzen pflegerischen Bereich, Haushaltsbereich, wobei mein Vater schon auch, der hat [...] ab und zu gekocht, ja, so am Wochenende, da kann ich mich schon auch dran erinnern, [...] Ja und er war dann eher so der, der für den spaßigen Teil zuständig war (lacht). "

Insbesondere die Jugendlichen erkennen, wie „eingespannt" die Väter aufgrund ihrer beruflichen Tätigkeit sind. So zieht auch die 17-jährige Interviewpartnerin in der folgenden Szene den Rückschluss, dass der Vater nicht so stark in die pflegerische Versorgung des Geschwisterkindes involviert ist, weil er den finanziellen Unterhalt der Familie sichern muss. Eher nebensächlich streift sie daher in der Interviewpassage den einzigen pflegerischen Verantwortungsbereich des Vaters und rekurriert stattdessen auf die Bedeutung, die der Vater als Freizeitressource für den Bruder einnimmt:

B: „Ja, der ist halt witzig. Also, wir sind selbständig, wir haben halt so ein Restaurant. [...] Da ist er [...] ungefähr zwölf Stunden am Tag, also richtig viel. Deswegen [...] wird er halt auch nicht so mit einbezogen in die Pflege meines Bruder, weil er halt morgens geht und abends wiederkommt, das heißt, er hat gar keine Zeit richtig dazu, [...] "
I: „Macht er irgendwas in Bezug auf deinen Bruder? "
B: „Ja, er bringt ihn halt die Treppen hoch. Ansonsten auch Vorlesen und so diese ganzen Freizeitsachen halt, aber jetzt irgendwie füttern oder so macht er auch nicht, das macht halt alles Mami. "
I: „Also eher... "
B: „Eher oberflächlich. "

Ein anderer Interviewpartner hebt das pragmatische Handeln des Vaters hervor, der mit handwerklichem Geschick oftmals praktische Lösungen herbeigeführt hat, um die Geschwister mit der Behinderung vor Schaden zu bewahren.

Einzelne gesunde Geschwister nehmen trotz der geringen Präsenz des Vaters wahr, dass dieser extra für sie früher von der Arbeit nach Hause kommt oder sich zumindest bemüht, gemeinsame Zeit mit ihnen zu verbringen. Eine erwachsene Schwester reflektiert erst retrospektiv, dass sie sich eigentlich mehr Präsenz des Vaters hätte wünschen müssen:

I: „ [...] Hättest du dir das gewünscht, dass dein Vater mehr, mehr Aktivität da übernimmt? "
B: „Das kann [...] ich gar nicht sagen. Das ist mir da nicht negativ aufgefallen. Aber jetzt, aber jetzt rückblickend, sag ich mal, ja, bestimmt (!). Äh, kann ich jetzt nur vermuten, aber bestimmt (!). Ja. "

Während sich die Interviewpartnerin erinnert, dass andere Familienmitglieder, wie z. B. die Großmutter mit ihr über die Krankheit der Schwester gesprochen haben, resümiert sie im weiteren Interviewverlauf in Bezug auf den Vater wiederholt, dass dieser nicht der kommunikativste Mensch war und daher für sie auch nicht als Ansprechpartner fungierte.

Eine Veränderung der elterlichen Rollenverteilung tritt zumeist nur im Zusammenhang mit unerwarteten Ereignissen ein, wie z. B. einem stationären Klinikaufenthalt des von Krankheit betroffenen Geschwisterkindes. Ein Mädchen denkt zurück an vergangene Krankenhausaufenthalte und formuliert in Bezug auf die elterliche Präsenz: *„Mama bleibt eher da als Papa und dann bin ich mit dem Papa alleine."* Stellvertretend für eine Reihe von Interviews benennt eine zwölfjährige Schwester den Benefit, der aus der gemeinsamen Zeit mit dem Vater für sie resultiert: *„Man kann länger wach bleiben."*

In den bislang geschilderten Beispielen leistet der Vater einen, wenn auch eher geringen Beitrag für die Familie, der von den Kindern und Jugendlichen als Ressource wahrgenommen und anerkannt wird. Dass der Vater in dem eingespielten Alltag auch als Störfaktor wirken kann, zeigt sich nachfolgend:

> B: *„[...] Das ist bei meinem Vater zum Beispiel so, der holt meiner Schwester Trinken, [...], der schneidet das Essen, alles, das finde ich dann sehr überflüssig, weil sie muss das lernen (!), sie kann das auch. Das weiß ich ja. Wenn mein Vater nicht da ist, macht sie's auch allein. Nicht verhätscheln oder so."*
>
> I: *„Ja. Und findest du es manchmal blöd, wenn dein Vater dann [Name der Schwester] alles abnimmt?"*
>
> B: *„Das sag ich dann eben auch."*
>
> I: *„Okay, das diskutiert ihr dann auch. [...] Bist du dann eher alleine oder hast du dann noch Verstärker in der Diskussion? [...]"*
>
> B: *„Also bei meiner Mutter ist es so, sie hält sich da großräumig jetzt raus, [...]. Das ist einfach 'ne Diskussion zwischen mir, meinem Vater und meiner Schwester. Wobei meine Schwester auch mitredet: ,Nee ich kann das nicht.' [...]."*

In fast allen Fällen, in denen die Eltern getrennt leben, ist die Mutter alleinerziehend und der Vater hat die Familie verlassen. Die elterliche Trennung wird von den Interviewten, insbesondere von den Jugendlichen und jungen Erwachsenen, im direkten Zusammenhang mit der Erkrankungssituation des Geschwisterkindes gesehen. So führt eine 19-Jährige die endgültige Distanzierung der Familie vom Vater mit den Worten *„hat auch was mit meinem Bruder zu tun"* unmittelbar auf ihre besondere familiale Konstellation zurück.

„Es war inmitten [...] dieses ganzen Diagnoseprozesses, [...] wo man ständig mit [Name des Bruders] zu Ärzten gerannt ist. Und, also meine Mutter
hat das ja alles übernommen und dann ging es um einen einzigen Termin,
[...] und hatte dann halt meinen Vater gebeten, das einmal zu begleiten, einmal irgendwie da zu sein und das [...] ist ordentlich in die Hose gegangen.
[...] mein Vater [saß] dann wohl da und meinte: ‚Nee, mein Sohn hat kein‘
Autismus. [...] Der ist einfach nur computersüchtig.‘ Und er hat quasi die
ganze Arbeit, die meine Mutter vorher geleistet hat, naja, damit ein bisschen
was heißt zerstört, aber ja. Also, wir waren [...] dieser Diagnose so nahe
[...] und [...] dachten, okay, jetzt kommt das alles ins Rollen und dann war
dieser eine Termin und, genau, mein Vater hat dann da ziemlichen Mist erzählt wohl, genau. Und da kam dann der Bruch. Also meine Mutter hat dann
den Kontakt abgebrochen und ich dann irgendwo mit, [...] Also mittlerweile
bin ich relativ froh eigentlich keinen Kontakt mehr zu haben, ja.“

Die Polarität der Auseinandersetzung mit der chronischen Erkrankung innerhalb
der Familie und das sich stark unterscheidende Bewältigungshandeln der einzelnen Mitglieder können anhand dieses Beispiels nachvollzogen werden. Zugleich
offenbart sich der bedeutende Einfluss der chronischen Erkrankung und ihrer
Auswirkungen auf die familialen Beziehungen. Indem die Interviewpartnerin im
Anschluss an diese Textpassage vermutet, dass die fehlende Akzeptanz und Annahme der Erkrankungssituation des Bruders durch den Vater möglicherweise
darin begründet liegt, dass dieser gleichermaßen vom Asperger Syndrom betroffen ist, findet sie eine Erklärung für sein Verhalten. Während diese Teilnehmerin
die unzureichende Unterstützung des Vaters nur exemplarisch erwähnt, führt
eine andere gesunde Schwester retrospektiv aus, wie sehr sie den gesunden Vater
als zusätzlichen familialen Belastungs- und Störfaktor wahrgenommen hat. Sie
analysiert die elterlichen Rollen, reflektiert diese aus der Perspektive ihrer Mutter und positioniert sich gegen den Vater:

„[...] der Vater macht halt in dem Sinne nichts oder halt nicht genug, also
man selber geht arbeiten, und dann denkt man, ja gut, dann kann der andere
ja den Haushalt oder so machen, aber wenn das dann nicht passiert, ja, und
quasi finanziell, weil er ja keinen Job hat und so, sich auch irgendwie nicht
gemüßigt gefühlt hat, einen anzunehmen. Finanziell findet dann auch keine
Unterstützung statt und dann fragt man sich halt, [...] es läuft halt auch ohne
ihn und wozu dann. Also ich mein dann, wenn die Belastung quasi weg ist, da
ist es ja auch keine Belastung mehr. [...] Da braucht man denjenigen auch
nicht mehr.“

Die Interviewte erkennt, dass der Vater weder seiner Rolle als Ernährer der
Familie gerecht wird noch in anderer Form zur Entlastung des familialen Alltags
und der Mutter beiträgt. Deshalb empfindet die Teilnehmerin ein Leben ohne
den Vater als entlastend und bedauert nicht, dass dieser den Abstand von der

Familie sucht. An den zuletzt beschriebenen Beispielen wird deutlich, dass die Situation des von chronischer Krankheit betroffenen Kindes zu Irritationen und Spannungen in der elterlichen Beziehung führen kann. Zu bewältigen sind diese nur, indem sich alle auf die Situation einlassen, was den Vätern innerhalb von Trennungsfamilien in dieser Studie unzureichend bis gar nicht gelungen ist.

5.3.4 Kontextuelle Bedingung: Asymmetrische Geschwisterrollen

Geschwisterbeziehungen, in denen gesunde Kinder und Jugendliche mit Geschwistern mit chronischer Erkrankung aufwachsen, sind durch besondere rollenspezifische Asymmetrien gekennzeichnet, die vor allem die erwachsenen Studienteilnehmerinnen und -teilnehmer in der Retrospektion identifizieren und in den Interviews ausführen. Die von chronischer Krankheit betroffenen Geschwister stehen stärker im Fokus der (elterlichen) Aufmerksamkeit. Vor diesem Hintergrund kommt den gesunden Kindern innerhalb der Familie oftmals eine nachgeordnete und den von Krankheit betroffenen Geschwistern eine zentrale Rolle zu. Wie die Mutter die Sorgen „nach außen getragen" hat und auch Familienfeste durch die Omnipräsenz der Situation des Bruders beherrscht wurden, ist einer 19-jährigen Schwester im Gedächtnis geblieben und sie denkt mit Ironie daran zurück:

„[...] es war auch oft genug bei irgendwelchen Familienfeiern so, dass dann, [...] nach der zweiten Flasche Wein alle heulend da saßen und, [Name des Bruders], und äh', und wieder Zukunft und was soll er machen und so weiter und sofort, dass dann alle irgendwie geweint haben, kollektiv, war, war auch immer wunderschön (lacht). "

Die elterliche Sorge um die von chronischer Krankheit betroffene Schwester hat auch eine andere Teilnehmerin in der Kindheit wahrgenommen. So macht sie die Rolle der Schwester als das „Sorgenkind" der Familie nicht allein an der gesundheitlichen Situation fest, sondern erkennt mit den folgenden Worten auch die mit der Krankheit einhergehenden Auswirkungen: „Sie musste mal ein Jahr wiederholen. Ähm und sie ist dann somit auch schulisch das Sorgenkind gewesen. "

Somit sind die geschwisterlichen Rollen und die damit verbundenen Funktionen im Verhältnis zu Familien mit Kindern, von denen keines an einer chronischen Krankheit leidet, verschoben und münden sogar in manchen Fällen in einer Rollenumkehr. Eine erwachsene Schwester, die vier Jahre jünger als ihre von chronischer Krankheit betroffene Schwester ist, nimmt den Rollentausch und die Schutzfunktion, die sie für diese übernimmt, bis heute wahr und kann sich davon nur sehr langsam im Lebensverlauf lösen:

„[...] sie ist ja meine ältere Schwester, und trotzdem habe ich heute noch irgendwie so das Gefühl, so eine Beschützerrolle [zu haben], jetzt langsam wird das auch besser (lacht)."

Zugleich erkennen die gesunden Geschwister die Disparität, die durch die chronische Erkrankung entsteht und aus dem Kräfte- und Kompetenzgefälle untereinander resultiert. Die zuvor erwähnte Schwester betont im Verlauf des Interviews, dass es nicht immer *„schön gewesen"* ist, sich als Jüngere so zu fühlen als ob man die Ältere ist. So hätte sie sich gewünscht, dass die Schwester *„genauso selbstständig gewesen"* wäre wie sie selbst und kommt zu der Schlussfolgerung: *„Dann wäre das Verhältnis, glaube ich, auf, auf der gleichen Ebene gewesen."* Die Tatsache, dass das ältere Geschwisterkind mit einer chronischen Erkrankung von den jüngeren Geschwistern in seiner Entwicklung oftmals eingeholt oder sogar überholt wird, belegt die Aussage eines 14-Jährigen. Obgleich dieser feststellt, dass sein ein Jahr älterer Bruder mit einem Down-Syndrom genau wie er selbst Fußball als Mannschaftssportart betreibt, wird die Diskrepanz im Kräfte- und Kompetenzgefälle der Geschwister dennoch deutlich:

„[Name des Bruders] ist auch im Fußballverein. Spielt aber in der F-Jugend mit Sondererlaubnis. Und das ist auch gut so, weil in der E-Jugend [...], also bei den Acht- bis Neunjährigen [...] könnte er nicht mehr mithalten."

Die Asymmetrien lassen sich ebenfalls darin erkennen, dass auch die Rolle des *Nesthäkchens* wie sie in geschwisterlichen Konstellationen üblicherweise auftritt, in diesen Familien eher verblasst, durch die Krankheitssituation überlagert wird oder ganz fehlt. So freut sich die elfjährige Zwillingsschwester eines Bruders mit einer Behinderung, die zwei Minuten nach diesem geboren wurde und somit das jüngste Familienmitglied ist, auf familiale Aktivitäten, in denen der Zwillingsbruder nicht dabei ist und nur der 17-jährige gesunde Bruder teilnimmt. In ihren Worten wird ihr Wunsch deutlich, auch mal so viel Aufmerksamkeit zu erhalten, wie dem von Krankheit betroffenen Bruder zuteilwird: *„und da bin ich (!) ja sogar dann die, die am meisten, also die Kleinste dann ist."* Ältere gesunde Geschwister, die in nahem Altersabstand zu den von chronischer Krankheit betroffenen Geschwistern stehen, nehmen die Disparität zu diesen ebenfalls wahr:

„Ich habe zu dem Zeitpunkt bei einem großen Bundesligaverein Fußball gespielt, [...] und bei mir [...] war es ja so, dass ich immer besser wurde. Immer schneller. Immer stärker. Gutes Training. Meine Muskeln wurden größer und so weiter. Und bei meinen Geschwistern ging das rückwärts und das war zu dem Zeitpunkt, also das war irgendwie da auch so ein Knickpunkt, wo ich mir dessen sehr bewusst wurde."

In diesen Augenblicken, in denen die Entwicklungsspanne zwischen den Geschwistern auseinandergeht, erscheinen Konkurrenz und Vergleiche zwischen ihnen für die gesunden Kinder und Jugendlichen ohne Sinn. In Geschwisterbe-ziehungen, in denen kein Kind durch eine chronische Erkrankung beeinträchtigt ist, korreliert die Konkurrenz der Geschwister untereinander altersbedingt. Je geringer der Altersabstand, desto näher reicht das Geschwisterverhältnis an eine symmetrische Beziehung, in der die Konkurrenzsituation größer wird (Bank & Kahn, 1989). Während ein erwachsener Bruder retrospektiv die Beziehung zu seinen von chronischer Krankheit betroffenen und gesunden Geschwistern ver-gleicht, wird ihm selbst der Unterschied in der Beziehungsqualität bewusst.

> *„Doch, wir waren sehr eng verbunden, [...], also ich hatte mit [Namen der Geschwister mit der chronischen Erkrankung] schon ein sehr starkes Ver-hältnis. Mit [Name], meiner gesunden Schwester, wir waren eher [...] so ein typischer Bruder-Schwester, die ging mir höllisch auf die Nerven und das war mit [Namen der Geschwister mit der chronischen Erkrankung] ganz an-ders. Ich weiß nicht, das ist jetzt eine Sache, die mir jetzt gerade eigentlich erst so in den Kopf geht, [...] bis zu dem Zeitpunkt, an dem wir uns zusam-mengeschlossen haben gegen meine Eltern, [...] [und] eine Koalition gebil-det [haben] [...] Aber bis zu dem Zeitpunkt war sie meine größte Feindin [...]."*

Nicht immer können die gesunden Geschwister jedoch die zentrale Rolle der von Krankheit betroffenen Geschwister und die Aufmerksamkeit, die auf diese ge-richtet ist, einordnen. Insbesondere dann, wenn die Diagnose lange unklar war oder sich die chronische Krankheit erst im Lebensverlauf entwickelt hat, haben gesunde Geschwister zunächst ein *„typisches Geschwisterverhältnis"* erlebt:

> *„[...] also wie es halt unter Kindern ist, mit Streit, aber auch was zusammen machen, ja, es hat halt dann erst auf der Realschule dann irgendwo angefan-gen, dass ich [...] ihm nicht geholfen habe, aber irgendwie dann schon an-gefangen habe, mich selbst zu sorgen, irgendwo, dass es nicht nur dieses, okay, mein blöder Bruder, der die ganze Aufmerksamkeit bekommt und [...] dem alles irgendwie auf einem Silbertablett dargereicht wird, sondern, dass [...] dieser Beschützerinstinkt, [...] dann immer, immer mehr zum Vorschein getreten ist [...]."*

Eine andere Schwester entsinnt sich, dass die ältere Schwester immer ihr *„Vor-bild"* war, begründet das damit, dass sie sich mit ihren Anliegen immer an diese gewandt hat und führt dann weiter aus, dass das mit Ausbruch der chronischen Erkrankung *„dann alles nicht mehr"* ging.

Es wird deutlich, dass die Rollenasymmetrien erheblich auf die Selbstverständ-lichkeit des alltäglichen Lebens der gesunden Geschwister wirken. Diese Selbst-verständlichkeit in der Geschwisterbeziehung muss aufgrund der weiter ausein-andergehenden Entwicklungsspanne zwischen gesunden und betroffenen Geschwistern möglicherweise ständig neu austariert werden, wie das folgende Beispiel dokumentiert:

„Also [...] mein Bruder hat immer sehr viel Kraft in den Armen gehabt, wir haben Armdrücken gemacht und so Zeugs, das war also so das typische, was Jungs halt so miteinander machen und [...] da war mein Bruder eine ganze Zeit lang auch stark genug, um [mit] mir Stand zu halten und irgendwann [...] da ging das nicht mehr, [...] und das fand ich ärgerlich und dann haben wir irgendwann mal aufgehört, Armdrücken zu machen, weil das [...] war nicht mehr korrekt, ich musste immer so tun als wenn ich drücken würde und das war auch blöd. Also solche Sachen haben dann schon, schon weh getan, [...]."

Diese letzten Beispiele zeigen, dass die Geschwisterkonstellation krankheitsbedingt einer zunehmenden Rollendivergenz ausgesetzt ist, die bisweilen mit der Verabschiedung von geschwisterlichen Funktionen verknüpft ist und mit Verlusterfahrungen sowie Trauer einhergeht.

5.3.5 Intervenierende Bedingung: Fähigkeiten der gesunden Geschwister

Gesunde Geschwister entwickeln bzw. verfügen über Fähigkeiten, auf die sie zur Bewältigung ihres Lebens mit einem von chronischer Krankheit betroffenen Geschwisterkind in unterschiedlicher Ausprägung zurückgreifen. Zu diesen zählen ‚aushalten [zu] können', ‚gut organisiert [zu] sein', ‚eine positive Einstellung [zu] haben - Optimist sein' und ‚die eigenen Grenzen [zu] realisieren'. Diese Befähigungen sollen im Weiteren näher erläutert werden.

Aushalten können - Ambiguitätstoleranz

Mit der Befähigung ‚aushalten [zu] können' verfügen manche gesunde Geschwister über erweiterte Toleranzgrenzen, die dazu beitragen, selbstverständlich in den zwei Welten leben zu können. In diesem Potential, das einige gesunde Geschwister entwickeln, bildet sich die Befähigung ab, die Ambiguität in ihrer besonderen Geschwisterbeziehung im Sinne von ‚zwei Seiten einer Medaille' (siehe Kapitel 5.4.1), Ambivalenzen und Unsicherheiten zulassen und ertragen zu können. Nach Krappmann (2000) wird diese Kompetenz als Ambiguitätstoleranz bezeichnet und muss als wesentliche Ressource der gesunden Geschwister verstanden werden. Können sie mit den Mehrdeutigkeiten, die sich in ihrem Leben ergeben, gut klar kommen, verfügen sie über eine hohe Ambiguitätstoleranz und finden ihren Weg, die Irritationen sowie Störungen, die durch die Erkrankung entstehen und in ihr Alltagsleben wirken, selbstverständlich ‚aushalten [zu] können'.

Nicht nur dem Geschwisterkind mit der chronischen Erkrankung, sondern auch den Eltern gegenüber entwickeln sie eine solche tolerierende Haltung und Einstellung, die sie meist nicht in Frage stellen, wie das folgende Statement einer Jugendlichen belegt: „man muss halt einfach tolerant sein [...]." Sie nehmen sich dabei oftmals selbst zurück und sind es gewohnt, nicht im Mittelpunkt zu stehen. Auf die Frage, woran sie diese besondere Toleranz festmacht, schildert eine Jugendliche ein Beispiel:

> „Wenn es mal nicht um mich geht, [...] wenn ich nicht im Mittelpunkt stehe, [...] daran bin ich halt auch sehr gewöhnt. Das ist halt auch kein Problem für mich. Also ich bin jetzt nicht so ein Mensch, der sehr auf sich bedacht ist, sondern vielleicht auch andere mit einbezieht und sich über andere freut, wenn sie (!) mal im Mittelpunkt stehen oder wenn sie mal etwas gut gemacht haben. Das ist auch sehr hilfreich, denke ich mal."

In dem letzten Satz verdeutlicht die Interviewte, dass sie mit der Fähigkeit, sich selbst zurückzunehmen, über ein Instrument verfügt, dass ihr einerseits hilft, mit den Bedingungen, die aus ihrer besonderen geschwisterlichen Konstellation für das Familienleben resultieren, klar zu kommen. Zugleich kann sie diese Kompetenz auch im Alltag von Schule und Freizeit zur Anwendung bringen. Andere Geschwister können „Ruhe" bewahren und in Krisensituation die „Nerven" behalten. Ruhig zu bleiben geht zugleich damit einher, geduldig zu sein:

> B: „Das einzige, was hilft, ist, selber ruhig zu bleiben. Weil sonst wird [Name des Bruders] sauer und dann klappt's noch (!) langsamer."
> I: „Also, Geduld haben."
> B: „Viel Geduld."

Letzteres gelingt nicht immer, wie ein anderer Bruder betont. In dem folgenden Interviewauszug deutet sich das Spannungsfeld an, in dem er einerseits versucht, geduldig zu bleiben und dann doch an seine Grenzen stößt und die Geduld verliert:

> „Ja, ich bin einfach geduldig (sehr überzeugt), versuche es immer wieder aufs Neue, ja und wenn's dann halt überhaupt nicht klappt, dann muss ich das auch halt mal ein bisschen mit Gewalt durchsetzen, ihn [Bruder mit der Behinderung] dann einfach so wegziehen [...], dann hab ich irgendwann auch keine Lust mehr und ja, also ich bin jetzt auch nicht der, der halt immer dann geduldig bleibt, geht ja nicht."

„Ruhig" zu bleiben und sich „nicht so beeindrucken" zu lassen gilt vor allem, wenn die Kinder und Jugendlichen mit Stigmatisierungserfahrungen dem Geschwisterkind gegenüber konfrontiert werden. Dabei betont ein Jugendlicher, dass er diese Kompetenz auf einem Geschwisterseminar erlernt hat.

Nahezu in allen Interviews finden sich Textstellen, in denen die gesunden Geschwister ein besonderes Verständnis für ihre von chronischer Krankheit betroffenen Geschwister entwickeln. So sind sie an deren Wesensmerkmale gewöhnt, nehmen diese hin und können sie so aushalten:

> „[...] also mein Bruder, der tickt halt viel öfter aus als andere. Aber [...] er kann nichts dafür das ist seine Behinderung (spricht plötzlich sehr schnell). [...] ich merk' gar nicht wie laut der dann manchmal schreit, weil ich mich einfach dran gewöhne, dass er halt so ist, wie er ist. Und so muss man das dann auch nehmen, [...]."

Mit den Worten „aber das ist ja nichts Schlimmes" entschuldigt ein anderer Jugendlicher im Interview immer wieder die Eigenarten und das daraus resultierende Verhalten seiner Schwester mit einem Down-Syndrom. Obwohl er in der folgenden Szene beschreibt, dass er seine Schwester auch schon einmal anschreien muss, um ihr zu vermitteln, dass sie die Musik leiser machen soll, zeigt sich am Ende wieder sein Verständnis für diese.

> B: „[...] [Name der Schwester] sagen ,Musik leiser'."
> I: „Und macht sie das dann?"
> B: „Meistens ja. Wenn ich da mal los schreie, dann ist das nun mal so. Und [...] dann macht sie auch leiser. Sie denkt halt vorher nicht darüber nach."

Wie schwierig es für die gesunden Geschwister in manchen Situationen jedoch sein kann, die eigenen Freizeitbeschäftigungen ohne Interventionen des von chronischer Krankheit betroffenen Geschwisterkindes aufrechtzuerhalten, zeigt die folgende Aussage eines elfjährigen Interviewpartners prägnant:

> „[...] dann kommt mein Bruder nach Hause, wir sind gerade auf'm Trampolin, und er muss unbedingt auf's Trampolin, wenn wir drauf sind, ja, dann machen wir eben Platz, und dann ist er drauf, und dann ,öhm, spielen wir Fußball, dann geht er sofort wieder vom Trampolin runter und spielt Fußball. Dann weichen wir ihm, also er geht uns immer hinterher, und dann fragen wir ihn: ,Willst du mitspielen?' und er sagt: ,Nein.' [...] dann will ich was im Fernseher gucken, also was, was nie im Fernsehen kommt und was ich unbedingt gucken will und er will dann halt Teleshopping (!) irgendwo so gucken, also halt was, was total uninteressant ist und dann, wir haben nur einen Fernseher, [...] dann gibt es auch bei uns Zoff [...]."

Ein Geschwisterpaar im Alter von sechs und acht Jahren hat nicht nur Verständnis für die Störungen der Schwester mit einer lebenslimitierenden Erkrankung, sondern darüber hinaus einen sehr sensiblen Umgang mit dieser entwickelt. So ziehen sich die beiden gesunden Geschwister in solchen Momenten nicht zurück oder holen die Unterstützung Dritter, wie z. B. der Mutter ein, sondern versuchen durch die Beruhigung der Schwester ihre eigene Aktivität weiter aufrechterhalten zu können.

> B: „Ja, [...] wenn wir Fernsehgucken, dann rappelt die noch so dazu, weil die denkt, das wäre so Musik und dann macht die noch mehr Musik dazu. "
> I: „Und dann kann man den Film nicht in Ruhe gucken. "
> B: „Ja und dann gehen wir manchmal so zu [Name der Schwester], [...] und dann halten wir den Arm ruhig hin... "
> I: „Um sie zu beruhigen, ne? "
> B: „Hhm, hhm (bejahend). "

Schon bei der jüngsten Interviewteilnehmerin zeigt sich eine hohe Ambiguitätstoleranz, indem sie beschreibt wie geübt sie darin ist, warten zu müssen:

> B: „[...] Ähm, ja, aber ich muss manchmal nur im Bett warten, wenn ähm, ähm, ähm die Mama mal die [Name der Schwester] ins Bett bringt. Dann muss ich manchmal warten. " (lacht)
> I: „Ist das blöde, wenn man warten muss? "
> B: „Ja, aber da kann man nichts dran ändern. Guck' ich mir manchmal noch ein Buch an und manchmal (überlegt), ähm, ähm, manchmal warte ich, darf ich dann einfach auch in [Name der Schwester] Zimmer kommen. "

In schwierigen Situationen lösungsorientiert zu denken und zu handeln sowie mit einem bestimmten „Pragmatismus" ausgestattet zu sein, bezeichnet eine junge Erwachsene rückblickend als die Fähigkeiten, die sie aus der Erfahrung mit ihrer besonderen geschwisterlichen Situation aus der Kindheit und Jugend mitgenommen hat. So resümiert sie, dass sie in diesen Situationen gewachsen ist und „wenn es darauf ankommt, [...] Stärke" zeigen kann. „Damit halt so eine Eskalation oder so ein Streit nicht zu lange andauert [...]", deeskalieren sie oder übernehmen die „Mittlerrolle".

Weil sie oftmals an ihrer besonderen familialen Situation nichts ändern können, vertiefen sie solche Gedankenkonstruktionen daran auch nicht, sondern passen sich an und akzeptieren es mit den Worten „es ist ja jetzt einfach so. " Zwar nehmen die gesunden Geschwister auch Einschränkungen aus dem Zusammenleben mit einem von chronischer Krankheit oder Behinderung betroffenen Geschwisterkind wahr, aber sie überbewerten diese auch nicht.

In seltenen Fällen stoßen die gesunden Geschwister auch an die Grenzen ihrer Ambiguitätstoleranz, z. B. wenn sie zusehen müssen, wie das Geschwisterkind mit der chronischen Erkrankung Schmerzen hat. Nicht gut aushalten können die gesunden Geschwister auch, wenn z. B. wenig über die chronische Erkrankung bekannt ist oder sie einen krisenhaften Verlauf nimmt.

Gut organisiert sein

Nahezu in allen Interviews mit den Kindern und Jugendlichen fällt auf, dass diese strukturiert ihren Alltagsanforderungen begegnen. Trotz einer Fülle von Hobbies und der zusätzlichen zeitlichen Einschränkung, die sich durch ihre Geschwister ergibt, sind sie im Alltag sehr gut organisiert und in der Lage, diesen weitgehend selbstständig zu koordinieren.

Diese Fähigkeit zur Selbstorganisation ist darüber hinaus eine bedeutende Bedingung und Voraussetzung für die gesunden Geschwister von Kindern und Jugendlichen mit einer chronischen Krankheit, damit sie die unterschiedlichen Anforderungen innerhalb der zwei Welten und die Selbstverständlichkeit des eigenen Lebens überhaupt aufrechterhalten können. Sie beschreiben daher nicht nur ihren Tagesablauf an den Wochentagen und Wochenenden sehr präzise, sondern manche von ihnen stellen komplementär dazu sogar das alltägliche Geschehen des Geschwisterkindes in den jeweiligen Textpassagen dar.

„Also, Schultag das ist, ich stehe um sieben Uhr auf, meine Schwester auch, also aufsteh'n nicht, ich werd' auf jeden Fall geweckt, meine Schwester zieht sich an, geht runter und isst dann. Dann seh' ich sie noch kurz und dann wird sie mit dem Taxi abgeholt und ich fahr danach halt auch mit dem Fahrrad zur Schule [...] Und nachmittags hat sie entweder 'ne Betreuung, oder ist weg, oder ist zu Hause. Ja, und abends beim Abendessen, dann abends guckt sie dann Filme, Videos, [...]. Ja, und dann schläft sie und am Wochenende ist es so, sie geht nach unten spielt, spielt in ihrem Zimmer und ich sitze in meinem Zimmer. Sie steht um sechs auf, ich um zwölf."

Dass sich die gesunden Kinder und Jugendlichen entlang des Alltagsablaufes der Familie orientieren, der an den Geschwistern mit der chronischen Erkrankung und deren Anforderungen ausgerichtet ist, zeigt die Darstellung dieses 15-jährigen Bruders, die analoge Schilderungen repräsentiert. Auch wenn die gesunden Geschwister dabei nicht immer unmittelbar am Alltagsgeschehen ihrer Schwester oder ihres Bruders beteiligt sind, stellen sie sich doch gedanklich darauf ein und integrieren dieses in ihre Planungen, wie eine Schwester mit den folgenden Worten bemerkt: *„dann verabrede ich mich entweder, oder ich spiele was mit ihm, das kommt ganz drauf an."* Eine junge Erwachsene erinnert sich ebenfalls, wie sie ihre Alltagsstruktur an die familialen Bedingungen angepasst und immer dann die Flexibilität für die Schwester sichergestellt hat, wenn die Mutter beruflich stark eingebunden war.

Wenn es neben der Omnipräsenz der Krankheit gelingen soll, das eigene Leben möglichst ohne große Einschränkungen weiterzuführen, erfordert das von den Kindern und Jugendlichen eine hohe Anpassungsleistung, in der alle Anforderungen ihren Platz finden. Die gesunden Geschwister lernen daher früh, ihren

Rhythmus an die Tagesstruktur des von chronischer Krankheit betroffenen Geschwisterkindes anzupassen. So überrascht es auch nicht, dass eine Achtjährige die Arbeitszeiten der Mutter genau benennen kann: *„Mama ist halt Montags nicht arbeiten, Dienstags nicht arbeiten, Mittwoch arbeitet die, Donnerstags arbeitet die und Freitag arbeitet die bis halb zwölf oder so ähn- und Mittwochs arbeitet die bis halb vier oder so.“* Eine Erwachsene führt retrospektiv aus, was ihre Motivation war, gut organisiert zu sein: *„Die Eltern müssen sich eigentlich nicht um einen kümmern, weil da läuft alles von alleine.“*

Einzelne Geschwister sind dazu in der Lage, auch in Notfallsituationen den Überblick zu behalten und strukturiert zu handeln. Anderen fällt es hingegen schwer, wenn die alltägliche Routine durch nur schwer bis gar nicht zu koordinierende Einflussfaktoren oder durch ungeplante Ereignisse gestört wird, wie die Schwester einer an Morbus Crohn erkrankten Jugendlichen am Beispiel von *„unvorhersehbar“* notwendig werdenden Verbandwechseln verdeutlicht:

> *„[...] wenn‘s halt mal irgendwie undicht sein sollte oder so, versucht man halt in der Regel relativ zeitnah so’n Verbandswechsel zu organisieren. Ist halt schwierig, weil der Pflegedienst da auch von abhängt, da muss man erst mal fragen, wer von den potentiellen vier, fünf Leuten zur Verfügung steht und gerade Dienst hat, wann die (!) dann können, die führen natürlich auch noch ein Leben und sind autonom. Da alle irgendwie auf ‘nen gemeinsamen Nenner zu bringen, ist halt eigentlich immer die tägliche Herausforderung.“*

Eine positive Einstellung haben - Optimist sein

Nicht nur einzelne Jugendliche und Erwachsene, sondern bereits die jüngeren Geschwister entwickeln eine positive Einstellung in Bezug auf ihre besondere geschwisterliche Konstellation. Für eine Zehnjährige ist es *„nicht wirklich schwer“* mit einem Bruder mit einer Beeinträchtigung aufzuwachsen, die von Geburt an besteht. Mit Bedacht formuliert sie: *„Es ist gut, dass ich noch ein Geschwisterchen habe.“* und betont im Weiteren auch mit Blick auf andere Kinder und Jugendliche, die in analoger Familienkonstellation aufwachsen, dass diese *„glücklich sein sollen, dass sie überhaupt ein Geschwisterchen“* haben. Eine grundlegend positive Haltung vermittelt auch der 15-jährige Bruder eines Mädchens mit einem Down-Syndrom:

> *„Also, ich würd‘ jetzt, denk‘ ich, sagen, Leute, die kein behindertes Geschwisterkind [haben], würden sagen ‚Das ist ‘ne große Belastung, oder ist nicht einfach.‘ Aber das ist völlig im Gegenteil, man hat viel mehr Spaß, es ist nicht irgendwie große Probleme. [...] das ist gar nicht schlimm.“*

Wie sehr er diese Überzeugung verinnerlicht hat, wird an anderer Stelle im Interview deutlich, in der er fast die identischen Worte wählt, um seiner Äußerung mehr Nachdruck zu verleihen. Ein erwachsener Interviewpartner blickt in die Kindheit zurück und stellt selbstreflexiv fest: *„also so negative Erinnerungen habe ich eigentlich gar nicht, also vielleicht bin ich einfach nur zu sehr Optimist (lacht), [...]."* Die Fähigkeit, eine solche positive Haltung einzunehmen, ist eine bedeutende Ressource für die gesunden Geschwister, mit der es ihnen gelingt, eine größtmögliche Selbstverständlichkeit mit ihrer besonderen geschwisterlichen Situation herzustellen. Zugleich lassen sich die zwei Seiten einer Medaille, die für die gesunden Geschwister als Konsequenz aus dem Aufwachsen mit einem von chronischer Krankheit betroffenen Geschwisterkind resultieren, mit einer solchen positiven Einstellung an das Leben besser aushalten. Einen eigentlich negativ konnotierten Sachverhalt transformiert die Interviewpartnerin in dem nachfolgenden Beispiel ins Positive. So stellt sie fest, dass die Familie es aufgrund von Essensunverträglichkeiten der von chronischer Krankheit betroffenen Schwester meistens nicht schafft *„mittags zusammen zu essen"* und stattdessen dann *„zweimal gekocht"* werden muss. Mit dem abschließenden Hinweis: *„Da gehen die Geschmäcker meistens auch sehr weit auseinander."* gewinnt sie den fehlenden Gemeinsamkeiten und dem erhöhten Aufwand eine positive Seite ab. Auch ein zehnjähriges Mädchen beschreibt im Interview zunächst die Einschränkung, die sich für die Familie aus der krankheitsbedingten Langsamkeit des Bruders ergibt. Auf die Frage, ob das manchmal nervt, antwortet sie dann:

„Hhm. Ganz, ganz (:) selten. Manchmal nervt es und manchmal auch nicht. (I: Okay.) Und manchmal ist es gut, dass wir länger brauchen, weil, wenn es so warm ist, dann soll man ein bisschen langsamer und ja, nicht so schnell. Das ist schon gut daran."

Einerseits deutet sich eine Ambiguitätserfahrung an. Andererseits leitet diese Schwester aus der Situation am Ende einen Gewinn für sich ab.

Äußerst prägnant zeigt sich die Wirkung der Fähigkeit, eine positive Grundhaltung einnehmen zu können, am Beispiel einer Jugendlichen, die mit einem Bruder mit einer lebenslimitierenden Erkrankung aufwächst. Diese geht mit einer geringen Lebenserwartung einher, die ihr 16-jähriger Bruder bereits bei weitem überschritten hat. Dennoch weiß sie um die begrenzte gemeinsame Zeit und hat ihren Weg gefunden, nicht ständig in Gedanken über den nahenden Tod des Bruders zu verweilen, sondern ist stattdessen dankbar für jeden *„Tag, den er überlebt"* und empfindet jeden dieser Tage als ein *„Geschenk"* für sich selbst.

Andere Geschwister hingegen entwickeln nicht nur eine positive Einstellung, sondern erkennen darin auch eine Ressource und vermitteln diese anderen, wie die Antwort einer Elfjährigen auf die Frage, was sie einer Freundin in einer vergleichbaren Situation empfehlen würde, vermuten lässt: *„ich würd ihr natürlich auch sagen, dass es mir leid tut und sowas alles, aber, da-, dass ich damit ja* *eigentlich auch klar komme, [...].*" Vor allem die erwachsenen Geschwister erkennen ihre optimistische Einstellung als bedeutende Ressource und machen sich diese auch im Alltag gezielt zu Nutzen. Mit den Worten *„wo ein Wille ist, ist auch ein Weg"* hat eine 25-jährige Zwillingsschwester gelernt, dass man, *„nie irgendwie von vornherein [...] aufgeben sollte [...]"*, sondern sich immer Möglichkeiten eröffnen und am Ende etwas *„Gutes [...] dabei rum kommt."* Optimistisch die Herausforderungen, die sich im Lebensverlauf stellen, anzunehmen, hat auch ein Erwachsener aus seiner Kindheitserfahrung gelernt. In diesem Zusammenhang beschreibt er das Aufwachsen gemeinsam mit seinen Geschwistern mit einer Behinderung eher als Bereicherung, die dazu beigetragen hat, dass er die damit verbundenen Belastungen ins Positive kehren konnte:

> *„[...] für mich ist ein Problem eine Herausforderung, [...]. Und das [...] liegt einfach daran, dass wir wirklich Probleme hatten, [...] meinen Eltern ist gesagt worden, [...] dass die Lebenserwartung meiner Geschwister zwischen 25 und 30 Jahren liegt. Meine Schwester ist 52. Ich sage, das ist der Verdienst meiner Eltern und unserer, [...] weil wir uns da nie, auch meine Geschwister selbst, sich dann einfach nicht damit abgefunden haben, mit 25 jetzt unbedingt abzukratzen. Die haben gesagt: ‚Nee, wir wollen weitermachen.' Und [...] so banal sich das anhören mag, es ist wirklich ein Teil unseres Aufwachsens gewesen, [...]. Ein Hindernis ist da, dass man es überwindet und, oder zumindest sieht, ob man es überwinden kann. Und die Einstellung, die Mentalität, die habe ich auch. [...] Und, ich denke, dass wir ein bisschen Courage gelernt haben, in gewisser Weise und von daher würde ich sagen, na ja, man wird zwar niemandem wünschen, behinderte Kinder zu bekommen, aber es ist sicherlich eine Bereicherung, also ich habe es als eine Bereicherung erlebt."*

Immer nach vorne zu blicken, nicht aufzugeben und *taff* zu sein, sind Potentiale, die mit der Fähigkeit über eine positive Grundeinstellung zu verfügen, einhergehen. Jedoch nicht alle Geschwister verfügen über diese Ressource, wie die Antwort einer Zwölfjährigen auf die Frage zeigt, ob sie irgendetwas Positives oder einen Vorteil für sich daran identifizieren kann, die Schwester eines von Krankheit betroffenen Geschwisterkindes zu sein: *„Mhm (verneinend). Find ich nicht so toll."*

Die eigenen Grenzen realisieren

Ein weiteres Potential liegt darin, die eigenen Grenzen in Bezug auf die besondere geschwisterliche Situation zu realisieren. Sind sie sich z. B. in der Routineversorgung oder in Notfallsituationen ihrer Grenzen bewusst, fällt es ihnen leichter eine Entscheidung hinsichtlich der Verantwortungsübernahme zu treffen und auf die verfügbaren Ressourcen zurückzugreifen.

Nicht nur die erwachsenen Geschwister kennen ihre Grenzen, sondern auch die Kinder und Jugendlichen sind oftmals schon in der Lage diese genau einzuschätzen und zu bestimmen. In erster Linie sind es körperliche Einschränkungen, die die gesunden Geschwister wahrnehmen. Mit den Worten *„kommt drauf an, ob ich ihn halten kann oder nicht"* formuliert eine Zehnjährige die Unsicherheit in Bezug auf ihre Kraftressourcen. Dabei identifiziert sie einerseits ihre Grenzen und wünscht sich zugleich, dass sie ihren vierjährigen Bruder *„bald tragen kann, weil er [...] jetzt noch ein bisschen zu schwer"* ist. Während sie momentan noch ängstlich ist und sich nicht zutraut, mit dem Bruder alleine zum Spielen nach draußen zu gehen, stellt sie sich dies zukünftig vor. Eine 17-Jährige hingegen realisiert ihre körperliche Überforderung, wenn es darum geht den 16-jährigen Bruder mit einer Schwerstmehrfachbehinderung aus dem Bett zu holen oder seinen Transfer in den Rollstuhl zu leisten. Auf die Frage, ob sie diese pflegerischen Tätigkeiten auch schon mal übernimmt, antwortet sie daher unmissverständlich: *„Das kann ich noch nicht, weil er so schwer ist. Das macht meine Mutter oder mein Papa, die machen das."* Innerhalb der Alltagsroutine erscheint die Aufgabenverteilung in Abhängigkeit zu den individuellen Fähigkeiten und Einschränkungen der Familienmitglieder organisiert und die gesunden Geschwister handeln innerhalb dieser Spielräume, die durch die Eltern, insbesondere die Mutter, gesetzt werden. Grenzen ziehen einzelne Geschwister auch, wenn es um medizinisch-therapeutische Themen oder Hilfen rund um das Geschwisterkind geht, wie die folgenden Worte einer Studienteilnehmerin offenbaren: *„aber ich kann nicht so viel Blut sehen, also ich habe Angst mich da komplett neben zu legen, das wär' mehr Folter als Hilfe, [...] alles so was mit Blut zu tun hat, oder so, ist einfach nicht meine Welt, deswegen."*

Anders stellt sich dies im Notfall dar. Hier sind die Geschwister gewohnt, handeln zu müssen und obwohl die körperlichen Grenzen realisiert werden, besteht hier in manchen Situationen keine Wahl. So erinnert sich eine junge Erwachsene an ein Sturzereignis der Schwester in der Jugend und betont, dass sie in diesem Kontext fast an ihre *„körperlichen Grenzen gestoßen"* ist:

> *„Einmal war das in der Stadt, da waren wir mal auf der Toilette, da gab es halt kein rollstuhlgerechtes Klo, sondern ein normales und es war halt sehr eng, also das war wirklich eng. Und das Problem war halt, da waren halt die Wände, [...] die waren total glatt. [...] Ja und dann ist sie halt da diese Wand, da konnte man sich halt auch nirgends festhalten, ist sie dann da runter gerutscht. Das war halt für mich jetzt einfach nur körperlich anstrengend, quasi sie vom Boden halt wieder aufzuheben, weil man dann ja wirklich quasi schon heben muss, ja und das habe ich halt, hat funktioniert."*

Wie sehr die Interviewte in anderen Momenten nicht nur an ihre Grenzen stößt, sondern sogar bereit ist, diese zu überschreiten, wird in der unmittelbar folgenden Interviewpassage deutlich. So schildert sie einen weiteren Sturz der Schwester auf einer öffentlichen Toilette, bei dem diese in Begleitung ihrer Assistentin war:

„[...] also für mich war das halt sehr [...] anstrengend, [...] weil ich mache ja so keine körperliche Arbeit. [...] Dann habe ich es ja auch gemacht, weil ich wollte die andere auf keinen Fall da involvieren, weil ich dachte so ‚[...] das schafft die gar nicht.' Man will die anderen ja dann auch nicht noch so belasten, dass sie dann auch noch Rücken, Bandscheibe oder irgendwas hat. Ja, [...] dann in dem Moment zu realisieren, irgendwie, ob man das schafft, [...]. Und da war mein Ehrgeiz, das eben zu schaffen.."

Betrachtet man dieses Ereignis wird die Forderung der Teilnehmerin deutlich, wenn sie zu Beginn des Interviews betont, dass man *„seine Grenzen [...] sehen"* muss und *„nicht alles selber leisten (!)"* kann. Generalisierend begründet sie, dass dies vor dem Hintergrund der Erhaltung der eigenen Kräfte von pflegenden Angehörigen vonnöten ist. Als Motiv für deren Handeln identifiziert sie *„falsch verstandene Verbundenheit"* dem Betroffenen gegenüber und ergänzt darüber hinaus:

„Man gibt ja nicht die Verantwortung ab oder kümmert sich dann weniger, [...]."

Mit dem Erfahrungskontext der traumatisierenden Krankheitserfahrung kann eine andere Interviewte eigene, erlebte Grenzüberschreitungen von früher heute stärker reflektieren:

„[...] also ich habe auch nicht so auf mich geachtet, wieweit ich gehen kann, wo meine Grenzen sind oder dass ich die eigentlich einhalten muss. Und das macht sie [Schwester] und ich auf jeden Fall auch mehr als vorher."

Dass die Fähigkeit, die eigenen Grenzen zu realisieren, vor allem altersabhängig bedingt ist, zeigt die retrospektive Äußerung einer 19-Jährigen, die sich erinnert, wie sie die Mobbingattacken von Mitschülerinnen und -schülern gegenüber dem Bruder mit ansehen musste: *„Du bist ein zwölfjähriges Mädchen und was möchtest du ausrichten (fragend)?"* Während sie diese Szene fast resignativ erinnert, demonstriert das Beispiel dennoch, dass die Grenzen im Zusammenhang mit körperlichen Fähigkeiten mit zunehmendem Alter der Kinder und Jugendlichen einfacher zu überwinden sind.

5.3.6 Intervenierende Bedingung: Geschwisterbeziehung

Kinder und Jugendliche erfahren oder wissen zumeist nicht viel von den gesunden Geschwistern ihrer Schulkameradinnen und -kameraden bzw. Freundinnen und Freunden. Anders stellt sich das für die besondere geschwisterliche Beziehung dar, in denen gesunde Kinder und Jugendliche mit einem oder mehreren Geschwistern mit einer chronischen Krankheit aufwachsen. Das folgende Interviewbeispiel einer Schwester, deren Bruder nicht auf dieselbe Schule geht, zeigt wie allgegenwärtig er dennoch im außerfamilialen Leben sein kann.

> B: „Alle weiß ich nicht (!), aber die meisten (!) glaub' ich sogar. Also natürlich halt die ganzen Mädchen, alle meine Freunde, obwohl von der einen Dreiergruppe weiß ich das jetzt nicht so ganz genau, ein paar Jungs auch, ja."
>
> I: „Und die Lehrerin, oder der Lehrer, wissen die das auch?"
>
> B: „Mein Klassenlehrer weiß das. Und die andern weiß ich nicht. Unser Klassenlehrer [...] auf dem Elternsprechtag zum Beispiel, der [Name des Bruders] war ja immer dabei und er dann so, als nur Papa und ich kamen: ,Wo ist denn [Name des Bruders] geblieben? Der war doch immer da?' [...]"

Das Zitat verdeutlicht, wie sehr diese besondere Geschwisterbeziehung in das alltägliche Leben der gesunden Geschwister in Schule sowie Freizeit als beeinflussende Bedingung hineinwirkt.

Im Unterschied zu Geschwisterbeziehungen von gesunden Kindern und Jugendlichen zeichnet sich das Verhältnis zwischen gesunden und von chronischer Krankheit betroffenen Geschwistern in nahezu allen interviewten Familien durch eine besondere Harmonie aus. In Abhängigkeit der Erkrankung und trotz der Tatsache, dass in manchen Fällen die Kommunikation mit dem Geschwisterkind erheblich eingeschränkt ist, erleben die gesunden Schwestern und Brüder sehr innige und intensive „geschwisterliche Momente". Schon die jüngsten Interviewten nehmen diese tiefe Bindung wahr und wollen diese sogar belegen, wie die folgende Gesprächssequenz mit einem Geschwisterpaar zeigt, das mit einer älteren lebenslimitierend erkrankten Schwester aufwächst.

> B 2: „Das Lächeln und das Kuscheln morgens mit ihr..."
>
> I: „Das Lächeln, Kuscheln, hhm, hhm. Wo machst du das mit ihr?"
>
> B 2: „In [Name der von chronischer Krankheit betroffenen Schwester] Bett."
>
> I: „Gehst du immer zu [Name der von chronischer Krankheit betroffenen Schwester] ins Bett?"
>
> B 2: „Mit [Name der gesunden Schwester]."
>
> I: „Ach, da kuschelt ihr zu Dritt?"
>
> B 1: „Ja."
>
> B 2: „Und Papa hat schon mal ein Foto gemacht, als wir da so zu Dritt lagen [...]."

Eine 17-Jährige erkennt die besondere Qualität der Beziehung zu ihrem Bruder, indem sie seine kognitive Einschränkung und die damit einhergehende fehlende verbale Kommunikationsfähigkeit als spezifisches Merkmal erfasst und dieses gleichzeitig in eine besondere Stärke ihrer Geschwisterbeziehung umwandelt:

„Das besondere sind die Momente, wenn er dich anlächelt und wenn du wirklich merkst, [...] wie man ohne Worte kommunizieren kann. Das finde ich superspannend, dieses ohne Worte, [...] empathiefähig [zu sein], dieses sich in den andern hineinversetzen ohne, dass er dir sagen kann, was er hat, ja."

Das für Außenstehende unsichtbare Geschwisterband, das zwischen ihrem Bruder und ihr selbst besteht, führt die Interviewpartnerin einerseits darauf zurück, dass sie ihr *„ganzes Leben mit ihm verbracht"* hat. Zugleich beschreibt sie ihre familiale Sozialisation als von *„Liebe"* und großer Hilfsbereitschaft geprägt. Die Ursache dafür verortet sie unmittelbar in der Person des Bruders:

„Was auch, glaube ich, sehr an meinem Bruder liegt und deswegen, also mein Bruder ist auch so eine Verbindung, finde ich, er hält uns alle zusammen."

Über die Blutsverwandtschaft begründet eine Zwölfjährige diese tiefe Verbundenheit: *„Weil, die hat genau das Gleiche wie ich, Blut, alles gleich."* Mit den Worten *„wenn es drauf ankommt, dann ist es eben wieder so (!)"* beruft sich eine erwachsene Interviewpartnerin auf die anhaltende (Ver-)Bindung ihrer besonderen Geschwisterbeziehung im Lebensverlauf. So betont sie, dass diese *„Verbindung"* da ist, *„ein Leben lang"* bleibt und nicht abreißt.

Die Kinder und Jugendlichen erleben diese starke Bindung nicht nur in der Beziehung zum Geschwisterkind als solche, sondern in Form geschwisterlicher Koalition gegenüber den Eltern, wie der Hinweis eines 14-Jährigen dokumentiert, der seine Begeisterung für laute Musik mit seinem Bruder mit einem Down-Syndrom teilt: *„Hören wir dann aber auch ziemlich laut und irgendwann beschweren sich unsere Eltern."* Jedoch nicht nur innerfamilial zeigt sich diese Solidarität, sondern auch darin, wie die Geschwister außerhalb der Familie füreinander eintreten:

„[...] wenn ich von andern angemacht werde oder so, dann setzt sich [Name des Bruders] auch für mich ein. Dann versucht [Name des Bruders] mich zu beschützen."

Solche Reziprozitätsprozesse, die durch das Geben und Nehmen in sozialen Beziehungen hergestellt werden, finden sich damit auch in Geschwisterbeziehungen, in denen ein Kind von chronischer Krankheit betroffen ist. An Szenen, in der die Schwester mit der Behinderung Geheimnisse loyal mitgetragen hat und die nächtlichen Streifzüge der gesunden Schwester unterstützt hat, erinnert sich eine Erwachsene daher genauso wie an die eigenen Hilfeleistungen:

„[...] wo ich dann aus dem Fenster geklettert bin [...] nachts natürlich, und dann hat sie die Rollos wieder runter gemacht oder hat mich dann eben nachts wieder rein gelassen.[...] So, das war dann auch wieder so eine gegenseitige Unterstützung, ja."

Reziprozität dient damit gleichsam dazu, Normalität in der Geschwisterbeziehung aufrechtzuerhalten und danach zu streben. Mit diesem Schritt vollziehen die gesunden Geschwister die gesellschaftliche Gleichstellung ihrer Geschwisterbeziehung zu der von Gleichaltrigen:

„[...] aber wenn ich traurig bin, [...] gehe ich auch mal zu [Name des Bruders] und ich weine zwar selten, aber wenn ich dann mal weine, dann gehe ich auch oft zu [Name des Bruders] und dann tröstet [Name des Bruders] mich. Das macht der super."

Einerseits finden sich in den Interviews weitere Beispiele, in denen Reziprozität in der geschwisterlichen Beziehung von den Studienteilnehmerinnen und –teilnehmern angeführt und als Ressource erlebt wird. Andererseits müssen die Geschwister in anderen Fällen erkennen, dass ihre Beziehung z. B. aufgrund der Schwere und des Komplexitätsgrades der chronischen Erkrankung der Schwester oder des Bruders gar nicht auf Gegenseitigkeit beruhen kann. In diesen Fällen wissen die gesunden Geschwister zwar um das grundlegende Prinzip von Reziprozität in sozialen Beziehungen, aber müssen für ihre spezifische Situation erkennen, dass im Sinne von *Tit for tat*[34] Gleiches nicht mit Gleichem vergolten werden kann. Das Geben und Nehmen erfolgt in manchen Fällen möglicherweise nur eingeschränkt wechselseitig und die Geschwisterbeziehung kann sich zu einem einseitigen Verhältnis entwickeln. Insbesondere in dem folgenden Interviewauszug einer jungen Erwachsenen zeigt sich diese Einseitigkeit in ihren Handlungen:

„[...] speziell bei Asperger Autismus, würde ich sagen, erst einmal respektieren, dass dieser Mensch so viel Nähe nicht vertragen kann, [...] und vor allem es nicht persönlich nehmen, [...] wenn man sich bemüht, aber nicht viel zurückkommt, [...] ,dass man irgendwie denkt, okay, der braucht einfach mal eine Umarmung oder so. Aber dass man einfach versteht, dass es das nicht ist, dass, ja, es ist halt schwierig irgendwo auf Distanz zu gehen und damit klar zukommen, dass da irgendwie nicht viel zurückkommt, auch wenn man sich viel bemüht, [...] auch wenn man sich irgendwo auch aufopfert, [...] Sachen übernimmt, [...] okay, es kommt dann kein ,Danke' zurück [...]. Also, das fand ich immer das Schwierigste."

Eine 17-Jährige, die mit einem kognitiv eingeschränkten Bruder mit einer lebenslimitierenden Erkrankung aufwächst, erkennt die Einseitigkeit in ihrer Ge-

---

34 synonym für ,Wie Du mir, so ich Dir.'

schwisterbeziehung ebenfalls und kann einschätzen, dass sie von ihrem Bruder keine Gegenleistung erwarten kann. Reziprozität ist damit immer von den spezifischen Fähigkeiten des betroffenen Geschwisterkindes abhängig und darauf bezogen.

„Aber, klar, dass man ihm was gibt, ohne etwas zurück zu verlangen auch, das ist [...] ein wichtiger Aspekt, weil eigentlich geht man ja durchs Leben und denkt sich: ,Ja, dir gebe ich was, damit ich was zurückbekomme und immer so weiter.' Also es wird selten was ohne Rückforderung gemacht und einfach aus Liebe. Und deswegen, also das ist schon Liebe so. So würde ich Liebe definieren eigentlich."

In dem Motiv Liebe als tiefes Gefühl geschwisterlicher Verbundenheit liefert sie die Erklärung für die Einseitigkeit ihres Handelns und die Bestätigung, dass eine so starke Motivation die fehlende Gegenleistung überlagern kann.

Nicht nur an diesem Beispiel wird erneut die starke Verbundenheit dieser besonderen Geschwisterkonstellation deutlich. Zuneigung und Nähe zeigen sich ebenfalls in alltäglichen Ritualen, die sie mit dem von chronischer Krankheit betroffenen Geschwisterkind entwickelt haben und pflegen.

„Morgens lese ich meinem Bruder oft was vor oder wir liegen einfach nur im Bett zusammen [...]."

So sind die Geschwister genauso *„Verbündete"* und teilen Geheimnisse, wie sie das in Geschwisterbeziehungen von Gleichaltrigen, in denen kein Kind von einer Erkrankung betroffen ist, erleben. So entdeckt die achtjährige Schwester eines kognitiv stark eingeschränkten Mädchens, mit dem keine verbale Kommunikation möglich ist, einen Vorteil für sich darin, dass die Schwester die von ihr anvertrauten Geheimnisse nicht weiter sagen wird. Mit dem fast schon übersinnlichen Charakter, den sie ihrer Geschwisterbeziehung zuschreibt, betont sie deren besondere Qualität:

„Ich finde es aber auch manchmal schön, dass die da ist, [...] dann kann man ihr halt was erzählen, dann fühlt man sich halt auch beruhigt, das ist so ähnlich, wie zu Gott zu beten, nur dass sie halt kein Gott ist."

Die ausgeprägte Harmonie in Geschwisterbeziehungen, in denen ein gesundes und ein Kind mit einer chronischen Erkrankung gemeinsam aufwachsen, zeigt sich auch im geschwisterlichen Streitverhalten. In Beziehungen, in denen gesunde Geschwister in engem Altersabstand zueinander geboren sind, zeigen sich oft kompetitive Verhaltensweisen, im Sinne von Vergleichen und Konkurrenz um z. B. die Gunst der Eltern, die zum Streit führen kann (Schmid, 2014). Am Beispiel eines Brüderpaares, die ebenfalls in einem Altersabstand von einem Jahr geboren sind, beschreibt der jüngere gesunde Bruder wie er es erlebt, wenn er mal mit seinem Bruder mit einem Down-Syndrom in Streit gerät:

„Mein Bruder und ich, wir sind sowas wie beste Freunde, wir sind Brüder und gute Freunde und verstehen uns eigentlich immer super und wenn wir uns mal streiten dann ist das spätestens nach einem Tag wieder vergessen. Auch wenn ich mal richtig sauer auf ihn bin oder er mal richtig sauer auf mich ist, kommt zwar nicht häufig vor, aber dann ist das nächsten Tag Schnee von gestern. "

Auf die Frage, ob es auch irgendetwas gibt, was gut daran ist, mit einem Geschwisterkind mit einer Schwerstmehrfachbehinderung aufzuwachsen, antwortet eine siebenjährige Schwester: *„Dass ich nicht mit ihm streiten kann, [...]. "* Die tiefe Geschwisterbindung lässt sich auch daran ablesen, wie früh schon die jüngsten Geschwister bereit sind, Verantwortung zu übernehmen. So kann eine Vierjährige sehr genau identifizieren, welche ihrer jüngeren Schwestern weint. Mit den Worten *„Die weint leiser. "* ist sie sehr differenziert in ihrer Einschätzung des Weinens ihrer zweijährigen von chronischer Krankheit betroffenen Schwester. Sie reagiert darauf, in dem sie die Interviewsituation kurzfristig verlässt und dieses mit den folgenden Worten begründet:

„Ich geh mal gucken, was ist. (besorgt verlässt die Interviewpartnerin den Raum. Man hört, wie sie beruhigend auf ihre Schwester einwirkt): [Name der Schwester], was ist denn? Och, [Name der Schwester]. "

Dass dieses Geschwisterband auch über die Entfernung aufrechterhalten wird, zeigen die Anstrengungen, die ein Jugendlicher im Alter von 16 Jahren bereit ist, für seinen älteren Bruder mit einer Behinderung in Kauf zu nehmen, um diesen nach dessen Auszug aus dem Elternhaus in seiner Betreuungseinrichtung zu besuchen.

B: „[...] also wenn ich ihn besuchen will, muss ich eben [...] 'nen ganzes Stück fahren, ich glaub' dreiviertel bis eine Stunde ist man da auf jeden Fall unterwegs. [...] "
I: „Mit dem Bus oder mit...? "
B: „Bus und Bahn. Wenn ich dann eben [...] unabhängig von meinen Eltern dahin kommen möchte. Und vielleicht auch eben die Zeit [...] mit ihm zu zweit verbringen will, äh ja, aber ich, ich hab' mir fest vorgenommen, dass ich das trotzdem machen werde. "

In seiner Erinnerung denkt ein erwachsener Bruder an eine Begebenheit in der Kindheit zurück, in der sich seine tiefe Wertschätzung gegenüber seinem Bruder abbildet.

„[...] also mein Bruder [...] hatte ein, ein Kettcar und [...] vor unserem Haus war [...] so ein großer Stein, [...] und zwischen dem Felsen und der

Hauswand war ein Meter zehn Platz, der Kettcar war ein Meter fünf breit, ich weiß das so genau, weil ich das mal ausgemessen habe. [Name des Bruders] ist da jedes Mal mit voller Wucht (!) durchgefahren und eigentlich sehr selten irgendwo angekantet und ich fand das immer total faszinierend (!), wieso ich mit dem Fahrrad da Probleme hatte durchzufahren, weil mir das eng vorkam und er da voll durchrauschte, obwohl er blind ist. Und ich weiß noch, ich habe meinen Freunden damals [...] gesagt: ,Ey kommt mal gucken, [Name des Bruders] komm mal eben, fahr mal dadurch.' Damit ich das meinen Freunden zeigen kann, ich fand das so faszinierend und war da auch total stolz drauf."

Mit der Akzentuierung, dass es dem Bruder trotz Sehbehinderung gelingt, stellt er mit Stolz fest, dass dieser Fähigkeiten besitzt, die er als Mensch ohne Behinderung so nicht hat. Er wandelt damit die aus der Behinderung resultierende Schwäche in eine Stärke um, die er gerne anderen zeigt, und betont somit die besondere Bindung zu seinem Bruder. Eine Erwachsene führt den kausalen Zusammenhang für ihre enge Beziehung unmittelbar auf die chronische Erkrankung ihrer Schwester zurück:

„[...] ich weiß nicht wie es wäre, wenn es halt nicht der Fall gewesen wäre, dass sie chronisch krank ist, aber dadurch [...] kriegt man schon eine besondere Bindung, natürlich zu seiner Schwester."

5.3.7   Intervenierende Bedingung: Großmutter – ,Oma ist halt Oma'

Übereinstimmend schildern die Kinder und Jugendlichen die Bedeutung der Großeltern, die als wichtiger Bedingungsfaktor in Abhängigkeit des familialen Gefüges wesentlich zur Aufrechterhaltung der familialen Selbstverständlichkeit beitragen und immer dann einspringen, wenn Bedarf besteht.

Bei differenzierter Betrachtung spalten sich die Schilderungen der Kinder und Jugendlichen jedoch entlang der Geschlechtergrenze. Während der Großvater in den Interviewaussagen kaum Betrachtung findet, betonen die Geschwister: *„also mir kam direkt meine Oma in den Sinn [...]."* Die Großmutter taucht in den Schilderungen als Institution auf, die von protektiver Bedeutung für die Geschwister selbst und die gesamte Familie ist. Insofern erstaunt es nicht, dass eine zwölfjährige Interviewpartnerin auf die Frage, was denn das Besondere an der Großmutter ist, dies gar nicht beschreiben kann und fast verwundert reagiert: *„Ist halt Oma (!) (lacht)."* Anderen Studienteilnehmerinnen hingegen gelingt es mit den Worten *„Ja, so wie eine zweite Mutter, wenn meine Mutter nicht da ist."* die Funktion der Oma zu konkretisieren. Dieser Mutterrollenersatz begründet sich in der Übernahme unterschiedlichster Betreuungsaufgaben, für die die Großmutter insbesondere dann bereit steht, wenn die Mutter z. B. aufgrund von

Klinikaufenthalten des Geschwisterkindes fehlt. An erster Stelle vermittelt sie den gesunden Geschwistern vor allem Zuwendung und Geborgenheit.

„Ja, also einen Mutterrollenersatz. [...] Ich habe eine ganz enge Bindung zu meiner Oma gehabt. [...] wir haben immer zusammen gebetet für meine Schwester, hat so ein bisschen, die Vermittlerin, sage ich jetzt mal, über-nommen und war Mutterersatz für mich und hat mit mir gekuschelt, und die Sachen, die Mama eigentlich übernehmen sollte."

Zugleich fungierte die Großmutter als Elternersatz und kompensierte auch die fehlende Aufmerksamkeit, die in diesen Momenten alternativ auch der Vater hätte vermitteln können. Mit dem Zitat *„Ich glaube, alles Oma. Das war alles die Oma [...]"* begreift eine erwachsene Interviewpartnerin retrospektiv die Selbstverständlichkeit der großmütterlichen Rolle im Hinblick auf diese psycho-soziale Verantwortungsübernahme. Großmütter *„betüddeln"* und kompensieren damit die fehlende mütterliche Zuwendung. Oma verwöhnt, indem sie z. B. po-tentielle Essenswünsche erfüllt und die Lieblingsgerichte kocht:

B: „Ja. Und da gibt's richtig die coole Nudelsuppe. Ich liebe (!) die, ich find die richtig toll."
I: „Ah, das Lieblingsessen, okay."
B: „Ja. Und bei der anderen gibt's immer Pfannkuchen. Da kann ich mir dann immer wünschen, was es gibt, das finde ich auch gut."

Folglich stehen die gesunden Geschwister bei der Großmutter im Mittelpunkt und erleben für sich ungeteilte Aufmerksamkeit. Wie sie Letztere erleben, er-scheint in den Interviews sehr unterschiedlich. So finden die Jüngsten die Groß-mutter besonders toll, weil sie dort Süßigkeiten naschen dürfen, diese als ergän-zende Zuwendungsform wahrnehmen und diesbezüglich keine Begrenzung durch die Oma erleben.

Geborgen fühlen sich auch die älteren Schulkinder, wenn die zeitliche Priorität der Großmutter auf sie gerichtet ist und sie ihnen ihre volle Aufmerksamkeit widmet. Sie erleben so bei der Großmutter Familienleben in seiner natürlich gegebenen Form und fühlen sich nicht sich selbst überlassen.

„Ja, mit der einen kannst du einfach megagut spielen, [...] und da sitzen wir dann einfach zuhause und spielen einfach wirklich stundenlang (!) (:) quasi und das finde ich halt richtig gut, weil sie ist dann nicht so jemand der dann sagt: ‚Ach ich hab jetzt keine Lust [...] mehr, beschäftige dich mal irgend-wie', [...]."

Schließlich stellt die Großmutter für die Jugendlichen eine wichtige Vertrauens-person und Ansprechpartnerin dar, mit der man sehr viel redet, zu der man einen *„guten Draht"* hat und die Geborgenheit bietet, selbst, wenn man sich nicht so oft sieht. Lebt die Großmutter hingegen im selben Haus oder in der Nähe, sind die Kinder und Jugendlichen dort immer willkommen. Somit bietet sich den Geschwistern eine Zufluchtsmöglichkeit mit einem einfachen Zugang. Bereits die Jüngeren nutzen diese Option: *„Da gehe ich dann auch alleine hin, wenn ich Lust habe, [...]."* Entscheidend dafür, dass die Geschwister sich bei der Oma behütet fühlen, ist es, dass sie die besondere familiale Situation mit Selbstverständlichkeit annimmt und diese auch ausstrahlt und die Kinder und Jugendlichen bei ihr keine Bevorzugung des oder der Geschwister mit der Erkrankung erleben, sondern erkennen, dass die Großmutter *„alle gleich behandelt."* Erleben die Kinder und Jugendlichen Ungleichbehandlung in der Form, dass z. B. die Großmutter beim Streit zwischen den Geschwistern aufgrund der Erkrankung ebenfalls zum Geschwisterkind hält, reagieren sie mit großer Enttäuschung. Zusätzlich zu den bisher genannten Aufgabenzuschreibungen schildern die gesunden Geschwister ganz praktische Alltagshilfen, mit denen die Großmutter die Familie unterstützt. Eine erwachsene Interviewteilnehmerin blickt zurück und stellt fest *„ich war bei Oma"*, wenn die Mutter täglich zur Schwester in die Klinik fuhr und der selbständige Vater beruflich stark eingebunden war. Vor allem in den Fällen, in denen die Mutter in Trennung lebte, erfolgte das Alltagsmanagement über die Großmutter:

> *„[...] meine Mutter war halt alleinerziehend und immer berufstätig und dann war es halt so, dass wir früher eigentlich sehr, sehr viel Zeit mit unserer Oma verbracht haben. Sie hat uns früher zum Kindergarten gebracht, nach der Schule ging es dann zu meiner Oma, wir haben immer dort gegessen, und uns bei den Hausaufgaben, also es war sehr, sehr eng, also wie so eine zweite Mutter quasi, genau. [...]."*

Die praktischen Unterstützungsangebote der Großeltern sind vielfältig und reichen von der Begleitung zu aufwendigen Therapien im Ausland bis hin zur regelmäßigen Durchführung der Übungen. Die Verantwortungsübernahme der Großeltern erstreckt sich ebenso auf die Wochentage wie auch auf das Wochenende. Sie ist ebenfalls nicht nur auf den Tag begrenzt, sondern gilt auch für die Nacht, wie die Aussage eines jugendlichen Studienteilnehmers verdeutlicht: *„hab' auch oft mal da übernachtet [...]."* Neben familialen Gewohnheiten pflegt die Großmutter Rituale, die ganz wesentlich dazu beitragen, die Selbstverständlichkeit für die Kinder und Jugendlichen auch in schwierigsten familialen Lebenskontexten und -phasen, wie z. B. der palliativen Begleitung des Geschwisterkindes aufrecht zu erhalten.

> B: *„[...] wo am Morgen mein Geburtstag war, da hab ich bei Oma geschlafen."*
> I: *„Oh. Und war das besonders?"*

B: "Am Morgen, als ich aufwachte, hörte ich nur noch 'Happy Birthday to you, happy Birthday to you, happy Birthday, liebe [Name der Interviewpartnerin], happy Birthday to you.' (singend)"
I: „Und wie ging das dann weiter? Was war dann?"
B: „Dann habe ich Geschenke gekriegt."

Ergänzend fungiert die Großmutter als wichtige Quelle für Informationen. Eine Teilnehmerin erinnert sich zurück:

„Ich habe das mehr über meine Oma so in Erinnerung, aber ich glaube, meine Mutter bestimmt auch. Also mir wurde erklärt, was meine Schwester hat und so, aber ich kann mich. Mein Vater, das weiß ich nicht. Mit dem habe ich nicht kommuniziert da drüber. (lacht)"

In den Interviews mit den Jugendlichen und jungen Erwachsenen rekurrieren diese vor allem auf die Bedeutung der Großmutter als Ressource in der Vergangenheit und identifizieren zugleich die Belastungsgrenzen, an die die Großeltern mit zunehmendem Alter stoßen: *„Ja früher mehr, jetzt weniger, weil sind halt auch schon älter, können nicht mehr so viel jetzt leisten."* Eine andere 17-Jährige berichtet auf die Frage nach der Großmutter, dass diese einmal jährlich von *„November bis März"* aus dem Heimatland der Familie zu Besuch kommt. Es könnte angenommen werden, dass die Oma zur Unterstützung der Mutter in der Versorgung des lebenslimitierend erkrankten Bruders anreist. Mit Blick auf die erwähnte zeitliche Verfügbarkeit und mit dem folgenden Verweis auf das Alter der Großmutter, *„Hhm, die ist auch [...] schon ziemlich alt"*, erkennt die Enkelin die Grenzen der Oma und kann zugleich einschätzen, dass diese zumindest durch ihre Präsenz eine wichtige Betreuungs- und Sicherheitsfunktion übernehmen kann.

„Sie kann halt auf ihn aufpassen, das heißt, es ist wieder mehr Zeit für Mama und mich da. Also das ist schon gut, das halt eigentlich jemand da ist, falls was passiert."

In den zuletzt genannten Beispielen lässt sich angesichts des zunehmenden Alters der Großmutter und deren damit verbundenen sich wandelnden Möglichkeiten und Fähigkeiten, die Veränderung dieser Ressource feststellen, die auch von den Geschwistern wahrgenommen wird. Indem sie diese zwar im Einklang mit anderen unterstützenden Ressourcen aufzählen, aber zugleich mit dem Hinweis auf *„früher"* wiederum davon abgrenzen, erkennen sie den sich anbahnenden Ressourcenverlust und nehmen zugleich andere, wie z. B. professionelle Versorgungs- und Unterstützungsoptionen in den Blick. In einem speziellen Fall übernimmt die Großmutter eine Pufferfunktion. Obwohl die Diagnose Autismus zum damaligen Zeitpunkt noch nicht festgestanden hat, war der Interviewpartnerin intuitiv schon damals bewusst, dass der Bruder *„dafür nichts kann, für* *diese Aufmerksamkeit, die ihm entgegengebracht"* wurde. Da ist sie sich sicher: *„Er hätte sie niemals eingefordert, er hat sie auch nie eingefordert [...]."* Enttäuscht darüber, dass ihr diese Aufmerksamkeit nicht zuteilwird, richtet sie ihre Vorwürfe nicht gegen den Bruder, sondern *„immer eher so gegen, vor allem auch gegen meine Oma."*, obgleich die Interviewpartnerin einen *„engen Kontakt zu dieser hatte und da auch quasi groß geworden, [...]."* war.

5.3.8 Intervenierende Bedingung: Freunde

„Ein Freund, ein guter Freund, das ist das Schönste, was es gibt auf der Welt ..."[35]

Freunde nehmen - in Analogie zu dieser Textzeile - auch im Leben von gesunden Geschwistern, die mit einem Bruder oder einer Schwester mit einer chronischen Erkrankung aufwachsen, einen bedeutenden Platz ein. Es verwundert also nicht, dass in allen Interviews *Freunde* auftauchen. Die interviewten Geschwister unterscheiden zwischen *„besten"* Freunden und *„Schulfreunde[n]."* Für manche Kinder und Jugendliche ist es von Bedeutung, dass sie sehr viele Freunde haben. Während diese Einordnung der Studienteilnehmerinnen und -teilnehmer in Bezug auf die Intensität von Freundschaft auch auf Kinder und Jugendliche zutrifft, die in Familien aufwachsen, in denen kein Kind chronisch krank ist, differenzieren einzelne Interviewte, die in einem Angebot für gesunde Geschwister von Kindern und Jugendlichen mit einer chronischen Erkrankung begleitet werden, darüber hinaus weiter in Freunde aus der *„Geschwistergruppe."*

Tiefe Freundschaftsbeziehungen von Kindern und Jugendlichen, die mit einem Geschwisterkind groß werden, das an einer chronischen Erkrankung oder Beeinträchtigung leidet, sind zunächst vergleichbar mit denen anderer Gleichaltriger. Eine Interviewpartnerin definiert eine Freundin oder einen Freund dementsprechend als *„jemand, der dann einfach neben dir ist und der dich unterstützt, [...], der sich mit dir freut, oder der, der dich einfach unterstützt, wenn du 'ne schlechtere Note oder sowas hast."* Damit kann eine freundschaftliche Beziehung nur auf einem durch Sympathie geprägten wechselseitigen Fundament gelingen, was ein Interviewpartner mit den Worten ausdrückt: *„weil es mit ihm halt zusammen ganz gut geht."* Mit der sich anschließenden Bemerkung *„aber, ich glaube, das findet er bei mir auch gut"* verdeutlicht er gleichzeitig die Reziprozität von Freundschaft. Letztere betont er, in dem er sich selbst und seinem Freund die gleiche Fähigkeit zuschreibt: *„wenn er Probleme hat kann er mit mir reden, wenn ich Probleme habe, kann ich mit ihm reden."*

---

35 Dieser deutsche Schlager wurde von Heinz Rühmann, Willy Fritsch und Oskar Karlweiss in dem Film „Die drei von der Tankstelle" im Jahr 1930 gesungen. Musik: Werner Richard Heymann, Text: Robert Gilbert.

Im Weiteren zeichnet sich dieser enge Freund allerdings nicht allein dadurch aus, dass man mit ihm „*gut reden*" kann, sondern „*er versteht sowas, kann damit auch gut umgehen.*" Erst in diesem fast beiläufigen Zusatz unterscheidet sich die Beschreibung von anderen freundschaftlichen Beziehungen und lässt erwarten, dass die Anforderungen an enge Freunde von Kindern und Jugendlichen, die mit einer Schwester oder einem Bruder mit chronischer Krankheit oder Beeinträchtigung aufwachsen, besonders sind. Geschwister wählen enge Freunde sehr bewusst aus und differenzieren Freundschaft. Ihre Einordnung erfolgt dabei in Abhängigkeit eigener Entscheidungs- und Bewertungsmuster.

Kontinuität und Dauer der Freundschaft und das damit einhergehende Wissen um und Verständnis für die familiale Situation bilden demnach für gesunde Geschwister von Kindern und Jugendlichen mit chronischer Erkrankung wichtige Größen, die selbst Beziehungspartnerinnen und -partner manchmal nur bedingt erfüllen können, wie eine 21-jährige Studienteilnehmerin auf die Frage nach der Bedeutung ihres Partners verdeutlicht:

„Ja, den gibt's. Aber Entlastung sind mehr [...] gleichaltrige Freunde [...], weil die gibt 's halt schon 'ne Nummer länger, [...] das sind teilweise Kindergartenfreunde, also man ist [...] 15 Jahre lang zusammen aufgewachsen, die haben's natürlich auch schon etwas länger mitgekriegt und sind dementsprechend auch [...] noch mehr daran interessiert [...]."

Jedoch nicht nur diese zeitliche Dimension scheint von Bedeutung, sondern darüber hinaus sind es vor allem analoge oder ähnliche Erfahrungen, die als relevantes Auswahlkriterium für Freunde dienen und dazu führen, dass diese in die familiale Situation oder gegebenenfalls auch nur in einzelne Themen eingeweiht werden. Anhand der Differenzierung in die drei Freundschaftsgruppen „*Schulfreunde*", „*Freunde von dem Seminar*" und die „*beste Freundin*" orientiert eine Interviewpartnerin dann auch ihre Entscheidung, mit wem sie über ihren Bruder mit Behinderung spricht. Während sie unter ihren Schulfreunden „*keinen*" identifiziert, mit dem sie darüber spricht, wechselt sie zu ihren Freunden in der Geschwistergruppe, betont, dass die Qualität dieser Freundschaften „*anders*" ist und führt diese auf die ähnlichen Erfahrungen zurück. Erst auf die Nachfrage, ob sie mit ihren Freunden zuhause dann gar nicht über ihren Bruder spricht, nennt sie ihre engste Freundin als Ansprechpartnerin.

Welche Bedeutung eine Vertrauensbasis, die auf vergleichbaren oder ähnlichen Erfahrungen beruht, für die Qualität der Freundschaftsbeziehung von Geschwistern von Kindern und Jugendlichen mit chronischer Erkrankung hat, lässt sich erst in der Begründung der Studienteilnehmerin im weiteren Verlauf des Interviews erkennen. So vertraut sie sich nur der „*besten Freundin*" an, weil diese ähnlich wie die Interviewpartnerin selbst mit der Bewältigung einer besonderen Lebenssituation, dem Tod des Vaters, konfrontiert ist. Dadurch ist die Freundschaft durch ein hohes Maß an Aufmerksamkeit füreinander geprägt, was sie in der Bemerkung *„die hört dann auch lieber zu als andere"* noch verstärkt. Während der Austausch mit der besten Freundin für die Studienteilnehmerin selbstverständlich auf Gegenseitigkeit beruht, wägt sie ansonsten sorgfältig ab, ob und wem sie welche Informationen preisgibt.

Vergleichbar stellt sich die Situation eines Jungen dar, dessen Bruder an einer lebenslimitierenden Erkrankung leidet. Der Interviewte überlegt sehr genau, wem er Zugang zu seinen Gedanken und der Sorge um den Verlust des Bruders gewähren will. Er wählt einen Freund aus, der seinen Bruder bereits verloren hat und ihm damit in dieser Erfahrung voraus ist, was für ihn aber zugleich mit Blick auf den anstehenden Tod seines Bruders die Gemeinsamkeit zwischen beiden ausmacht. Er öffnet sich deshalb bewusst diesem Freund, weil dieser diese Situation bereits bewältigen musste und seine Gedanken am ehesten verstehen kann. Neben dem gemeinsamen Erfahrungshintergrund scheint es für ihn auch bedeutend, dass die Auseinandersetzung über ein solches sensibles Thema mit dem Freund offen erfolgt, ohne *„dass das gleich in Tränen aus[...]artet [...]."*

Während die zuletzt beschriebenen Entscheidungsprinzipien auf den gemeinsamen Erfahrungskontext und damit nur indirekt auf die tatsächliche Situation des kranken Geschwisterkindes bezogen waren, finden sich in einer Reihe von Interviews Hinweise darauf, dass der Grad der Freundschaft vor allem an der Akzeptanz sowie Art und Weise des unmittelbaren, persönlichen Umgangs der Freunde mit dem kranken Geschwisterkind bewertet wird.

So blickt ein Teilnehmer zurück, wie er im Zuge des Schulwechsels von der Grundschule auf das Gymnasium über seinen eigenen offenen Umgang mit seiner familialen Situation die Lage in der neuen Klasse zunächst sondiert hat und reflektiert im Interview retrospektiv die Reaktion eines Mitschülers:

„[...] also früher mal, als ich das das erste Mal so erzählt habe meinen Freunden, als ich die kennengelernt habe, jetzt als wir so in der fünften Klasse waren, [...] dann meinte einer mal: ‚Ja, das ist ja schon ziemlich krass, halt so einen behinderten Bruder zu haben, aber das gibt einem ja auch viel Liebe.' Das waren so seine Worte [...]."

Mit den Worten *„ziemlich krass"* wird ein Mitschüler zitiert, der die außergewöhnliche Situation des Interviewpartners als Herausforderung anerkennt, und dieser mit seinem Nachsatz *„aber es gibt einem ja auch viel Liebe"* noch mehr Bedeutung verleiht. Im Verlauf reflektiert der jugendliche Studienteilnehmer mit seinen eigenen Worten die Gedanken des Klassenkameraden, der ihm ein *„Gefühl für Dinge"* zuschreibt, das *„manche andere jetzt halt nicht haben, [...]."* Indem er die Worte seines Mitschülers reflektiert, erkennt der Interviewpartner die besondere Sensibilität als Vorteil seines speziellen Geschwisterverhältnisses, die sich für ihn zugleich in der gedanklichen Abgrenzung seiner Situation zu der von anderen Gleichaltrigen darstellt, wie er betont: *„weil sie nicht in dieser Situation sind wie ich [...].“* Vor dem Hintergrund des teilhabenden Verständnisses seines Schulfreundes erscheint es daher auch plausibel, dass er die Frage, ob es für ihn ein Problem darstellt, wenn seine Freunde auf seinen Bruder treffen, folgendermaßen beantwortet:

> *„Nö, also das ist eigentlich kein Problem. [...] Weil (3) die wissen das alle, schon seit Anfang an und da war jetzt keiner irgendwie überrascht oder so, oder hat irgendwas gesagt, also.“*

Auch ein elfjähriger Interviewpartner eines beeinträchtigten Bruders, der wiederum nur ein Jahr jünger ist, empfindet es als *„toll“*, dass *„sehr viele gute Freunde [...] die [...] auch sehr, sehr wichtig“* für ihn sind, seinen Bruder kennen und sich dann beim gemeinsamen Spiel auch manchmal um diesen *„kümmern.“* Bedeutend ist auch, dass manche Freunde ganz natürlich und ungezwungen mit den Geschwistern mit der Beeinträchtigung umgehen. So unterstreicht die Zwillingsschwester eines Jungen mit einer Behinderung, dass ihre beste Freundin ein sehr gutes Verhältnis zu ihrem Bruder hat, diesen so annimmt, wie er ist und ihr aufgeschlossenes Verhalten ihm gegenüber auch beibehält. Im Umkehrschluss führt die Unkompliziertheit der Freundin dazu, dass der Bruder mit der Behinderung mit einem normalen Begrüßungsritual und *„fröhlich[em]“* Verhalten reagiert. Durch die Auszeichnung der Freundin als eine *„besondere Ausnahme“* macht die Interviewpartnerin jedoch deutlich, dass ein solches Verhalten dem Bruder gegenüber nicht die Regel darstellt und definiert damit, was eine *beste* Freundin für sie und ihr besonderes Geschwisterverhältnis ausmacht.

Über eine ähnliche Freundschaftsbeziehung verfügt auch ein anderer Junge, dessen Aussage die vorherigen Erfahrungen stützt. Dieser erinnert sich an das Verhalten des Freundes gegenüber dem Bruder mit einem Down-Syndrom auf einem Klassentreffen, an dem dieser teilgenommen hat: *„der geht mit [Name des Bruders] auch um, wie mit 'nem normalen Menschen.“* Dass das grundsätzlich aber eher die Ausnahme als die Regel ist und auch von den Freunden ein gewisses Format oder Standing erfordert, erkennt auch dieser Bruder in den folgenden Worten: *„wundert mich, es gibt nicht viele, die so mit Leuten mit Behinderung umgehen [...].“*

Eine Ausnahme dazu bildet für ihn nur der zuvor erwähnte Freund, über den der Interviewte dann auch sicherstellt, dass sein Bruder auch soziale Kontakte zu Gleichaltrigen hat:

> *„Ich treff mich eigentlich (!) nicht so oft mit Freunden und wenn ich mich dann mal treffe, dann gehe ich zu denen, haben zwar ein großes Haus, aber (1) Ja. Aber es gibt einen Freund, [...], also da, wo ich wohne [...] der ver-*

*steht sich mit [Name des Bruders] richtig (!) gut, [...] Aber wenn der mal
kommt, dann machen wir auch schon mal bisschen was gemeinsam. Wenn ich
zu ihm geh', geh' ich dann aber immer alleine. "*

Der Jugendliche führt hier abschließend aus, dass er sich selten mit Freunden
zuhause trifft, sondern diese eher besucht. Die Ausnahme bleibt auch hier der
ausgewählte Freund aus der unmittelbaren Nachbarschaft. Der Schutzraum, den
Freundschaften bieten können und in dem sich die gesunden Geschwister frei
vom Geschwisterkind mit der chronischen Erkrankung und den familialen Verpflichtungen bewegen können, wird hier sichtbar.

In Abhängigkeit zur Qualität der Freundschaftsbeziehung variiert auch der Grad
der Informiertheit von Freunden. Erwartungsgemäß werden Schulfreunde, die
oftmals nicht so nahstehend sind, weniger involviert als enge Freunde. Einzelne
Geschwister bereiten Freunde mit Informationen bewusst präventiv auf den ersten Besuch bei sich zuhause vor, wie das Zitat der Schwester eines Jugendlichen
mit einer lebenslimitierenden Erkrankung darlegt:

*„Ich konfrontiere halt auch viele damit. Also [...] ich lasse es jetzt nicht ir-
gendwie als letztes Thema stehen, so, ach ja, eines muss ich sagen: ,Mein
Bruder ist behindert.' So kurz bevor man ins Haus reingeht. Dann denken die
so, oh. Das wissen die dann schon und können sich auch drauf vorbereiten,
wenn sie es wollen oder auch nicht, [...]. "*

Freunde sind wichtige *„Stützpfeiler"* und haben daher eine protektive Funktion,
wie eine ältere Studienteilnehmerin die Bedeutung von Freunden kurz und knapp
auf den Punkt bringt. Sie nehmen die gesunden Geschwister nicht in die Pflicht,
sondern geben stattdessen eher *„Rückhalt"*, wenn sie äquivalentes Interesse sowohl an dem *„Gesundheitszustand"* der von chronischer Krankheit betroffenen
als auch der gesunden Geschwister zeigen. Man kann sich ihnen anvertrauen und
sich bei ihnen entlasten. Sie setzen sich für einen ein und akzeptieren selbstverständlich zugleich die besondere geschwisterliche Konstellation, wie eine Erwachsene die Rolle der Freundin rekonstruiert:

*„Also, die waren [...] ausgleichend, ja, also hhm (zustimmend) [...] also ich
hatte zum Beispiel eine Freundin, [...] die war ganz viel hier und einmal [...]
war sie so eine ganz aufmüpfige und freche und ja, also die hat dann gerne
auch für mich gesprochen, was für mich als ruhige natürlich von Vorteil war,
also wir haben da so sehr voneinander profitiert, so, sie von meinem ruhigen
Pol und ich von ihrem lebendigen Pol, ja, [...] und die waren aber trotz allem so mit in dieser Familie drin, so, also das war mir wohl auch immer
wichtig, dass meine Freundinnen das akzeptieren, dass meine Schwester eben
behindert ist, [...], dass das eben was selbstverständliches ist. "*

Besondere Freunde zeichnen sich daher dadurch aus, dass sie in die familiale Welt eindringen dürfen und kompatibel an den Schnittstellen und Überlappungen zum Leben außerhalb der Familie passen. Gleichzeitig dürfen Freunde keine kontrastierende Wirkung haben und somit zur Belastung werden. In solchen Fällen finden die gesunden Geschwister für sich Wege, damit konsequent umzugehen. Sie sind in Solidarität zu ihrem Bruder oder ihrer Schwester dann häufig bereit, den Kontakt zu Freunden einzuschränken oder aufzugeben. Dabei bewahren sie Freundschaftsbeziehungen als ihr eigenes Handlungsfeld und öffnen dieses gegenüber der Familie nur soweit, dass es die Intimität der Beziehung zu den Freunden nicht gefährdet.

5.3.9 Intervenierende Bedingung: Professionelle Hilfen

Als Ressource erleben die gesunden Geschwister professionelle Hilfen, die ihrem von chronischer Krankheit betroffenen Geschwisterkind, der Familie und ihnen selbst zuteilwerden. Insgesamt orientiert sich die Inanspruchnahme von professionellen Hilfen am Komplexitätsgrad der Erkrankung und dem daraus resultierenden Unterstützungsbedarf.

Nahezu alle Familien greifen auf niedrigschwellige Betreuungsangebote durch z. B. Wohlfahrtsorganisationen zurück. In Abhängigkeit des Komplexitätsgrades der chronischen Krankheit oder Behinderung reichen solche Angebote von der stundenweisen Betreuung des Geschwisterkindes durch einen „Kindersitter" bei kurzfristiger Abwesenheit der Eltern bis hin zu definierten regelmäßigen und längeren Zeitintervallen:

> „[...] mein Bruder hat [...] auch Betreuung. Aber die ist halt auch nicht immer da, [...] drei Tage die Woche ist jemand für sechs Stunden da."

Obwohl Unterstützungsangebote dieser Art erst einmal keine unmittelbaren Hilfen für die gesunden Geschwister selbst darstellen, eröffnen ihnen diese Gestaltungsspielräume, über die sie sonst nicht verfügen. Mit den Worten „dann machen wir 'n Spaziergang oder so oder fahren halt irgendwo hin..." beschreibt zunächst die achtjährige Schwester, was die Familie alles machen kann, wenn eine professionelle Betreuungskraft das Geschwisterkind mit der Erkrankung beaufsichtigt und dieses an manchen Tagen sogar bei der Betreuungsperson übernachtet. Der sechsjährige Bruder ergänzt unmittelbar im Anschluss: „...oder [wir] bleiben zuhause" und betont die Entscheidungs- und Handlungsfreiheit, die sich ihnen dadurch eröffnet. Schon die jüngeren Geschwister realisieren offenbar die Bedeutsamkeit eines solchen Betreuungsangebotes. So ist es nachvollziehbar, dass eine Siebenjährige explizit den Wunsch nach einer solchen Unterstützung für das Geschwisterkind respektive die Familie formuliert.

Im Unterschied zu diesen niedrigschwelligen Hilfen, über die fast alle Familien verfügen, beschreibt nur ein Jugendlicher, dass die Pflege des Bruders mit einer lebenslimitierenden Erkrankung über Leistungen aus der Pflegeversicherung finanziert wird. In zwei Fällen nehmen Familien behandlungspflegerische Leistungen, wie z. B. Verbandwechsel in Anspruch, so dass vor allem die Mutter bei der Durchführung dieser Maßnahmen professionell unterstützt wird: *„da kommt halt immer irgendjemand und macht das zusammen mit meiner Mutter [...]."* Zugleich erkennt die Interviewte die damit verbundene fehlende Planbarkeit und Flexibilität:

> *„[...] die sind halt manchmal ein bisschen unpünktlich (lacht), [...] das schwankt sehr stark von Person zu Person, aber wenn's dann heißt um 16:00 Uhr ist Verbandswechsel und alle stehen hier um 16:00 Uhr und man kommt aber erst um 17:30 Uhr finde ich das sehr ungünstig, [...]."*

Indem wie die gesunden Geschwister Pflegefachkräften ambulanter Dienste eine eher unterstützende Rolle zuweisen und die Hauptpflegeverantwortung für das von chronischer Krankheit betroffene Geschwisterkind bei der Mutter verorten, sind sie zugleich in der Lage die mütterlichen Belastungsgrenzen einzuschätzen und passgenaue Ressourcen für diese zu identifizieren und zu benennen:

> *„Ja, es hilft wenn [Name des Bruders] [...] in der Kurzzeitbetreuung ist, [...] also Mama, ich glaub', die würd' verrückt werden, wenn [Name des Bruders] ständig zuhause wäre und das macht dann ihre Laune schlecht und das verbreitet sich dann ja auf die ganze Familie [...]."*

Eine andere Interviewpartnerin unterstreicht vor allem den familienentlastenden Charakter der Kurzzeitpflege, indem sie betont, dass es sowohl für den Bruder als auch für die übrige Familie präventiv ist, wenn es zu gegenseitigen Auszeiten voneinander kommt.

> *„Ich finde, es ist wichtig, dass er nicht immer dabei ist, weil er sonst irgendwie als eine Belastung erscheint, also es wird sonst belastend und dann [...] hat man halt ein negatives Bild von ihm und deswegen ist es halt so präventiv, finde ich, so eine ziemlich gute Lösung [...]."*

Während manche Familien die Zeiten, in denen das von chronischer Krankheit betroffene Geschwisterkind in der Kurzzeitpflege ist, zur Stabilisierung und Entlastung nutzen, schöpfen andere Familien während eines gemeinsamen Aufenthaltes mit diesem im *„Kinderhospiz"* Kraft. Wie bedeutsam professionelle Hilfen für die Familien sind, in denen ein Kind mit einer chronischen Erkrankung aufwächst, zeigt die Empfehlung einer erwachsenen Schwester, die aufgrund ihrer Erfahrungen zunächst betont, dass primär die Bereitschaft vorhanden sein muss, *„sich Hilfe zu holen."* Die Arten der Hilfeleistungen können dabei ganz unterschiedlich sein, wie sie mit Blick auf das Angebotsspektrum feststellt:

„Psychologisch, also therapeutische Hilfe. Einfach um, vielleicht einmal eine Plattform zu haben und Zeit zu haben, da drüber zu sprechen. Ja, wie geht es denn den einzelnen Familienmitgliedern? Ähm, ähm, vielleicht auch Hilfe zu holen bezüglich Haushalt, damit man vielleicht mal gemeinsame Unternehmungen machen kann und nicht irgendeiner in der Familie immer die, die Pflicht hat. Dass man mehr Zeit füreinander hat. Und, ähm, ja, Aufklärung über die Erkrankung."

Nicht in allen Familien, in denen sich Geschwister zu einem Interviewgespräch bereit erklärt haben, sind die von chronischer Krankheit oder Behinderung betroffenen Kinder und Jugendlichen in der Lage, in der Zukunft ein selbständiges Leben zu führen. Gelangen die betroffenen Geschwister in das Alter von jungen Erwachsenen, in dem üblicherweise der Loslösungsprozess von der Familie beginnt, erfolgen in den Familien intensive Gespräche, wie ein Leben in größtmöglicher Selbständigkeit realisiert werden kann. Professionelle Hilfen, wie z. B. Betreuungskonzepte in Pflegeheimen oder durch Pflegeassistenz in Wohngemeinschaften gelangen in diesem Zusammenhang in den Blick. Nicht alle diese Überlegungen sind vereinbar mit den Zukunftsplänen und dem Leben der gesunden Geschwister. Wie bedeutsam daher eine weitreichende Autonomie der Schwester und ein sorgfältig koordiniertes Versorgungsarrangement sein können, zeigen die retrospektiven Interviewausführungen einer gesunden Zwillingsschwester zum Pflegeassistenzmodell, das die Schwester nutzt:

„[...] dass sie jetzt wirklich da Studenten hatte, die sie quasi den ganzen Tag sozusagen betreut haben, was man ja als Familie gar nicht leisten kann, wenn man echt noch arbeitet oder der andere Geschwisterteil eben auch studiert [...]. Und dadurch wurde uns eine Megaentlastung [zuteil], [...] bzw. jeder konnte halt sein Ding machen. Also, meine Schwester hatte durch das Assistenzteam eine super Betreuung erfahren und kann dadurch auch selbstständig alles, was sie halt machen möchte quasi, machen und halt auch sozusagen ihren [...] Gang gehen [...]."

Obwohl sie den grundsätzlichen Benefit für die Schwester, die Familie und infolgedessen die Schnittstellen zu ihrem eigenen autonomen Leben hervorhebt, weiß sie, dass auch dieses Versorgungsarrangement an Grenzen stoßen kann. So erinnert sie sich an gemeinsame Unternehmungen mit der Schwester, die durch die Pflegeassistenz begleitet wurden, und in die sie unweigerlich einbezogen wurde.

„[...] ich wurde dann gerufen. Weil. Natürlich, man wusste jetzt nicht, wen man sonst fragen sollte. Einen Wildfremden wollte man auch nicht fragen."

Im weiteren Verlauf der Situation springt die Schwester mit großer Selbstverständlichkeit ein und die *Backup*-Funktion, die gesunde Geschwister oftmals verantwortlich übernehmen, kommt hier zum Vorschein, obwohl das bestehende

Versorgungsarrangement mit dem Assistenzteam als stabil beschrieben wird. Dass die gesunden Geschwister diese Rolle offenbar nie ganz ablegen, vermittelt auch ein 15-Jähriger überzeugend, der mit seiner 13-jährigen Schwester mit einem Down-Syndrom auf die gleiche Schule geht. Indem er den Beliebtheitsgrad der Schwester und zugleich ihre Selbstständigkeit im schulischen Alltag und auf dem Pausenhof einordnen kann, zeigt sich einerseits seine Verantwortung dieser gegenüber und andererseits, wie viel Vertrauen er in ihre Fähigkeiten hat. Durch die Integrationshelfer, die seiner Schwester als professionelle Betreuungskräfte in der Schule zur Seite stehen, ist gewährleistet, dass er in der Schule kein offizielles Verantwortungsmandat für sie hat und sich seine geschwisterliche Beziehung dort zunächst nicht von der anderer unterscheidet.

In einzelnen Fällen erleben die gesunden Geschwister auch die unterstützende Rolle von Lehrerinnen und Lehrern sowie Schulleitungen, wenn diese grundsätzlich über die geschwisterliche Situation informiert sind oder im Zuge von krisenhaften Ereignissen auf das Geschwisterkind aufmerksam werden. In diesen Fällen zeigen Lehrerinnen und Lehrer nicht nur Verständnis für die familiale Situation, sondern suchen und bieten Ressourcen zur Entlastung der gesunden Geschwister an, wie in diesem Fall die Lehrerin einer Waldorfschule:

„[...] und dann hat das meine Lehrerin erfahren und die hat mich raus geholt [...] Und dann hat die mich einen Monat lang freigestellt [...]. "

In fast allen Fällen, in denen professionelle Helfer oder ein Team unterstützend in die geschwisterliche Betreuung und Versorgung eingebunden sind, äußern die gesunden Geschwister bestimmte Erwartungen an diese, die sich vor allem auf einen angemessenen Umgang mit dem Geschwisterkind beziehen. Stellvertretend soll das folgende Zitat eines 16-Jährigen stehen:

„Und da ist mir dann eben wichtig, dass sie einen herzlichen Umgang mit ihm haben, eben dass sie nett sind, dass sie mit ihm reden, denn er antwortet ja nicht, aber ich finde es schon wichtig, dass sie ihn dann wirklich ansprechen. Und nicht hier: ‚Ich gehe jetzt mit [Name des Bruders].‘ sondern: ‚Komm, [Name des Bruders], wir gehen jetzt mal, 'ne Runde Spazieren fahren.‘ Eben das da wirklich ein herzlicher und persönlicher Umgang ist. "

Vor allem in akuten Krankheitsphasen, in denen die gesunden Geschwister die Begleitung des von chronischer Krankheit betroffenen Geschwisterkindes z. B. aufgrund von eng geregelten Abläufen auf der Intensivstation nicht selbst kontrollieren können, entwickeln sie ein feines Gespür für den Umgang des therapeutischen Teams mit diesem, wie eine 19-jährige Interviewpartnerin in ihrer Erinnerung ausdrückt: *„das hat mich gefreut, also wenn ich wusste, dass da jemand ist, der gut mit der umgeht, [...]. "* Als *„herzlich und freundlich"* beschreibt auch eine andere junge Erwachsene die Beziehung zwischen den betreuenden Pflegefachkräften und ihrer Schwester und erkennt mit den Worten „*also für die Arbeitsbelastung*" zugleich deren schwierige personelle und zeitliche Rahmenbedingungen innerhalb des Klinikalltags an. Auf die anschließende Frage, ob die professionellen Helfer auch mal Interesse an ihrer Situation gezeigt und sich nach ihrem Empfinden erkundigt haben, antwortet sie sehr direkt:

> „*Durch den ambulanten Pflegedienst nicht. In der Klinik joa, jetzt nicht so explizit, eigentlich nicht, nein. Also ja vielleicht mal so in 'nem Nebensatz und dann gab's in 'nem Nebensatz 'ne Antwort.*"

Selbstbetroffenheit und möglicherweise analoge Erfahrungen führen auch bei einer 36-jährigen Gesundheits- und Kinderkrankenpflegerin dazu, dass sie eine besondere Haltung zu Geschwistern entwickelt hat und dieser fast einen normativen Charakter zuschreibt:

> „*[…] das Interesse an Geschwisterkindern von chronisch kranken Kindern, weil das habe ich schon und ich, in meinem Beruf, achte schon auf die Geschwisterkinder im Besonderen. Das ist mir schon wichtig, weil ich um die Sorgen und Nöte der Kinder weiß. […] Also eine Empathie, eine besondere Empathie, vielleicht für Geschwisterkinder, also in meinem kleinen Bereich, den ich auf meiner Arbeit machen kann, dass ich denen auch Aufmerksamkeit zuteilwerden lassen. […] mehr Aufmerksamkeit […]. Überhaupt mal erfragen, […]. Gibt es da überhaupt noch Geschwisterkinder? Wie gehen die miteinander um? Können die nicht auch einmal vorbeikommen? Und was super wäre. Das habe ich schon mal gehört, […] dass es das tatsächlich auch gibt, ist also für diese Geschwisterkinder auch, ähm, ein Treffen, eine Organisation zum Austausch. Dass diese Kinder, natürlich auch integriert sind in diesem Ganzen, ja, Klinikmaschinerie.*"

Während diese Schwester erst im Erwachsenenalter auf Initiativen aufmerksam geworden ist, in denen sich gesunde Geschwister austauschen können, partizipieren einige interviewte Kinder und Jugendliche regelmäßig an solchen Angeboten. Es überrascht daher nicht, dass sich eine zwölfjährige Schwester, die seit der ersten Klasse regelmäßig Geschwisterseminare besucht, selbst als „*Stammkunde*" bezeichnet. In der Wahl dieses Begriffs lässt sich nicht nur die Häufigkeit ihrer Teilnahme ablesen, sondern sie betont damit zugleich, dass sich dieses Begleitungsangebot direkt an die gesunden Geschwister richtet. Letzteres betont auch ein anderer Interviewter:

> „*Ja, das Besondere bei dem Geschwisterseminar ist, […] dass nur die Geschwister im Mittelpunkt stehen. Und das, auf alles eingegangen wird, was die (!) zu besprechen haben und was denen […] auf dem Herzen liegt.*"

Mit den Worten „*Geschwisterseminar ist sozusagen, ich will jetzt nicht sagen Selbsthilfegruppe, aber (5) so 'ne Art halt*" findet eine gesunde Schwester für sich selbst eine geeignete Definition für solche Geschwisterinitiativen. Den Kindern und Jugendlichen bietet sich in diesem Kontext die Gelegenheit, sich mit Gleichgesinnten *„austauschen"* zu können und unter sich zu sein (siehe Kapitel 5.3.3). Sie erfahren *„Rückhalt"* von Anderen mit gleichen Erfahrungen, so dass sie manche Gedanken, Probleme und Fragestellungen ausschließlich in diesem Zusammenhang aussprechen und zum Thema machen. Als Ressource für sich selbst erkennen die gesunden Geschwister diese geschützte Atmosphäre. Über die folgenden Themenfelder denkt ein 16-jähriger Jugendlicher, dessen Bruder an einer lebenslimitierenden Erkrankung leidet, im Geschwisterseminar nach: *„über mich, über meine Familie, meine Situation [und] Probleme, die ich habe."* Der Schutzraum innerhalb der Geschwistergruppe bietet ihm den notwendigen Rahmen zur (Selbst-) Reflexion und zur intensiven Auseinandersetzung mit seiner individuellen Situation.

„Also ich komm' wegen der Arbeit, ja, und natürlich trifft man dann auch Leute, die man lange nicht gesehen hat, das ist auch schön, aber ich komm' (2) hauptsächlich wegen der Arbeit."

In der Verwendung des Arbeitsbegriffes wird deutlich, dass die Teilnehmenden die Geschwisterseminare nicht als reine Freizeitgestaltung außerhalb der Familie erleben, sondern sich ihnen in diesem Rahmen zugleich die Chance bietet, sich intensiv mit ihrer besonderen Situation zu beschäftigen und an den von ihnen priorisierten Themen arbeiten zu können. Es wird evident, dass beides - sowohl die inhaltlich-thematische Ausrichtung der Geschwisterseminare als auch der Spaßfaktor - für die gesunden Geschwister von elementarer Bedeutung sind und das Geschwisterseminar als *„Highlight (!) im Jahr"* wahrgenommen wird.

5.3.10 Intervenierende Bedingung: Wissen und Informationen

Informationen und Wissen zur Erkrankungssituation und den damit verbundenen (Behandlungs- und Therapie-) Möglichkeiten sind für die gesunden Geschwister eine wertvolle Ressource. Zumindest einzelne Geschwister bekunden dementsprechend ihr *„großes Interesse"*, die Situation rund um das Geschwisterkind zu verstehen und zu wissen, *„was ist da los und warum ist er so?"* So erinnert sich eine 19-Jährige, dass sie neben ihrer Verzweiflung auch *„Erleichterung"* verspürte, als die Diagnose des Bruders mit Autismus endlich feststand. Nicht zuletzt ist diese Erkenntnis auch wieder mit neuer Hoffnung verbunden: *„Vielleicht kann man da ansetzen? Vielleicht gibt es jetzt irgendwie eine Möglichkeit?"* Eine junge Erwachsene sucht die Ursache dafür, nicht über ausreichendes Wissen über geeignete Hilfen verfügt zu haben, bei sich und ihrer Familie. Ihre Empfehlung ist daher *„viele Meinungen einholen."* Nur mit entsprechenden Informationen können Unterstützungsangebote überhaupt erst wahr- und *„in Anspruch"* genommen werden. Erst im Nachsatz stellt sie fest, dass professionelle Informations- und Beratungsangebote wenig hilfreich waren und sie erinnert sich, dass die Mutter von manchen auch *„richtig abgefertigt"* wurde.

Eine Jugendliche erzählt, dass sie sich in der gemeinsamen Kindergartenzeit mit dem Bruder mit einer Schwerstmehrfachbehinderung offenbar schon gut mit dessen Bedürfnissen auskannte und diesbezüglich nicht *„unwissend"* war. Umfangreiche Kenntnisse zeichnet bereits die jüngste Teilnehmerin aus, die ihr erworbenes Wissen am Beispiel der Erklärung eines Tracheostomas enthüllt:

> B: *„Das ist so ein Röhrchen. Da atmet man durch, wenn einer nicht ohne Tracheostoma atmen kann."*
> I: *„Aha, also wenn man schlecht Luft kriegt, hat man das? Okay."*
> B: *„Und die Narbe ist jetzt noch da. [Name der Schwester], komm mal einmal her [...]. Das Loch siehst du noch. [...] Am Anfang war das noch so ein dickes Loch. (zeigt die Größe des Loches.) [...] Ja, und jetzt ist das ganz langsam (!) (:), Tag für Tag, zugegangen."*

Obgleich in diesem Beispiel wie auch im nächsten Zitat eine altersentsprechende Informationsverarbeitung deutlich wird, erscheint das Wissen der jüngsten Geschwister dennoch erstaunlich, wie sich ebenfalls an den Erklärungen einer Fünfjährigen zur Medikation des Bruders erkennen lässt:

> B: *„Eine damit der Stuhlgang weicher wird und die andere (überlegt)."*
> I: *„Andere, weißt du nicht?"*
> B: *„Die andere, weil der die nehmen muss, wegen der Erkrankung und ... "*

Nicht nur die Jüngsten verfügen über dieses Wissen. Auf die Frage, ob der Bruder, der durch eine schwere Stoffwechselerkrankung in allen Aktivitäten des täglichen Lebens eingeschränkt ist, auch eine Pflegestufe hat, antwortet ein 16-Jähriger souverän: *„Pflegestufe 3"* und erklärt, dass diese mit der kompletten Pflegeabhängigkeit des Bruders einhergeht. Ein anderer 14-Jähriger formuliert seine Kritik an den aus seiner Perspektive ungerechten Verhältnissen der Pflegeversicherung und wirkt dabei für sein Alter außergewöhnlich informiert über die zu erhaltenden Leistungen in Bezug auf das jeweilige Versorgungsarrangement. Auch die jüngste Studienteilnehmerin kann im Alter von vier Jahren schon die Finanzierung von gesundheitlichen Leistungen erklären, wie sie mit der nachfolgenden Bemerkung vermittelt: *„Nee, von der Krankenkasse, bezahlen wir ja immer das Geld."*

Mit dem Alter nimmt das Interesse mancher Kinder und Jugendlicher dann zu und sie versuchen sich noch mehr Kontextwissen zur chronischen Erkrankung des Geschwisterkindes anzueignen. Eine junge Erwachsene betont, dass sie sich *„nicht in dem Ausmaß"*, wie ihre Familie damit beschäftigt hat. Während diese *„stapelweise Bücher [...] und [...] alles, was es dazu derzeit auf dem Markt* *gab"* gelesen haben, war die Wissensgewinnung der gesunden Schwester zweckorientierter, wie der folgende Interviewauszug zeigt:

„Ja, ich habe mich eingelesen, einfach, um Antworten [geben] zu können, um. Falls mich mal jemand fragt und auch für mich, um es selber zu verstehen, nachvollziehen zu können und, und ja, man wollte halt einfach wissen, Autismus, okay, aber. Was ist das überhaupt? Was heißt das? Was bedeutet das? Und es war halt auch einfach interessant dann meinen Bruder da wieder(!)zuerkennen [...] und zu sehen, da gibt es einen Namen für, für diese ganzen Probleme und ja. "

Während sich diese gesunde Schwester vor allem allgemeine Informationen aneignet, befasst sich ein anderer gesunder Bruder eher mit spezifischen Fragen. Obwohl sein Bruder für dessen Krampfanfälle eine Dauermedikation *„präventiv"* erhält und der Interviewpartner sich darum *„keine Gedanken machen"* muss, interessiert er sich doch für die Folgen dieser Medikamente:

„[...] ich hab' mich aber trotzdem mal aus Interesse informiert, was das dann ist und eben was für Folgen das auch haben kann. Abhängigkeit zum Beispiel. Ähm, er hat jetzt 'ne abgewandelte Form von Valium und das hat mich dann eben schon, ähm, ja geschockt würde ich nicht sagen, aber ich war schon sehr überrascht, [...] dass das eben, äh, gerade bei Krämpfen gegen Schmerzen ist. Es, es hat schon alles seinen Sinn. Ich denke, äh, ich, ich könnte mich noch besser informieren, aber ich, ich hab' mir einen guten Überblick verschafft, eben was er bekommt, wofür das ist [...]. "

Nicht in jedem Fall fühlen sich die gesunden Geschwister ausreichend über die chronische Erkrankung des Geschwisterkindes informiert und aufgeklärt. Solche Fälle resultieren zumeist daraus, dass es keine gesicherte Diagnose durch die Ärzte gibt, das Erscheinungsbild der Erkrankung in der Literatur nicht beschrieben ist und die Eltern zwangsläufig selbst über wenig Wissen verfügen. Die Reaktion der zwölfjährigen Schwester eines Mädchens mit ständigen Anämien unklarer Art, die zu Beginn des Interviews die Frage nach der Erkrankung nicht beantworten kann, ist daher nachvollziehbar:

I: „Okay. Und kannst du noch mal was dazu sagen, was deine Schwester für eine Krankheit hat. "
B: „Irgendwas mit dem Blut. [...]. "
I: „Mit dem Blut, okay. Und wie äußert sich das? "
B: „Weiß nicht. "
I: „Weißt du nicht. Hat die denn irgendwie Schmerzen? "
B: „Manchmal Bauchschmerzen und Kopfschmerzen. "
I: „Und kommt das, kommen die Bauchschmerzen von der Krankheit? "
B: „Das weiß ich nicht. "

Auf die Frage, was die professionellen Akteure im Krankenhaus verändern könnten, damit die Geschwister besser einbezogen würden, antwortet sie: *"[sie]
könnten auch mit denen reden, was die Schwester hat."* Eine erwachsene
Schwester unterstreicht dies auch mit ihren Erfahrungen und es wird deutlich,
dass die Geschwister oftmals nicht konsequent in den Informationsfluss durch
die Eltern oder die professionellen Akteure eingebunden sind:

> *"Aber, ja, man, man steht irgendwie da und kriegt es nicht richtig mit, wird
> nicht richtig aufgeklärt, weiß nur, der Schwester geht es nicht gut. [...]."*

Von welcher enormen Bedeutung das fehlende Wissen sein kann, wird an der
Aussage einer 19-Jährigen Schwester deutlich, für die die Autoimmunerkrankung der Schwester ein *"großes Mysterium"* darstellte. Sie begründet das im
Weiteren auch damit, dass sie sich insbesondere in akuten, lebensbedrohenden
Situationen der älteren Schwester valide Informationen durch das Klinikpersonal
gewünscht hätte. Statt Informationen aus erster Hand zu erhalten, erlebt sie die
professionellen Akteure eher abfertigend:

> *"[...] dann [...] gab es öfter Schwierigkeiten so, dass ich gewartet habe, vor
> der Intensivstation und irgendwie habe ich gefragt, was ist denn mit meiner
> Schwester und die haben mir das nicht gesagt und meinten dann irgendwann,
> ja, du kannst die ja selber fragen und dann kam ich irgendwann da rein und
> dann war die bewusstlos, also ich konnte die nicht selber fragen und ich habe
> nicht verstanden, warum mir keiner sagen konnte, was da eigentlich los ist so
> [...]."*

Zugleich betont sie, dass Wissen und Informationen auch nur dann als Ressource
hilfreich sein können, wenn diese sorgsam übermittelt werden, passgenau auf die
Betroffenen zugeschnitten und mehr als eine reine medizinische Wissensver-
mittlung sind.

> *"[...] die [...] haben [...] nicht mehr mitgeschnitten, dass derjenige, [...]
> auch betroffen davon ist, was die einem gerade erzählen, [...]."*

Eine Jugendliche absolviert deshalb ein Schulpraktikum auf der Station, in der
der Bruder regelhaft betreut wird und nutzt diese Zeit wesentlich zur Informati-
ons- und Wissensgenerierung. Diese praktische Erfahrung, dass der Bruder auf
der Station gut aufgehoben ist, beruhigt die Interviewpartnerin und trägt somit
erheblich zu einem Gefühl von Sicherheit bei. Eine erwachsene Schwester, die
heute als Gesundheits- und Kinderkrankenpflegerin tätig ist und ihre berufliche
Rolle immer wieder aus der Perspektive eines gesunden Geschwisterkindes betrachtet, fordert daher die folgende Sensibilisierung von Berufskolleginnen und -
kollegen:

„Ja, ähm, Aufklärung erst mal bezüglich der Erkrankung. Was hat das Kind? Was heißt das für die Familie? Oder, was kann es heißen? Und genau, und was kann es auch bedeuten vielleicht auch für eine Partnerschaft, für die Eltern, für die Geschwisterkinder? Dass man einfach sensibel ist für die Sachen, die vielleicht passieren können [...]."

Eine andere erwachsene Schwester spricht während des Interviews ebenfalls von dem Glück der Familie, dass ein Familienmitglied ebenfalls in der Pflege sozialisiert ist und sie somit über eine besondere Expertise verfügen. Für andere Familien fordert sie jedoch: *„Informationen, finde ich, müssen fließen [...]."*

Eine bedeutende und verlässliche Wissens- und Informationsquelle identifizieren einige gesunde Geschwister auch in der Mutter. Folglich holt sich eine Interviewte die notwendigen Informationen systematisch über diesen Weg: *„Also ich spreche mit meiner Mutter so, die spricht mit [...] den Leuten aus dem Krankenhaus und mit meiner Schwester."* Gedanken und Sorgen macht sie sich nur dann, wenn auch die Mutter nicht ausreichend über Informationen verfügt. Zugleich gibt es Fälle, in denen die Eltern und insbesondere die Mutter die gesunden Geschwister möglicherweise zu deren Schutz nicht bis ins Detail einbeziehen und diese auch nicht eingebunden werden wollen. Indem die gesunden Kinder und Jugendlichen mit bestimmten Informationen, wie z. B. dem komplexen Medikamentenmanagement des Geschwisterkindes, bewusst nicht konfrontiert werden, gelingt es den Eltern und den gesunden Kindern, eine Unbeschwertheit in der Kindheit und Jugend aufrechtzuerhalten. Obgleich den gesunden Kindern bewusst ist, dass sich das in der Zukunft verändern wird, können sie zunächst die eigene Selbstverständlichkeit innerhalb und außerhalb der familialen Welt aufrechterhalten.

5.4 Strategien und Handlungen zur Harmonisierung und Balance

Für die gesunden Geschwister ist es von besonderer Bedeutung, die Selbstverständlichkeit ihres Lebens innerhalb und außerhalb der durch die chronische Krankheit des Geschwisterkindes irritierten familialen Welt aufrechtzuerhalten. Sie entwickeln dazu entsprechende Handlungen und Verhaltensmuster, um die Kompatibilität dieser zwei Welten herzustellen. Beide Welten sind einerseits aufeinander bezogen und passen andererseits schwer bis gar nicht zusammen. Die gesunden Geschwister müssen ihre Bedürfnisse und Interessen mit den sozialen sowie entwicklungsbezogenen Anpassungsleistungen, die aus ihrer besonderen geschwisterlichen Situation resultieren, in Balance halten und harmonisieren. Gelingt ihnen dieses, können sie weitgehend selbstbestimmt handeln und sich frei entwickeln.

Während die jüngeren Kinder nur über eingeschränkte oder keine Möglichkeiten verfügen, sich der familialen Welt zu entziehen, gelingt es den gesunden Geschwistern mit zunehmendem Alter mehr Entscheidungsautonomie zu erreichen. Sie sind dann in höherem Maße fähig oder in der Lage, sich zumindest für begrenzte Zeitkorridore abzugrenzen, wie die folgende Entscheidung einer Interviewpartnerin in der Retrospektion offenbart:

„[...] irgendwann habe ich so gemerkt, ich will es auch nicht, so, ich will mich davon auch nochmal abgrenzen, von dieser Behindertenwelt, ich mache das jetzt wirklich mal in Anführungsstrichen, weil, ja, weil ich mein eigenes Leben habe. So, da wollte ich mich ganz klar auch abgrenzen, jetzt mal. "

An der Vehemenz ihrer Aussage lässt sich erkennen, wie wichtig eine bewusste Abgrenzung für das eigene Gleichgewicht ist, aber auch, mit welchem kontinuierlichen Einfluss die chronische Erkrankung in das eigene Leben wirkt. Dass die von Krankheit betroffenen Geschwisterkinder Teil ihres Lebens sind und bleiben, ist den gesunden Geschwistern sehr bewusst. Keines der Kinder und Jugendlichen zieht in den Interviews die bewusste Loslösung von der Familie in Betracht. Gleichzeitig verfügen sie noch nicht über die Wahlmöglichkeiten, wie sie die erwachsenen Geschwister haben.

Verändern sich die Anpassungserfordernisse der gesunden Geschwister in der jeweiligen Welt oder steigen diese gleichzeitig in den beiden Kontexten an, verliert die Alltagskonstruktion an Stabilität, wie in dem folgenden Beispiel einer Abiturientin deutlich wird:

„[...] es fing alles an, kurz bevor meinen Abiturprüfungen, ich glaub ich war noch, weiß ich nicht, drei oder vier Wochen, [...] und man wusste erst gar nicht, dass es wieder sich um so 'n Morbus Crohn Schub handelt, geplant war halt eigentlich nur eine normale Blinddarmoperation und ja die artete dann etwas aus. [...] Ich hab dann meine Schulleitung auch relativ schnell darüber informiert, weil ich mich eigentlich auch außer Stande sah, irgendwelche Abiturprüfungen mitzuschreiben und wollte die 13 nochmal wiederholen, weil es zu dem Zeitpunkt echt nicht mehr ging und, ähm, dann meinte mein Schulleiter aber, ,Nein, du schreibst erst mal mit und wir gucken mal was rauskommt. Du hast auch das Recht jederzeit das abzubrechen.' [...], ich hab dann teilweise meine Lernbücher mitgenommen, weil ich gerade in meiner Abiturzeit eigentlich täglich bestimmt acht Stunden vor Ort [Intensivstation] war, dann haben mich irgendwelche Krankenschwestern Sachen abgefragt, [...] trotzdem war die Situation an sich natürlich 'ne Vollkatastrophe und ja dann war's irgendwann, also als ich meine Abiturprüfungen hinter mir hatte, war das natürlich 'ne extreme Erleichterung, weil man erst mal,

dieser Druck fiel halt auf einmal von einem ab, dann hatte ich auch überlegt,
ob ich halt direkt wieder mit irgendwas Neuem anfange zu studieren, [...]
weiß ich im Nachhinein auch nicht mehr so genau, wie ich das gemanagt
hab, aber irgendwie ging's halt. "

Die Instabilität dieser Krisensituation, der damit verbundene Entscheidungsdruck
der Interviewpartnerin gegen oder für das Abitur, das Entgegenkommen des
Schulleiters und ihre kontinuierliche Steuerungs- und Managementleistung werden offenkundig. Vor allem an den Nahtstellen der Welten, an denen diese diffundieren und in Krisensituationen zeigen sich die zu bewältigenden Herausforderungen für die gesunden Geschwister und die damit verbundene enorme Anpassungsleistung im besonderen Maße.

Vor allem in Phasen von kritischen Lebensereignissen oder Konfliktsituationen
um das von Krankheit betroffene Kind gelingt es den gesunden Geschwistern
nicht immer, die eigene Selbstverständlichkeit aufrechtzuerhalten. Deswegen ist
es ihr Bestreben, Konflikte gar nicht erst aufkommen zu lassen oder diese schnell
aufzulösen. In nahezu allen Interviews greifen die Teilnehmerinnen und Teilnehmer auf die Entscheidungsmaxime *,im Zweifel zugunsten des Geschwister-*
kindes' zurück, die sich zunächst auch in der zuvor beschriebenen Interviewpassage andeutete, im Verlauf dann aber aufgrund der durch den Schulleiter
angebotenen Option nicht mehr zum Tragen gekommen ist. Als Leitgedanke
dient dieses Prinzip auch für einen Elfjährigen. Mit Blick auf die Streitkultur in
geschwisterlichen Beziehungen vergleicht er sich und seinen Bruder mit Familien, in denen gesunde Geschwister aufwachsen:

„[...] dann seh' ich, wie oft die streiten und wie viel die streiten und das ist
bei uns halt anders, auch wenn ich genug Grund hätte zu streiten, weil er halt
öfter rumschreit, das lass' ich dann leider, muss ich sagen, auch an anderen
Leuten aus, [...] "

Während er zugunsten des Bruders seinen Ärger in diesem Fall gegen andere
Personen richtet, folgt er auch an anderer Stelle des Interviews konsequent seinem Grundsatz und findet im Sport eine weitere alternative Kompensationsmög-
lichkeit, wie er im Folgenden vermittelt: *„wenn ich wütend auf meinen Bruder*
bin, ich lass' es nicht an ihm aus, dann lass' ich es im Sport raus. "

In einem weiteren Beispiel blickt eine 19-jährige Schwester auf die Kindheit zurück und reflektiert die Krankheitsphase, in der noch keine Diagnose für die Erkrankung des Bruders mit einer autistischen Entwicklungsstörung feststand, aber
dieser bereits auffälliges Verhalten zeigte. Sie resümiert, dass sie in dieser Zeit
die Aufmerksamkeit, die dem Bruder entgegengebracht wurde, wahrgenommen
hat, selbst *„unausstehlich"* war und *„hysterisch"* darauf reagiert hat, ihren Un-
mut aber nie an ihrem Bruder ausgelassen hat. Sie reflektiert in diesem Zusam-

menhang, dass sie die Erkrankung des Bruders damals offenbar schon unbewusst wahrgenommen hat.

Während sich die Kinder und Jugendlichen in diesen Fällen für das Geschwisterkind mit der Erkrankung positionieren, verstehen sie sich in anderen Fällen als Vermittler. Möglichst neutral hat eine junge Erwachsene als Kind immer versucht, Verständnis bei der Mutter für die Schwester zu gewinnen und umgekehrt die Schwester von der Position der Mutter zu überzeugen. Ein Jugendlicher beschreibt, wie er in Konfliktsituationen zwischen dem Bruder mit einer Behinderung und der Mutter versucht, die Harmonie zwischen beiden wiederherzustellen.

Geht es um persönliche Auseinandersetzungen mit dem von Krankheit betroffenen Geschwisterkind, „verhandeln" die gesunden Geschwister und versuchen „schon Kompromisse" zu machen. In wiederum anderen Fällen geben sie nach oder ziehen sich aus der Situation zurück, indem sie „dann einfach immer ziemlich schnell fertig [...] werden und den Raum [...] verlassen." Intention, in diesen Momenten nicht zu handeln, ist es, nicht in den Konflikt zu geraten und den Streit nicht weiter zu eskalieren.

Konflikte zu vermeiden scheint hier eine eher weiblich konnotierte Vorgehensweise, wie die Worte einer erwachsenen Schwester bestätigen:

„[...] ich war auch als Kind dann eher so eine ganz ruhige, ne, so, und habe mich dann eben dann auch immer mehr zurückgezogen, was natürlich bei sechs Kindern ja auch ganz angenehm ist, wenn da mal eine dazwischen ist, die ihren Mund hält und eben nicht aufmüpfig ist, [...]."

Die aktionistische Verhaltensweise des Interviewpartners wirkt in der nächsten Szene fast als Antipode dazu.

„Ich habe ein schlechtes, manchmal ein schlechtes Gewissen gehabt, weil es nicht unbedingt fair meinen Geschwistern und meinen Eltern gegenüber war [...] wie ich gehandelt habe. Ich [...] habe es meinen Eltern nicht leicht gemacht in gewissen Situationen und sicherlich wäre es [...] besser gewesen, wenn ich meinen Eltern ein bisschen mehr Sorgen abgenommen hätte, statt noch welche dazuzulegen. [...]."

Zu betonen ist, dass diese Erfahrungen nur retrospektiv reflektiert werden. Mit welchen Ängsten und mit welchem hohen Energieverbrauch Balancierungs- und Harmonisierungshandlungen oftmals in alltäglichen Situationen einhergehen, zeigt das folgende Beispiel:

„[...] man muss halt aufpassen, dass man halt die Waage hält, also mehr die positiven Momente in den Vordergrund nimmt, weil man sonst irgendwie Gefahr läuft, für mich zumindest, wenn man immer diese Pflicht sieht (!). Und

dann sieht man es ja schnell als Last und dann kommt das in so eine Ne-
gativspirale, wo man dann halt vielleicht auch so aggressiv auf einmal rea-
giert, obwohl man es gar nicht will. [...] also das ist halt auch dieses, man
muss. Also schon. Wenn man bereit ist, das zu machen, dann sollte man es
tun, aber man muss halt gleichzeitig wieder gucken, quasi, wo sind die Gren-
zen. [...] Da muss man halt selber, wenn man da irgendeine Grenze hat, da
muss man sagen, ja gut, stopp, das kann ich da gerade mal nicht leisten. "

In den Interviews lassen sich sechs wesentliche Balance- und Harmonisierungshandlungen der gesunden Geschwister identifizieren, die sie im Hinblick auf die
Aufrechterhaltung der eigenen Selbstverständlichkeit innerhalb und zwischen
den zwei Welten einsetzen.

5.4.1 An der eigenen Identität arbeiten

Eine Reihe von Fragen beschäftigen Kinder und Jugendliche in der Phase der
Persönlichkeits- und Identitätsentwicklung. Wer bin ich? Wozu gehöre ich?
Welche Ideale verfolge ich? Was leitet und orientiert mich? Auch die gesunden
Geschwister suchen Antworten auf diese Fragen. Gelingt es den Kindern und
Jugendlichen, in ihrer von Krankheit geprägten geschwisterlichen Beziehung
eine stabile Identität zu entwickeln, unterstützt das die Aufrechterhaltung eines
weitgehend selbstbestimmten und eigenständigen Lebens.

In fast allen Interviews lässt sich eine Fülle von Textpassagen identifizieren, in
denen die Geschwister sich auf die Schilderung individueller Persönlichkeitseigenschaften konzentrieren und in denen sie sich thematisch der eigenen Identitätsarbeit zuwenden. Mit den Worten *„Ich bin ich und ich bin da. Da können sie*
nichts dran machen. Ich bleib so. Und wenn meine Schwester da ist, dann ist die
(!) halt da. [...] " bringen sie ihre Individualität zum Ausdruck und grenzen diese
in manchen Fällen zu dem von Krankheit betroffenen Geschwisterkind ab. Auch
für die jüngsten Geschwister ist dies bereits von Bedeutung. So könnte man das
folgende Zitat der fünfjährigen Schwester eines Bruders mit einer lebenslimitierenden Erkrankung, die diesen regelhaft in die Klinik begleitet und sich dort
auch im Spielzimmer aufhält, mit Blick auf die Identitätsarbeit auch mit dem
Motto ‚Mich kennt man schon!' versehen:

B: „Ja, es gibt sogar eine ganze Spielwelt. "
I: „Oh, und warst du da auch schon mal drin? "
B: „Na, klar. War ich ganz oft drin. "
I: „Was gibt's denn da alles Tolles? "
B: „Eigentlich müssen die Kinder da immer seinen Namen reinschreiben. Ich
bin die einzige, die das nicht muss. [...] Nein, aber weißt du, warum die Kin-
der das müssen? Weil die [Gesundheits- und Kinderkankenpflegerinnen]
sonst den Namen immer vergessen und dann können die nachgucken. "

Fast alle Teilnehmerinnen und Teilnehmer identifizieren für sich einzigartige Fähigkeiten. Dazu gehören besondere Begabungen oder schulische Erfolge, in denen sie externe Bestätigung außerhalb der Familie suchen und erfahren. Sie entwickeln diese Fähigkeiten im Kontext von Freizeitaktivitäten und Hobbies, wie das folgende Beispiel demonstriert:

> B: „Sport ist mit das Wichtigste für mich."
> I: „Was ist so besonders daran?"
> B: „(4) Ja, hhm, ich mag es. Und ich bin auch ziemlich sportlich. Hab, hatte schon immer 'ne besonders gute Kondition. Ne' extrem gute. Und bin ziemlich schnell, stark, ja. Bin in allem, in allem, in allem was Leichtathletik hat, eigentlich ziemlich gut. Und deswegen gefällt mir das."

So besitzen sie sehr genaue Vorstellungen von ihrem Selbstbild und ihren besonderen Begabungen, die gewissermaßen den Motor für ihr Selbstbewusstsein und -vertrauen bilden:

> „[...] dann fahr' ich mal mit dem Fahrrad, [...] wir wohnen auf dem Berg und die Schule ist im Tal und (2) mit dem Fahrrad ohne Motor den Berg hochzufahren, schaffen nicht viele."

Viele Anstrengungen und Ressourcen investieren die Geschwister auch in ihre schulischen Leistungen, worüber sie Anerkennung und externe Bestätigung für das eigene Selbst erhalten.

> B: „Also, ich lern' mit ihr [Mutter] also die Sachen von der Schule, sie kontrolliert meine Hausaufgaben. Wenn ich Vokabeln auf habe, kommt abends mein Vater 'ne Stunde früher, und ich hab' da so'n Kuscheltier, das, damit lern' ich auch immer total, ähm, witzig, das macht dann auch immer totalen Spaß, und dann..."
> I: „Was ist das für'n Kuscheltier?"
> B: „So'n Bär, ich nenn' ihn [Spitzname], der ist dann, also so Handpuppe und am, an den Wochenenden lern' ich dann auch nochmal die ganze Woche nach, was wir da gemacht haben, ja."

Schließlich erhalten sie Resonanzen zu ihren Fähigkeiten innerhalb der Peergruppe, im Freundeskreis oder von den Sportkameraden, aus denen sie Wertschätzung und Anerkennung ziehen: „Ich bin auch der beste Innenverteidiger bei uns, in meiner Mannschaft." Von Bedeutung in diesem Zusammenhang ist, dass sie diese Bestätigung in möglichst objektivierbarer Form erhalten. In den meisten Fällen scheinen sie die Anerkennung eher in der externen Bestätigung außerhalb der Familie zu suchen und zu finden: „Man hat etwas [Poetry Slam[36]] gefunden, [...] hat das gerne gemacht und hat gemerkt, dass das anderen dann

---

36 dt. Dichterwettstreit

auch gefällt [...]". Lob durch die Eltern oder aus dem Kreise der Familie schildern die Kinder und Jugendlichen stattdessen nur in wenigen Interviewstellen und oftmals lassen diese einen direkten Bezug zum Geschwisterkind mit der Erkrankung erkennen, wie das folgende Beispiel zeigt:

> B: *„[...] mit so alten Kinderliedern, die hab ich dann einfach irgendwie so dazu gesungen und [Name des Bruders] war daneben, hat versucht mitzusingen, [...]. Ja er fand das toll (!), [...] danach sagen Mama und Papa: ‚Ja finde ich gut, dass du das machst‘, oder ‚Hast du gut gemacht‘, sowas. "*
> I: *„Macht dich das auch ein bisschen stolz? "*
> B: *„Ich finde das gut ein Lob zu kriegen (!), einfach so. "*

Lediglich ein zehnjähriges Mädchen berichtet, dass sie sich auf den gemeinsamen Schwimmausflug mit der Mutter freut und erhofft sich deren Bestätigung für die neu erlernten Kunststücke:

> *„[...] die Sachen, die ich im Wasser kann, meiner Fam..., ähm meiner Freundin, meiner Freundins Mutter, meiner Mutter zeigen kann. Ja. Das ist auch toll für mich, weil ich war [...] letzte Woche, [...], da war ich fast sechs Stunden Schwimmen mit meiner Freundin und da habe ich halt kräftig geübt, tauchen, Handstand, Kieselköpfe, [...]. "*

Nicht nur die Vielfalt der Hobbies wird mit Beispielen wie *„also ich spiele Klavier, ich schwimme, also ich bin im Verein, dann Jiu-Jitsu"* betont, sondern auch die Menge und die Art und Weise, mit der sie diese in ihren Alltag integrieren, fallen auf:

> *„Ja, also es kommen (:) noch ein paar mehr. [...] Ja, also das mache ich halt unter der Woche und dann diene ich noch in der Kirche, Messdienerin, haben wir noch Gruppenstunde, ist ganz lustig, ja ich (5) zeichne halt gerne. [...] Ja, mit Hausaufgaben passt schon noch ja. "*

Neben der enormen zeitlichen Bindung finden auch fast alle Freizeitaktivitäten eines anderen Jugendlichen außerhalb und unabhängig von der familialen Lebenswelt statt. In seiner folgenden Äußerung betont er dann die unterschiedlichen Funktionen die Hobbies für ihn haben können.

> B: *„Und Kanu. [...] Würde ich jetzt gerne anfangen, [...] ist man nicht an Zeiten gebunden. Das ist ganz schön, ich kann mir dann eben selbst aussuchen, wann ich mit dem Kanu irgendwo hinfahre. Ja. "*
> I: *„Was ist das Besondere am Kanufahren für dich? "*
> B: *„Ähm, zum einen, dass man sich eben auspowern kann, weswegen ich überhaupt Sport mache, gerade eben auch Fußball und Joggen. Ähm, aber auch, dass man mal Zeit für sich hat durchaus. "*

Während er sich bei einigen Sportarten „*auspowern*" und an seine Leistungsgrenze gehen kann, nutzt er andere als Rückzugsort und genießt dort Zeit für sich. Die Beziehung zwischen der Identitätsarbeit und der Bedeutung von (Schutz-)Räumen (siehe Kapitel 5.3.2) für Auszeiten und Freiraum wird plausibel.

Losgelöst von ihrer besonderen familialen Situation möchten die Geschwister ein eigenes Leben führen und gestalten können, das in ihrer Wahrnehmung dem von Gleichaltrigen entspricht. So erleben sie in Bezug auf die eigene Persönlichkeitsentwicklung den Loslösungsprozess von der Familie:

> „*[...] aufgrund dessen, (lacht) dass ich jetzt auch eben 16 bin und mein eigenes Leben leben möchte und eben nicht so das Interesse daran habe äh, Familienausflüge zu machen, daran scheitert das dann eher, [...], ich denk', das ist für einen 16-Jährigen normal, dass, äh, man eben nicht viel mit der Familie machen möchte. Sich lieber mit Freunden trifft, ich hab' viele Hobbies und da geht dann eben, ähm, viel Zeit auch bei verloren, die man dann auch mit der Familie nutzen könnte, aber ich denk' das ist jetzt in meinem Alter völlig normal.*"

Arbeiten an der eigenen Identität bedeutet für die Kinder und Jugendlichen in dem durch die Krankheit des Geschwisterkindes beeinflussten Leben ein individuelles Persönlichkeitsprofil zu entwickeln, selbstbestimmt und als Individuum anerkannt zu sein, eigene Ziele und Zukunftspläne zu haben und realisieren zu können. So stellt das Schwimmabzeichen für ein achtjähriges Mädchen nicht nur eine wertvolle Auszeichnung dar, auf die sie stolz ist, sondern vielmehr verhilft ihr diese zugleich zu mehr Selbstbestimmung und zu Raum für eigene Auszeiten von der Familie: „*ich konnte halt alleine Schwimmen gehen, weil ich schon Silber habe, ja. Und ich darf auch schon mit meiner Freundin, weil ich ja schon Silber habe [...].*" Gelegenheiten dieser Art bilden Bezugspunkte für die Geschwister, sich zumindest für bestimmte Zeit von der Familie zurückzuziehen und Zeit für sich zu genießen. Von Bedeutung ist es für die Geschwister insbesondere im Hinblick auf ihre Persönlichkeit als Individuum anerkannt zu sein. In der sich anschließenden Textpassage führt eine junge, erwachsene Interviewpartnerin, die insgesamt eher wenig Selbstvertrauen ausstrahlt, ihre persönliche Begabung aus, Texte zu verfassen. Ihre Perspektive, in der sie sich wohlfühlt und selbstsicher handelt, kommt hier zum Vorschein:

> „*[...] ich schreibe ja auch Texte oder so, also jetzt irgendwie Gedichte, oder so und da habe ich jetzt nie (!) gedacht, 'Oh, mein Gott. Ne.' Oder die schreibe ich selbstverständlich, die zeige ich allen und, weiß ich nicht, ne' so.*"

An der eigenen Identität arbeiten die gesunden Geschwister auch, indem sie sich Wissen in vielfältigen Gebieten aneignen und so ihr persönliches Profil entwi-

ckeln: *„Ja, generell Sport, Yoga, Lesen, also ich bin sehr interessiert in Philoso-
phie und halt auch so spirituelle Sachen, Meditationssachen und so was finde ich
sehr spannend."* Für die gleiche Interviewpartnerin ist ebenfalls von Bedeutung,
dass sie persönlich Spuren hinterlässt, an denen sich Menschen orientieren:

> *„[...] dass vielleicht mehr Menschen sich entwickeln, [...] und sich informie-
> ren und dass ich irgendwie vielleicht so, ein Buch geschrieben habe, also
> dass ich ein Buch geschrieben habe, wäre cool, oder fertig geschrieben ha-
> be."*

Wie sehr besondere Fähigkeiten für die eigene Identität von Bedeutung sind und
wie nützlich sie damit gleichzeitig zur Bewältigung besonderer Lebenssituatio-
nen sind, zeigt auch das Beispiel einer anderen jungen Erwachsenen. Bereits
beim Betreten ihrer Wohnung fielen ihre Zeichnungen auf. Auch über das gesamte Interview betonte sie diese besondere Fähigkeit immer wieder. Vor allem
in der plötzlichen akut lebensbedrohenden Krankheitsphase ihrer Schwester war
„zu malen [...] schon gut", weil es *„so davon wegführt, zu grübeln."* Am Ende
des Interviews skizziert sie über eine lange Interviewpassage die Entwicklung
ihrer Malerei. Sie erinnert die unterschiedlichen Kontexte, in denen sie gemalt
hat, die verwendeten Materialien und Techniken sowie die Stilrichtungen und
wie diese sich im Verlauf verändert haben. Sehr nachvollziehbar wird dabei, wie
sehr Malen für sie Ausdrucksform der Identitätsfindung in den unterschiedlichen
Lebensphasen gewesen ist und sie diese Befähigung zugleich als Bewältigungs-
form nutzt. Mit den folgenden Worten zeigt sie auf, dass sie mittlerweile in ihrer
Persönlichkeit gefestigt ist und die Malerei nicht nur Bestandteil, sondern auch
Ausdruck ihrer Identität ist:

> *„Also manchmal ist das so, dass ich dabei ganz ruhig und geerdet werde
> [...], aber [...] das war lange so, dass wenn ich dann Bilder gezeigt habe und
> das irgendwie bewertet wurde, war das immer so ein Ausliefern, also dass
> man da irgendwie dran hängt und dass dann sehr, dass die Kritik sehr per-
> sönlich wird, dass man dazu Abstand nehmen kann. Also das kann befreiend
> und loslösend sein, wenn man das nicht ernst nimmt und nicht persönlich
> nimmt, sondern das einfach macht und das auch okay ist, wenn das nichts
> wird so."*

Vor allem gesunde Geschwister, bei denen geringe Altersabstände zu den von
Krankheit betroffenen Geschwistern bestehen, schildern die Bedeutung der Interaktion sowie Auseinandersetzung mit Gleichaltrigen für die Entwicklung
eigener Persönlichkeitsanteile. Nicht zuletzt zur eigenen Rollenfindung vergleichen und messen sie sich mit Gleichaltrigen, da ein solcher Wettbewerb krankheitsbedingt mit dem Geschwisterkind nicht möglich ist. Gleichzeitig ist es für
sie wichtig, Teamplayer zu sein und gemeinsam mit anderen Menschen, z. B. in

Mannschaftssportarten, Herausforderungen zu meistern und etwas zu erreichen, wie diese Jugendliche im Folgenden ausführt:

„[...] das erste Mal mit vier in den Fußballverein gegangen, [...] habe dann neun oder zehn Jahre bei Jungs gespielt und dann noch drei Jahre in der Bundesliga. [...] ja, ist halt ein Teamsport, also ich mag es auch mit anderen Menschen, so, etwas zu erreichen [...] ich war auch immer sehr mit Jungs, halt habe ich interagiert und nicht mit Mädchen, [...] eher so, auch manchmal etwas rabiater ist und halt so eher was, eher so einen jünglichen, jungenlichen Charakter hat. [...] Ja, also deswegen. Ich wurde da einfach mitgerissen, mit den Jungs habe ich Fußball gespielt, dann konnte ich das ziemlich gut, ja, so hat das angefangen. [...]".

Ein erwachsener Interviewpartner berichtet retrospektiv, dass er sich mit dem *„größten Rabauken"* der Schule geprügelt hat, wenn dieser *„sich an jemandem ausgelassen hat, der, der schwächer war"*. Einerseits hat er als Jugendlicher darin die besondere Herausforderung gesucht, sich vor allem mit Stärkeren zu messen, andererseits legitimiert er die körperliche Auseinandersetzung moralisch, indem er als wesentlichen Antriebspunkt vor allem seinen *„Gerechtigkeitssinn"* nennt. Während er damit auch Einblicke in seine Wertvorstellungen als Jugendlicher gibt, betont er in der sich anschließenden Textpassage, dass es für ihn auch Spaßfaktor und Genugtuung war, sich zu *„messen"*.

„Die Tatsache, dass ich mich aber gern geprügelt habe, weil ich mich auch messen wollte, ist aber ein Teil der sicherlich sehr groß, sehr gut, sehr viel dazu beigetragen hat. Es ist nicht so, dass ich jetzt mich da hab zu gezwungen gefühlt, nö, das machte Spaß. Und [...] natürlich ist das für jemanden, der es von außen sieht, nicht unbedingt so klar, [...] jemand von außen kann dich als Prügler empfinden und nicht, dass da auch irgendein Gerechtigkeitssinn hinter steckt. Was natürlich auch nur ein Teil des, des, der Wahrheit ist, also der Gerechtigkeitssinn [...]. "

Obgleich es scheint, als ob er die Angemessenheit dessen heute selbst in Frage stellt, könnte man die Prügelei auch als *Engagement in guter Sache* übersetzen. Die Bereitschaft für andere Menschen engagiert einzustehen als wesentliche identitätsstiftende Eigenschaft, findet sich auch bei anderen Studienteilnehmerinnen und -teilnehmern. So schildert eine Jugendliche, dass sie als Organisatorin für ein Projekt *„gegen Rassismus"* ausgewählt worden ist. Obgleich die Interviewpartnerin etwas in der Gesellschaft verändern will, kehrt sie im Weiteren zu ihrer Perspektive zurück und betont, dass es dazu notwendig ist, die eigenen Grenzen zu kennen, verantwortungsbewusst und mit sich im Reinen zu sein:

„Ich würde gerne etwas verändern, anderen helfen und auch, dass ich mit mir selbst im Reinen bin, also nicht, dass ich jetzt, ich würde jetzt auf gar

keinen Fall Bundeskanzlerin werden wollen, weil ich mit mir selbst nicht im Reinen wäre. Also etwas, was halt zu mir passen würde, vom Wesen her." Dass es ihm auf den Charakter ankommt, betont ein 14-Jähriger am Beispiel der Fanzugehörigkeit in der Bundesliga: *„Ja, ich sag' halt immer ,Es ist nicht so wichtig, zu welchem Verein man gehört, sondern wie der Mensch ist.' [...]."* Im Weiteren distanziert er sich dann von Menschen, die auf der Basis von solchen äußeren Faktoren Urteile fällen.

Neben den persönlichen Zielen, die die Geschwister verfolgen, schmieden sie Zukunftspläne, machen sich Gedanken über ihre persönliche Entwicklung und bereiten sich auf diese vor. Vor allem die Jugendlichen und jungen Erwachsenen verbinden ihre Zukunftspläne mit den Anpassungsleistungen, die sich aus der chronischen Erkrankung des betroffenen Geschwisterkindes ergeben. So ist eine jüngere Schwester *„mit 16 das erste Mal ausgezogen"*, um in der Phase der Dialysepflicht bei ihrer von Krankheit betroffenen Schwester zu leben. Obgleich die frühe Trennung vom Elternhaus - wie sie zugleich betont - ein Familienagreement gewesen zu sein schien, betont sie die Bedeutung, die diese für ihre Selbstständigkeit hatte: *„war auch, glaube ich, ganz gut."*

Vor allem die eigene Berufsfindung scheint bei den gesunden Geschwistern durch das Aufwachsen mit einem von Krankheit betroffenen Geschwisterkind geprägt. So berichtet ein 15-Jähriger zunächst von seiner *„Traumzukunft"* und wechselt dann in eine realistische Berufsperspektive: *„also Ergotherapeut könnte ich bestimmt schaffen."* Im weiteren Verlauf des Interviews wird deutlich, dass er sich mit diesem Gedanken schon näher befasst hat: *„bei uns, da gibt's 'ne Schule, extra für Ergotherapeuten und da kannst du dich halt anmelden an der Schule und dann bist du da aufgenommen, [...]."* Auf die Frage, ob er sich dort schon erkundigt hat, führt er dann im Detail aus, wie er sich das therapeutische Netzwerk seiner Schwester für die eigene Berufsfindung zu Nutzen gemacht hat. So konnte er während der Therapien zuschauen, seine Fragen zu dem Berufsfeld stellen und sich einen Platz für ein Schulpraktikum sichern.

Vor allem die Jugendlichen und jungen Erwachsenen stellen nahezu alle einen Zusammenhang zwischen ihrer Berufswahl und den von Krankheit betroffenen Geschwistern her. Während die Kinder und Jugendlichen ihre Berufsfindung in Richtung helfender Berufe, wie z. B. *„Sozialpädagogin, Heilpädagogin"* ausrichten, sind einige erwachsene Geschwister sogar bereits in solchen Berufskontexten tätig. So antwortet eine volljährige Schwester auf die Frage, ob sie aus der Situation mit ihrer Schwester mit einer chronischen Erkrankung etwas Positives mitgenommen hat: *„Ähm, positiv mitgenommen, wahrscheinlich mein Berufswunsch. Der Berufswunsch zur Kinderkrankenschwester kommt bestimmt auch daher."* Eine andere Interviewpartnerin *„vermute[t]"* hingegen die Beziehung zwischen der Krankheit des Bruders und ihrer Entscheidung für den Beruf der Altenpflegerin und, dass sie das *„irgendwie [...] in diese berufliche Richtung gelenkt"* hat. Während diese Studienteilnehmerin über lange Textpassagen detailliert über ihre eigenen Zukunftsvorstellungen spricht, denkt sie zunächst an ihren Bruder und verliert das Bewusstsein für sein zukünftiges Leben nicht aus den Augen:

> B: *„Meine Zukunft? Ist eine gute Frage. Ja, ganz konkret (fragend), oder, oder jetzt bezogen auf meinen Bruder, wahrscheinlich dann. Auch ja."*
> I: *„Wie du möchtest, das was für dich wichtig ist [...]."*
> B: *„Ja, natürlich, ich weiß, dass es darauf hinaus läuft, dass ich die Betreuung komplett für meinen Bruder übernehme und das finde ich auch absolut okay. [...] Ja, ich weiß einfach, das wird (stockt) immer ein Teil sein und das, aber es ist auch absolut okay. Es ist Familie und ich mach es auch halt einfach gerne, ja, deswegen ich, wie stelle ich mir das vor? [...] Noch nicht groß Gedanken darüber [gemacht], aber [...] das ist halt immer sowas, was im Hinterkopf da ist. Also, mein Bruder. Ich, ich meine, das schränkt mich irgendwo auch ein, das sagt meine Mutter auch immer wieder: ‚Bist du dir ganz sicher, dass du das machen möchtest? Du kannst niemals wirklich weit weg ziehen. Du musst für deinen Bruder da sein, bla, bla, bla, bla und so weiter und sofort.' Aber es ist einfach was, womit ich dann gerne lebe."*

An anderer Stelle betont sie, dass sie bereits die stellvertretende Betreuung für den Bruder übernommen hat. In den sich anschließenden Interviewpassagen wechselt sie dann aber zu ihrer eigenen Zukunftsperspektive, die sie für sich sehr genau ausgearbeitet hat und folgendermaßen einleitet: *„ich hatte mir immer meinen perfekten Lebenslauf so vorgestellt"*. Im Weiteren betont sie zunächst ihre berufliche Zufriedenheit, die sie in ihrer Ausbildungsstelle erlebt, und die dazu beiträgt, dass sie sich auch gut vorstellen kann, dort zu bleiben. Perspektivisch möchte sie eigene Ziele verfolgen und studieren, *„um was in der Hand zu haben"*, viel Wissen zu erwerben, etwas zu erreichen und *„nicht immer so [...] da rumzudümpeln"*. Obwohl die Identitätsarbeit durch Neugier und Leidenschaft motiviert sind, schildert sie zugleich, dass sie es sich selbst beweisen möchte, hohe eigene Ansprüche hat und *„dann auch wirklich immer die Beste sein und Klassenbeste sein"* möchte. Mit welchem Perfektionismus sie all das anstrebt, wird auch in ihrer Begründung deutlich, in der sie das Studium als den logischen Schluss in ihrer Entwicklung bezeichnet, um sich weiteres *„geballtes"* Fachwissen anzueignen und *„richtig gut (!) zu sein."*

5.4.2 (Schutz-)Räume suchen, finden und bewahren

Weil das Alltagsleben oftmals durch das von Krankheit betroffene Kind und die damit verbundenen Irritationen bestimmt ist, suchen, finden und schützen Geschwister Räume für sich selbst. Obwohl in fast allen Familien sowohl die gesunden als auch die von Krankheit betroffenen Geschwister über jeweils eigene Zimmer verfügen, betonen einzelne Interviewte wie wichtig es ist, dass man „auch so seine Privatsphäre hat". Nicht in allen Fällen bietet das eigene Zimmer jedoch einen verlässlichen Schutz vor dem Eindringen des Geschwisterkindes:

> *„[...] er kommt, wenn ich mit meinen Freunden im Zimmer bin und dann irgendwas mache, dann kommt der auch gerne rein, das nervt mich zwar manchmal, ruf' dann auch Mama, dass er wieder rausgeht, aber wenn er dann nicht stört, einfach nur auf dem Bett liegt, dann lass ich ihn meistens auch drin, [...]"*

Im Fall einer jungen erwachsenen Interviewpartnerin, die über die Wochenenden von ihrem Studienort nach Hause kommt, um die Familie zu unterstützen, erfolgte im Zuge des täglich notwendigen Verbandwechsels der Schwester die Zweckentfremdung ihres Zimmers als Behandlungsraum und Materiallager. Obwohl die Interviewte in diese familiale Entscheidung nicht einbezogen wurde, kann sie sie rational verstehen und argumentiert an anderer Stelle mit dem fehenden Gästezimmer, das ansonsten sicher als Lagerort umfunktioniert worden wäre.

Weil sie keinen Einfluss auf die Entscheidung nehmen konnte, erlebt sie das Eindringen in ihre Privatheit als Verlust ihrer Selbstbestimmung. Zugleich schildert sie den „Geruch von Desinfektionsmittel", der in ihr Zimmer Einzug gehalten hat, der in ihr „negativ behaftet[e]" Krankenhausassoziationen hervorruft und sie zusätzlich permanent an die mit akuter Lebensgefahr verbundene Situation der Schwester erinnert. Die Bedeutung nach Privatsphäre und ihrem Bedürfnis, sich an den Wochenenden zuhause wohl zu fühlen, werden in diesem Moment augenscheinlich.

Auch die jüngsten Interviewten wissen bereits um die Bedeutung des Kinderzimmers als Rückzugsort für sich und haben ihre Strategien entwickelt, diesen für sich zu markieren und ihn gegenüber anderen Familienmitgliedern abzuschirmen. In diesem (Schutz-)Raum können sie ungestört tun, wozu sie Lust haben und niemand macht ihnen diesen streitig, wie der folgende Auszug eines Interviews mit einem Geschwisterpaar im Alter von sechs *(B 2)* und acht *(B 1)* Jahren zeigt.

> *B 1: „[...] da kann man ja auch für sich sein. Wenn man dann will, dass keiner rein kommt, dann kommt halt auch keiner rein."*
> *B 2: „Ja und wir, ich will mal wieder so eine Uhr machen, wo draufsteht, ‚Bitte erst klopfen, bitte nicht stören, oder so'. Zum Beispiel, wenn ich Süßigkeiten futter und ich habe eine Uhr, dann stelle ich das, dann frage ich [Name der gesunden Schwester]: ‚Wo steht: Bitte nicht stören.' Dann zeigt die da drauf, dann stelle ich da drauf [...]."*

Einfallsreichtum und ein äußerst planvolles Vorgehen zeichnen die Geschwister im Hinblick auf die Bewahrung des Kinderzimmers als einen Ort des Rückzugs aus. Da die Privatsphäre im eigenen Zimmer, wie angedeutet, mit sehr unterschiedlicher Souveränität behauptet werden kann und nicht in jedem Fall respektiert wird, ist ihre Schutzfunktion begrenzt. Nicht alle Kinder und Jugendlichen verweisen auf Rückzugsmöglichkeiten und möglicherweise verfügen sie auch nicht darüber. Dennoch zeigt sich eine erstaunliche Kreativität der Geschwister im Finden, Suchen und Bewahren solcher Räume. Sie bieten den gesunden Geschwistern im doppelten Sinn des Wortes *Raum* sowohl einen (geschützten) Ort als auch Zeitkorridore, in denen sie allein sein können. Die (geschützten) Räume erfüllen zugleich unterschiedliche Funktionen. Zum einen dienen sie als Rückzugsort, um an der eigenen Persönlichkeits- und Identitätsentwicklung arbeiten zu können. Zum anderen bieten sie den Geschwistern Gelegenheit zur individuellen Verarbeitung und Bewältigung.

Die Kinder und Jugendlichen greifen einerseits auf ganz reale und andererseits auf virtuelle (Schutz-)Räume zurück. Manche davon werden situativ gewählt und genutzt und andere sind abhängig von den zur Verfügung stehenden Ressourcen. Innerhalb der familialen Lebenswelt sind es neben dem eigenen Zimmer als realer Raum manchmal auch kleine, fast unspektakuläre Schutzmaßnahmen, die sie ergreifen.

> B: *„Wenn [Name der Schwester] morgens um sechs laute Weihnachtsmusik."*
> *[...]*
> I: *„Okay und was machst du dann? Gibt's da so 'ne Strategie, die du so hast, wo du sagst?"*
> B: *„Kopfhörer?"*

Neben dem *„Kopfhörer"*, mit dem manche Geschwister dem Geräuschpegel und der Lautstärke des von Krankheit betroffenen Kindes aus dem Weg gehen, tendieren andere räumlich zu Plätzen außerhalb des häuslichen Umfeldes, wie z. B. ein elfjähriger Junge, der *„in den Ferien [...] draußen, im Zelt"* schläft. Intention ist es dabei, ausschlafen zu können und sich dem Lärm des Bruders zu entziehen, von dem er in der Schulzeit regelhaft geweckt wird und der ihn erst *„nach der ersten Schulstunde fit"* sein lässt. Die Begrenztheit der Funktion des Zeltes in situativer Abhängigkeit von den Wetterbedingungen und der Ferienzeit wird offenkundig. Zugleich verdeutlicht sich, dass es im Einzelfall einfach darum geht, eine Atempause von dem durch den Bruder bestimmten Alltag einzulegen. In einem anderen Fall erschien die Entscheidung einer zehnjährigen Teilnehmerin für den Hof des Mehrfamilienhauses als Wahl des Interviewortes zunächst außergewöhnlich. Erst die Erkenntnis über ihre bewusste, absichtsvolle Entscheidung und die Tatsache, wie sie mit den Kindern aus der Nachbarschaft über die Nutzung dieses selbst gewählten Terrains offenbar eine Vereinbarung getroffen hat, machte deutlich, wie wichtig für sie ein kontrollierbarer Raum für die Unge-störtheit der Situation und den Schutz der Gesprächsinhalte war.

(Schutz-)Räume im Sinne von Auszeiten ergeben sich auch, wenn *„auch jeder mal was für sich"* macht und z. B. die Fahrt in einen Freizeitpark ohne die Fami-lie ansteht. So schildert eine Studienteilnehmerin die Vorteile eines solchen Ta-ges wie folgt: *„man muss so nichts (!) machen, die Rucksäcke stehen einfach die ganze Zeit da, du hast Essen, Trinken [...] komm abends dann immer richtig glücklich wieder."* In diesen Auszeiten rücken die gesunden Geschwister in den Mittelpunkt. Diese Zeiten werden nicht durch Verpflichtungen unterbrochen oder gestört. Vielmehr erfahren die Kinder und Jugendlichen diese Momente bisweilen sogar als eine besondere Anerkennung und Wertschätzung, wie das nächste Interviewbeispiel zeigt:

> *I: „Und warst du auch schon mal im Stadion?"*
> *B: „Ja, einmal [...] in Wolfsburg, in der VIP Lounge. [...] Ja. Jedenfalls war das ziemlich cool, da gab's auch ein bisschen Kaviar in der VIP Lounge."*
> *I: „Also, was ganz besonderes für dich, quasi. Aber da warst du alleine, oder was?"*
> *B: „Nee, da war ich, also von meiner Familie aus alleine, mit 'nem Freund und seinem Onkel und seiner Tante. Und ich war schon dreimal, viermal im Gladbacher Stadion [...]. Aber sonst mit meiner Familie war ich noch nie im Stadion."*

(Schutz-)Räume bieten sich den gesunden Geschwistern auch bei den Großeltern und in der weiter entfernten Familie, zu der sie *„immer (!)"* können. Dies stellt selbst zu ungewöhnlichen Zeiten kein Problem dar. Freunde gewähren ebenfalls Schutz. Eine geschützte Atmosphäre erleben die Kinder und Jugendlichen auch, wenn sie z. B. in Geschwistergruppen unter Gleichgesinnten sind:

> *„[...] Und dass man dann eben vielleicht auch gerade mal andere Frage-stellungen anspricht, ah, eben anders in dem Sinne, dass man, äh, nicht als Familie auch da ist, sondern wirklich für sich."*

Retrospektiv berichtet auch eine erwachsene Teilnehmerin von einer Selbsthilfe-initiative, die sie als wesentliche Ressource für sich wahrgenommen hat und in der nur *„bestimmte Leute"* dabei waren, *„für die [...] das ja auch selbstver-ständlich"* war. Sie schildert im Weiteren, dass ihr dieser Raum mit dem Zeit-punkt genommen wurde, als ihre Eltern begannen ebenfalls dort aktiver zu wer-den. In der Konsequenz ist sie selbst dann *„auch mal ein paar Jahre rausge-gangen, [hat] dann da auch nichts mehr gemacht und wollte davon auch nichts mehr hören [...]."*

Parallel zu diesen realen Rückzugsorten schützen sich die Geschwister, indem sie virtuelle (Schutz-)Räume für sich schaffen und aufrechterhalten. Oftmals machen sie die Dinge mit sich selbst aus und verarbeiten allein:

> *I: „Okay. Gibt es in der Familie jemanden, wo du sagst, das ist mein An-sprechpartner?"*
> *B: „Ich selbst. (lacht)"*
> *I: „Du selbst?"*
> *B: „Ja."*
> *I: „Du hörst dir selbst zu oder, ähm?"*
> *B: „Ich brauchte so was bis jetzt noch gar nicht."*
> *I: „Okay."*
> *B: „Ja, ich höre mir selbst zu."*
> *I: „Okay. Also du machst die Dinge mit dir selber aus, vielleicht, ja?"*
> *B: „Ja. Oder schreibe sie, also ich schreibe gerne."*

Vor allem im *„Prozess des Schreibens"* kommen sie *„zur Ruhe"*, besinnen sich auf sich selbst und gleichzeitig dient das Schreiben als eine Form der Verarbeitung: *„Dann blendet man alles andere aus und dann [...] konzentriert man sich darauf und danach ist man halt wieder ziemlich ausgelastet."* Während diese Teilnehmerin vor allem Kraft aus dieser Verarbeitungsform schöpft, berichtet eine andere Interviewpartnerin, dass sie mit dem Ausbruch der Krankheit ihrer Schwester erst mit dem Schreiben begonnen hat.

> *„Ich habe angefangen, Tagebuch zu schreiben, mache ich auch immer noch. Also einfach versucht, genau zu beschreiben, wie sich gerade was in mir an-fühlt, oder was ich denke, weil ich dann das Gefühl hatte, das so ein bisschen loszuwerden, also ein bisschen befreit davon zu sein [...]."*

Die Funktion des Tagebuches als (Schutz-)Raum zur Gefühlsverarbeitung und Bewältigung dieser durch den akuten Krankheitsausbruch der Schwester dominierten Situation wird in den Ausführungen der Interviewpartnerin sehr präsent und dient vor allem dazu, nicht ins Grübeln zu geraten. Eine achtjährige Interviewpartnerin schreibt ebenfalls Tagebuch, wobei sie einschränkend formuliert, dass ihr da nie so richtig was einfällt und sie daher da nicht viel drin stehen hat. Alternativ teilt sie ihre Sorgen mit der Schwester, die nicht verbal kommunizieren und nicht antworten kann.

> *„Also, an [Name der Schwester] sage ich halt meine Sorgen, so in ihrer Sprache halt [...]."*

Zugleich vertraut sie ihrer Schwester, die damit gewissermaßen zu einem virtuellen (Schutz-)Raum wird, auch Geheimnisse an und betont, dass *„das Gute an [Name der Schwester] ist [...], dass die nichts weiter erzählen kann (lacht)."* Virtuelle (Schutz-)Räume finden sich bei den jüngsten Teilnehmerinnen und

Teilnehmern vor allem im Spielerischen. So erwähnt eine Fünfjährige ihre *„Ge-heimnisbank". „Versteck[e]"* im Kinderzimmer, wie z. B. eine *„Schatztruhe"* oder einen *„Sorgenfresser"*[37] nutzt ein sechsjähriger Interviewpartner, um seine Geheimnisse vertraulich zu halten.

Entscheidend für die Wahl der Rückzugsorte ist, dass sie den gesunden Ge-schwistern Schutz bieten gegenüber den krankheitsbedingten und familialen An-forderungen, die ansonsten beständig auf sie einwirken. Insofern erstaunt die Schlussfolgerung einer elfjährigen Schwester nicht: *„[Großstadt] war cool, da war er nicht da."* Ihr gesunder älterer Bruder erweitert den (Schutz-)Raum im Sinne von Auszeiten für die gesamte Familie, die *„halt immer wenn er [Bruder mit einer Behinderung] dann so weg ist [...] auch mal so ein bisschen Frei-raum"* hat. Vor allem die räumliche Trennung, die sich ergab, weil die Schwes-ter mit Behinderung innerhalb der Woche in einem Internat lebte, empfand eine erwachsene Interviewpartnerin, die auf die Zeit zurück blickt, für ihre Familie als entlastend, da sie ja *„quasi mit der Situation nichts mehr zu tun"* hatten. Wäh-rend das Internat als Schulform eine dauerhafte Instanz darstellte, unterstützen oftmals verlässliche, im Zeitkontinuum wiederkehrende, professionelle Angebo-te, wie z. B. Kurzzeitpflegeeinrichtungen, die Aufrechterhaltung von Auszeiten.

Auch die Tatsache, dass sich die Krankheitssituation des Geschwisterkindes auf der Verlaufskurve entspannt, führt dazu, dass sich eine gesunde ältere Schwester zugunsten der eigenen Privatsphäre entscheidet *„auch mal ein Wochenende in [Studienort]"* zu bleiben und eine andere sogar überlegt, ganz aus dem Heimat-ort wegzuziehen. Über diese beschriebenen unterschiedlichen Rückzugsmög-lichkeiten besteht für die Geschwister parallel zur Präsenz des von Krankheit betroffenen Kindes und der damit einhergehenden Verlaufskurven die Option, eigene (Schutz-)Räume und (Aus-)Zeiten, z. B. für die Arbeit an der eigenen Persönlichkeits- und Identitätsentwicklung voll ausschöpfen zu können. So ge-lingt es einigen Geschwistern, die Verarbeitung ihrer besonderen Situation mit der weiteren Entwicklung eigener Fähigkeiten, z. B. besonders gut malen zu können, zu verbinden.

Während für die Geschwister die Intention der (Schutz-)Räume weitgehend ein-heitlich erscheint, variiert ihre Beschaffenheit und nur wenige grundlegende Kriterien kennzeichnen sie. So stehen die Geschwister im Mittelpunkt innerhalb dieser Räume und diese sind selbstgewählt. Von Bedeutung ist, dass (Schutz-) Räume konstant oder im zeitlichen Kontinuum verlässlich sowie wiederkehrend vorhanden sind und situativ zur Verfügung stehen. Sie zeichnen sich dadurch

---

37 Sorgenfresser sind bunte Spielfiguren aus Stoff mit einem großen Mund, der sich mit einem
    Reiß- oder Klettverschluss öffnen und wieder verschließen lässt. In diesen können Kinder kleine
    Zettel mit ihren Sorgen legen.

aus, dass innerhalb dieser geschützten Räume Vertraulichkeit besteht, die Geschwister selbst darüber entscheiden, was hinaus gelangt und zugleich nichts und niemand eindringt.

5.4.3 Mit Gleichgesinnten reden

In der Retrospektion empfiehlt eine gesunde Schwester anderen betroffenen Geschwistern die folgende Bewältigungsstrategie: *„auf jeden Fall immer so viel reden wie möglich. Also [...] ich glaube nicht, dass es gut ist, so, dass mit sich selber auszumachen, weil das dauert dann nur länger."* Während sie diese Empfehlung inzwischen aussprechen kann, reflektiert sie während des Interviews, dass sie in der akut lebensbedrohenden Situation ihrer Schwester *„eigentlich nicht"* darüber geredet hat, es eher mit sich alleine ausgemacht hat und auch in der Familie *„erst mal nicht darüber gesprochen"* wurde. Nicht in jedem Fall sprechen die Kinder und Jugendlichen über ihre besondere familiale Situation und die damit verbundenen Sorgen und Ängste, wie auch das folgende Beispiel zeigt:

> B: *„Also, ich erzähl gar keinem (I: Mm.) eigentlich, also- hier in 'ner Nachbarschaft."*
> I: *„Mm. Machst du dir denn manchmal Sorgen? (B: Ja, 'n bisschen.) Ja? Was, was- Woran denkst du denn dann, wenn du dir Sorgen machst?"*
> B: *„(04) (/) (I: Mm.) Also, (03) ich will halt einfach da nit mehr drüber reden und dann-[...]"*

Während die siebenjährige Interviewpartnerin zunächst selbst nicht darüber reden möchte, reagiert sie auf die zirkuläre Frage, was sie mit all ihrer Erfahrung einer Schulkameradin raten würde, die ebenfalls mit einem Geschwisterkind mit einer schweren Erkrankung aufwächst und nicht weiß, wie sie damit umgehen soll, mit dem folgenden Angebot: *„Dass wir mal da drüber reden könnten."* Offen bleibt erst einmal, ob diese Äußerung nur als Angebot zu verstehen ist oder zugleich die Strategie verfolgt, nur mit Gleichgesinnten zu sprechen. Ihr zustimmendes Nicken auf die sich anschließende Frage: *„Glaubst du, das ist wichtig, mit jemandem zu reden, der auch weiß, worum's geht?"* signalisiert, dass selbst die sehr jungen Geschwister eine Vorstellung haben, unter welchen Bedingungen sie bereit sind darüber zu reden. Eine zwölfjährige Interviewpartnerin wiederum hat für sich ein sehr differenziertes Entscheidungs- und Handlungsmuster entwickelt, das sie durch Situationen leitet, in denen sie auf ihren Bruder angesprochen wird:

> *„[...] wenn ich nicht zwangsläufig gefragt werde (!), spreche ich eigentlich nur mit meiner, sozusagen besten Freundin darüber, wie es ihm geht oder so. Und wenn irgendwer mich fragt, kann ich dem auch 'ne Antwort stellen, aber wenn ich's nicht mag, dann mach ich's auch nicht."*

Das Vorgehen der Interviewpartnerin zeigt ihre Sensibilität im Umgang mit Informationen über das Geschwisterkind und deutet zugleich an, wie notwendig diese offenbar dafür ist, selbstverständlich leben zu können. So öffnet sie sich im Gespräch nur ihrer sehr vertrauten besten Freundin, deren Bedeutung sich mit dem folgenden Satz noch besser nachvollziehen lässt: *„Ja, von der ist auch der Vater gestorben und deshalb versteht die mich nochmal besser. [...]."* In diesem Beispiel erfüllt die beste Freundin gleichzeitig die Funktion einer Vertrauten und einer Gleichgesinnten.

Um die Bedeutung dieser Vertrautheit weiß auch ein erwachsener Interviewpartner, der betont, dass die Grundlage um sich *„aussprechen"* zu können, *„sehr, sehr, zum Teil auch ganz tiefe Verbindungen"* sind. Neben dieser Vertrautheit, tragen aber vor allem das Verstehen und/oder das Verständnis Dritter für diese außergewöhnliche Situation entscheidend zur Bewältigung bei:

> B: *„[...] also reden ist [...] auf jeden Fall gut, aber da muss man gucken, mit wem."*
> I: *„Gezielte Auswahl von Personen, mit denen man spricht, geht es dann darum?"*
> B: *„Ja, würde ich schon sagen. Also Leute, die da irgendwie, die die Situation vielleicht selber kennen, also ich glaube, bei mir war es auf jeden Fall so, wenn Leute das überhaupt nicht verstanden haben und ich habe versucht, denen zu erzählen, was gerade mit mir los ist und dann nicht verstanden zu werden ist eigentlich, macht es noch schlimmer so".*

So erlebt es die Interviewpartnerin *„verletzend"* und möchte sich eher jemandem anvertrauen, der über die gleichen oder ähnlichen Erfahrungen verfügt, wie z. B. auf einem Geschwisterseminar, bei dem sie mit Gleichgesinnten *„unter sich"* sind. Analoge Erfahrungen bilden die *„Gemeinsamkeit"*, die dann dazu führt, dass sich die Geschwister verstanden fühlen und darüber reden können. Eine Begründung dafür, warum die gemeinsame Erfahrung in dieser Situation so elementar ist und nur sehr ausgewählte Gleichaltrige bei der Gefühlsverarbeitung hilfreich sein können, liefert eine Teilnehmerin: *„das war auch ein Problem, weswegen ich mich nicht mit anderen in meinem Alter darüber unterhalten konnte, weil die sich mit ganz anderen Sachen beschäftigt haben und ich hatte das Gefühl, die ganze Welt um mich rum beschäftigt sich irgendwie mit anderen Sachen und ich weiß überhaupt nicht wohin damit [...]."* So zeigt sie auf, dass Gleichaltrige mit ganz anderen Themen beschäftigt sind und nur schwer ihre Perspektive in der Situation einnehmen konnten. Zugleich führt sie es auch auf ihre eigene Betroffenheit mit der Situation zu Anfang zurück, z. B. selbst mit den Eltern nicht darüber reden zu können, wie die Erinnerung an eine gemeinsame Autofahrt mit ihrem Vater zeigt:

„[...] und während der Zeit, also am Anfang haben wir auch nicht darüber geredet irgendwie, da saßen wir einmal im Auto und mein Vater hat mich gefragt: 'Ist das nicht schlimm, findest du das nicht schlimm?' Aber irgendwie habe ich, glaube ich, gar nichts dazu gesagt. Ich weiß auch nicht, weil ich mich so betroffen davon gefühlt habe und habe eigentlich, ich glaube, ich habe so Abstand von meinen Eltern auch gehalten [...]"

So erkennt sie die Betroffenheit der Eltern, die selbst Bestandteil dieser Situation sind, und wahrt zunächst Abstand. Auch innerhalb der Familie ist es die gemeinsame Erfahrung, die letztlich dazu führt, dass man enger zusammenrückt und die Beziehungen untereinander vertrauensvoller werden lässt: *„also das bindet auf jeden Fall unheimlich zusammen, [...] Und jetzt habe ich ein richtig gutes Verhältnis, vor allem zu meiner Mutter, das ich vorher gar nicht so hatte, also jetzt erzähle ich der eigentlich alles so [...]."* Damit sind Eltern zwar wichtige Ansprechpartnerinnen und -partner, aber in der Regel keine Gleichgesinnten, wie man an der Sprachlosigkeit in dem zuvor erwähnten Zitat erkennen kann. Mit Blick auf die Kernfamilie kann die Frage, ob mehrere gesunde Geschwister, die gemeinsam mit einem von chronischer Krankheit betroffenen Geschwisterkind aufwachsen, gegenseitig füreinander die Rolle von Gleichgesinnten oder besonderen Vertrauten übernehmen (können), nicht beantwortet werden. Einerseits waren im Sample dieser Arbeit nur vier Familien vertreten, in denen eine solche geschwisterliche Konstellation vorlag. Andererseits thematisierten diese interviewten Geschwisterpaare in den Interviews von sich aus nicht, dass sie sich aus dem gemeinsamen Erleben als Gleichgesinnte wahrnehmen.

Vielmehr finden Kinder und Jugendliche, die mit einer Schwester oder einem Bruder mit chronischer Krankheit aufwachsen, z. B. Gleichgesinnte in Angeboten zur Begleitung von Geschwistern. In diesen Kontexten vermittelt sich ihnen *„das Gefühl, verstanden (!) [...] und akzeptiert zu werden"* in allen Fragestellungen, die sie beschäftigen.

5.4.4 Nach Normalität streben

Ohne Ausnahme streben die gesunden Geschwister nach Normalität. Es geht ihnen darum, wie andere Gleichaltrige ein selbstverständliches Leben zu führen, dazu zu gehören und zugleich dafür Sorge zu tragen, dass auch ihre von chronischer Krankheit betroffenen Geschwister in der Welt außerhalb der Familie größtmögliche Teilhabe erfahren. Um eine Verbindung zwischen den zwei Welten herzustellen, behaupten die gesunden Geschwister Normalität nach außen und stellen diese für das von Krankheit betroffene Geschwisterkind sowie die Familie her. Gleichzeitig erleben sie die Normalität im alltäglichen Familienleben mit seinen Gewohnheiten, Routinen und Ritualen. Obwohl sie nach außen Normalität herstellen, wissen sie zugleich, dass ihr innerfamiliales Normalitätsverständnis durch die chronische Erkrankung beeinflusst ist. Letzteres ist für sie aber von besonderem Stellenwert, um mit der Situation klar zu kommen und die Selbstverständlichkeit des eigenen Lebens aufrecht zu erhalten.

Entscheidend für dieses Erleben von Normalität in der Familie sind dabei die geschwisterliche Geburtsrangfolge und die Frage, ob die chronische Erkrankung seit der Geburt des Geschwisterkindes besteht oder im Verlauf erworben wurde. So stellt das Aufwachsen mit einem von chronischer Krankheit betroffenen Geschwisterkind vor allem für jüngere gesunde Kinder Normalität und Gewohnheit dar, da sie von Geburt an damit aufgewachsen sind, während die älteren gesunden Geschwister zumindest für eine begrenzte Zeit ein familiales Leben ohne die Irritation durch die chronische Erkrankung erfahren haben:

> *„[...] für mich ist das ganz normal, [...] weil mein Bruder war schon da, als ich noch gar nicht da war, er ist [Zahl] Jahre älter als ich."*

Mit welcher Selbstverständlichkeit manche gesunden Geschwister ihre Familienkonstellation erleben und wie normal diese für sie inzwischen geworden ist, lässt die folgende Interviewpasssage einer 25-jährigen erwachsenen Zwillingsschwester einer jungen Frau mit einer Behinderung anmuten:

> *„Ja. Aber ich finde es jetzt auch nicht etwas Besonderes. Keine Ahnung. Ich habe jetzt halt schon viele Familienkonstellationen kennengelernt und ich finde das normal, wenn man sagt: 'Ich habe einen Bruder oder eine Schwester, die ist zehn.' Ja, dann kann ich auch sagen 'Die sitzt im Rollstuhl.' Also ich finde auch, man muss es auch nicht immer unbedingt erwähnen. Nur, wenn es sich halt gerade so thematisch ergibt. Oder, keine Ahnung. Noch nicht einmal bedingt, dass man es jetzt bewusst verschweigen will, aber warum muss man es besonders hervortun."*

Obgleich die zwölfjährige Zwillingsschwester eines Bruders mit einem Down-Syndrom diesen ebenfalls mit den gesunden Geschwistern der Kinder und Jugendlichen in ihrem Freundeskreis vergleicht und somit Normalität für ihren Bruder behauptet, relativiert sie ihre eigene Aussage im Nachsatz, indem sie um das Anderssein des Bruders weiß: *„[...] ‚Er ist ganz normal, wie eure Geschwister auch.', wenn sie Geschwister haben. Nur halt anders."*

Entwickelt sich die chronische Erkrankung des Geschwisterkindes erst im Lebensverlauf, scheint die Situation zunächst *„fremd"*, wie eine gesunde erwachsene Schwester retrospektiv feststellt. Routine und Gewöhnung tragen aber in einem solchen Fall dazu bei, dass das Leben im weiteren Verlauf dann als *„total normal"* empfunden wird.

Im Wesentlichen streben die gesunden Geschwister vor allem nach Normalität für die Schwester oder den Bruder mit der chronischen Erkrankung. So praktiziert eine elfjährige Schwester Selbstverständlichkeit, indem sie mit Blick auf die unterschiedlichsten Freizeitaktivitäten mit der Familie betont: *„und da kommt [Name des Bruders] halt auch überall mit."* Eine Erwachsene erinnert sich ebenfalls, dass es für sie als Jugendliche von Bedeutung war, der von Krankheit betroffenen Schwester ein Gefühl der Zugehörigkeit zu vermitteln und diese bei eigenen Freizeitunternehmungen natürlich mitzunehmen:

> *„[...] früher war das zum Beispiel auch so, dass ich meine Schwester ganz oft mitgenommen habe, als Jugendliche, wenn ich in eine Kneipe gegangen bin, habe ich die mitgenommen, so, und, also das war irgendwie so, die gehörte so dazu, ja."*

Normalität empfinden manche Geschwister auch, wenn es gelingt, die Schwester oder den Bruder mit einer chronischen Erkrankung im gleichen Kindergarten und/oder der gleichen Regelschule wie die gesunden Geschwister zu integrieren:

> *„Nö, deswegen, also ich habe das immer als Normalität empfunden, gerade auch durch die Leistung meiner Mutter, die meiner Schwester immer, ja soweit es ging halt, ein normales Leben ermöglicht hat, mit Regelschule und allem. Und dadurch, dass wir halt auch gemeinsam aufgewachsen sind, gleicher Kindergarten, gleiche Grundschule, mit einer Klasse Verzögerung. [...] aber dadurch habe ich es ja immer als Normalität eben empfunden und nie als irgendwie etwas außergewöhnliches oder gar negativ konnotiertes."*

Während die Interviewte in der retrospektiven Betrachtungsweise die Ermöglichung eines weitgehend normalen Lebens für ihre Zwillingsschwester auf das Engagement und die Initiative der Mutter zurückführt, wird zugleich deutlich, wie wichtig das gemeinsame Aufwachsen und der gleiche Bildungsweg der Schwestern auch für einen selbstverständlichen Umgang mit der Situation für die gesunde Schwester war. Im Zuge der Beschreibung des familialen Alltags anhand eines typischen Wochentages berichtet ein 15-Jähriger stolz zu sein, die gleiche Schule zu besuchen wie seine Schwester mit einem Down-Syndrom: *„und dann sehen wir uns halt nur noch in den Pausen, denn sie ist ja auf meiner Schule. Ha'm wir ja hingekriegt."* Im weiteren Verlauf des Interviews betont er den Beliebtheitsgrad seiner Schwester in der Schule und es vermittelt sich der Eindruck als erlebe er das auch als Gewinn für sich selbst:

> *„Aber [Name der Schwester] ist auch sehr beliebt an der Schule. Also, es ist jetzt nicht so, als ob ich irgendwelche Probleme deswegen hätte, das ist eigentlich, ganz im Gegenteil."*

Zugleich wird deutlich, dass auch das integrative Konzept der Schule zur Normalität für ihn selbst und seine Schwester beiträgt. Auf die Frage, ob Letztere auf dem Schulhof schon mal Hilfe oder Unterstützung von ihm benötigt, antwortet er daher abschließend:

„Braucht sie ja nicht, sie kennt sich auf dem Gelände aus. Man könnte sie alleine in die Pause schicken, die würd' wieder reinkommen, da iss' nur die Frage, ob sie pünktlich kommt."

Jedoch nicht nur nach außen stellen die gesunden Geschwister Normalität für das Geschwisterkind her, sondern auch innerhalb der Familie scheint es für die geschwisterliche Beziehung zu dem von Krankheit betroffenen Kind wichtig zu sein, deren Besonderheit zu relativieren. Während ein 17-Jähriger bei der Beschreibung seines Geschwisterpaares zunächst die sechs Jahre jüngere gesunde Schwester als *„ganz anders"* im Vergleich zu ihrem Zwillingsbruder mit einer Behinderung beschreibt, ordnet er ihr im Kontext von Unstimmigkeiten analoge Zuschreibungen wie dem beeinträchtigten Bruder zu und stellt diese damit gewissermaßen gleich:

> *„[...] aber ja, es gibt halt schon viele Punkte, wo dann Uneinigkeiten herrschen und wo sie [gesunde Schwester] mich genauso wie [Name des Bruders mit der Behinderung] dann halt in bestimmten Punkten doch sehr nervt und sie ist auch in manchen Fällen schwierig und fängt dann an zu schreien, oder doofe Sachen zu machen. Ja, also das kann schon mal ziemlich happig werden."*

Obwohl der Gedanke für ihn eigentlich *„unvorstellbar"* ist, berichtet der Jugendliche in einer späteren Interviewpassage davon, dass er *„schon manchmal überlegt [hat], wie es wäre, wenn er [Bruder mit der Behinderung] jetzt halt ganz normal wäre [...]."* Während er in der folgenden Szene die Gedanken an einen gesunden Bruder zulässt und reflektiert, was dann alles möglich sein könnte, bleibt er abschließend dennoch realistisch und relativiert unbefangen, dass er auch in der bestehenden Situation viel mit dem Bruder mit Behinderung machen kann:

> *„[...] dann hätte ich halt so eine wie [Name der gesunden Schwester], nur halt als Jungen nochmal als Geschwisterkind [...] hätte ja viel zusammen machen können, so natürlich auch, aber halt anders [...]"*

Andere Geschwister hingegen wünschen sich in ihrer Vorstellung eine Geschwisterbeziehung, die nicht durch chronische Krankheit irritiert ist. Während eine achtjährige Schwester sich ganz praktisch vorstellt, die Schwester *„könnte sprechen oder [...] mit einem spielen"*, erinnert eine Erwachsene rückblickend ihre Kindheitsgedanken sehr bewusst *„ich hätte mir schon eine gesunde Schwester gewünscht, ja, ja."* Dieser ausdrückliche Wunsch nach einem gesunden Geschwisterkind deutet die Gewichtung der emotionalen und sozialen Belastungen an, die für die gesunden Geschwister aus der chronischen Erkrankung resultieren können.

In wiederum anderen Fällen gleichen sich die gesunden Schwestern und Brüder im Umkehrschluss den von chronischer Krankheit betroffenen Geschwistern an und stellen somit Normalität für diese innerhalb der Geschwisterbeziehung her. Die im Zuge des Aufwachsens mit den betroffenen Geschwistern entwickelten Inklusions- und Integrationskonzepte leiten die gesunden Geschwister dabei. Das zeigen auch die folgenden Ausführungen eines Interviewten, der mit fünf Geschwistern aufgewachsen ist, wovon drei eine Behinderung hatten. Er verfolgt den Inklusionsgedanken konsequent bis in das Erwachsenenalter, auch wenn er Zweifel an deren Realisierung erkennen lässt.

„Davon haben drei eine sehr auffällige Behinderung und drei eine weniger auffällige (lacht) Behinderung, die wird mittlerweile als gesund bezeichnet. Aber das lass ich dann jeden entscheiden, ob das auch wirklich der, der Wahrheit entspricht. "

In einem anderen Fall wendet diese Form der Gleichstellung auch der um ein Jahr ältere Bruder eines Jungen an, der von Geburt an gehbeeinträchtigt ist. So nutzt er das Therapie- und Trainingsgerät des Bruders, das den physiologischen Bewegungsablauf beim Gehen trainieren soll und betont die Gemeinsamkeit mit dem Bruder: *„Ja, [...] das mach' ich auch immer nach 'm Joggen und so, das ist 'n tolles Ding. "* Während in diesem Fall die Gleichstellung zwischen den Brüdern real praktiziert wird, ist das bei einer Jugendlichen mit einem Bruder mit einer Schwerstmehrfachbehinderung weitaus schwieriger. Dennoch findet auch sie mit den folgenden Worten einen Weg, für den Bruder Normalität herzustellen:

„Auch im Urlaub, er ist jetzt auch das zweite Mal dieses Jahr nicht mit in den Urlaub gefahren. Da war er halt auch in seinem eigenen Urlaub, in der Kurzzeitpflege. Da machen wir halt immer was zu Dritt im Urlaub, wir waren in [Heimatland], bei der Oma, ja. "

In den zuvor aufgeführten Textpassagen erreichen die Interviewten Normalität über die Gleichstellung mit dem Geschwisterkind. In anderen Situationen wiederum stellen sie diese über erlebte Reziprozität her, wie eine Erwachsene retrospektiv identifiziert:

„Ja, genau. Wir hatten natürlich auch zusammen ein Zimmer damals, so und dann, wenn sie da Hilfe brauchte beim Anziehen, [...]. Und, was weiß ich, alles, was sie nicht sehen konnte, das habe ich dann für sie mit übernommen und ihr gesagt, das und das, und, ja. Ich kann es gar nicht mehr so konkret sagen, aber sie hat mich andersrum auch unterstützt. "

Die ein Jahr jüngere Schwester einer Neunjährigen mit einer lebenslimitierenden Erkrankung wünscht sich ebenfalls Normalität für die Schwester, von der sie berichtet, dass diese bisher immer nur im Kinderhospiz Urlaub gemacht hat, was sie daraufhin mit den folgenden Worten kommentiert: „*Ja und halt auch, die hat noch nicht viel von der Welt gesehen.*" Mit dieser Bemerkung bringt sie zum einen ihr Bewusstsein über die Einschränkungen des Geschwisterkindes mit einer Schwerstmehrfachbehinderung zum Ausdruck. Zum anderen offenbaren sich damit auch die Grenzen des Handelns, wenn die Kinder und Jugendlichen nach Normalität für die von Krankheit betroffenen Geschwister streben. Aus der Erwachsenenperspektive blickt ein gesunder Bruder darauf zurück, wie die Familie in früheren Zeiten einen Urlaubsausflug ans Meer gemacht hat und mit welchen Schwierigkeiten dieser oftmals verbunden war:

> „*[...] es gab Dinge, bei denen es ganz natürlich nicht möglich war, das Gleiche zu tun oder, oder es halt schwieriger war, das Gleiche zu tun, was [...] wir mit gesunden Beinen halt tun konnten. [...] wir haben uns sehr oft [...] vorgetäuscht, [...] also ich mein damit, dass wir eigentlich sehr gut darin waren, das zu überbrücken und ich weiß nicht, inwieweit das deshalb war, [...] weil es einfach natürlich kam oder wir auch [...], ich sage mal so in Anführungsstrichen gezwungener Weise damit [...] zurechtkommen mussten und ich mein, wenn wir in [Land] waren und ich alleine war oder ich mit meinen gesunden Geschwistern da war, dann gingen wir an eine Felsenecke am Meer, an der man wirklich über Felsen rauf und runter klimmen muss, [...] um dann irgendwann mal am Meer zu sein, das war natürlich mit meiner behinderten Schwester [...] nicht so einfach. Wir haben es aber trotzdem gemacht. Das heißt, wir haben uns dann meine behinderte Schwester Huckepack genommen und dann mal ein Stück ich, mal ein Stück mein Bruder, mal ein Stück mein Vater und sind dann trotzdem zum Strand. Aber es wäre schlichtweg [...] gelogen, wenn [...] ich sagen würde, das war das Gleiche, wie wenn man da in fünf Minuten anlangt oder dafür eine halbe Stunde braucht. Es war nicht das Gleiche. Es war schwieriger, nicht weniger schön, aber anders halt.*"

Der Interviewpartner reflektiert, dass die Gleichstellung der gesunden Geschwister mit den Geschwistern mit einer Behinderung schon damals schwierig bis nicht möglich war. Darin, wie er die Familie als besonders bewährt beschreibt, sich die Wahrheit für sich zu biegen, Normalität vorzutäuschen und die Einschränkungen der Geschwister zu überbrücken, identifiziert er das Streben nach Normalität. In seinen weiteren Ausführungen stellt er den direkten Zusammenhang zur Selbstverständlichkeit her, die sich für ihn aus dem Zusammenleben mit Geschwistern mit Behinderung naturgemäß ergibt, und die für ihn den Motor für sein Handeln bildet. Das Streben nach Normalität geht mit erheblichem Engagement und eigenen (Arbeits-)Leistungen einher. Mit welchem Kräfte- und Ressourceneinsatz diese Bestrebungen verbunden sind, lässt sich anhand seiner abschließenden Schilderungen in der Interviewpassage nachvollziehen.

Nicht nur in der gegenwärtigen Situation streben die Kinder und Jugendlichen für die von chronischer Krankheit betroffenen Geschwister nach Normalität, wie die Aussage eines 16-Jährigen verdeutlicht, der über den anstehenden Auszug seines älteren Bruders in eine Betreuungseinrichtung nachdenkt: „*aber ich denk' das ist jetzt mit 21 auch, äh, ist, ist es auch an der Zeit.*" Für nahezu alle Interviewten ist von Bedeutung, dass ihre Geschwister auch in der Zukunft ein weitgehend autonomes Leben führen können. Auf die an sie persönlich gerichtete Frage, was sie sich wünschen, antworten daher einige Kinder und Jugendliche ausschließlich mit Wünschen für die betroffenen Geschwister. Die Wünsche sind dabei fast alle in die Zukunft gerichtet und folgen der Intention, für das Geschwisterkind ein normales Leben in größtmöglicher Selbstbestimmung zu realisieren. Thematisch betreffen die Wünsche die schulische Situation, ihr soziales Netzwerk, die berufliche Perspektive und den persönlichen Lebensbereich der Geschwister mit der chronischen Erkrankung. Die Wunschvorstellungen tauchen in Analogie zu dem folgenden Interviewauszug bei anderen Studienteilnehmerinnen und -teilnehmern ähnlich auf und folgen einer gewissen Ordnung im Lebensverlauf.

I: „*[...] Was wünscht du dir? Gibt es Wünsche die du hast?*"
B: „*Ja, also dass [Name des Bruders] sich in der Schule zurecht findet, in der Neuen, in die er nächstes Jahr geht und, dass er da auch gute Freunde bekommt und sich wohl, hab ich ja schon gesagt, dass er sich wohl fühlen soll. (lacht) Jo. [...]*"
I: „*Und sonst noch was, was du dir wünscht für die Zukunft?*"
B: „*Ich wünsch mir nur noch was für [Name des Bruders], [...].*"
I: „*Und was würdest du dir für [Name des Bruders] wünschen?*"
B: „*Ja, dass er eine gute Arbeit bekommt und, dass er eine schöne Wohnung, oder in eine WG ziehen könnte und sich da wohlfühlt auch.*"

Die folgende sehr ähnliche chronologische Aufzählung von Wünschen macht deutlich, dass dem gesunden elfjährigen Bruder sehr bewusst ist, dass Inklusion und Normalität in hohem Maße mit den Bildungschancen für den Bruder zusammenhängen:

„*[...] es gibt ja solche Stationen extra für Behinderte, wo die arbeiten könnten, aber ich denke auch, öhm, für sein Leben, das wär' halt für ihn besser, wenn er was kann dann, hhm, dass er, hhm, später 'ne Freundin oder so bekommt. [...] dass er vielleicht auch Kinder kriegen kann, und das geht, das hängt halt auch sehr viel, viel davon ab, was er lernt und so halt.*"

Während die meisten gesunden Geschwister Normalität behaupten oder herstellen, finden sich einzelne Interviewpassagen, in denen sie ein normales Leben für das von chronischer Krankheit betroffene Geschwisterkind und die Familie beinahe demonstrieren. Obwohl sich die Ausgangsfrage nach ihrem Erleben des

Aufwachsens mit einem Geschwisterkind mit einer Behinderung direkt an die
zwölfjährige Interviewpartnerin richtet, abstrahiert sie von ihrer persönlichen
Geschwistersituation und spricht fortan von „wir". Die Referenz für das Normalitätsverständnis, das sie für sich angenommen hat und nach außen vertritt, bezieht sie aus diesem „wir". Zugleich ordnet sie sich selbst diesem Personenkreis
zu.

> „Wir haben ein anderes Verständnis, was normal ist. Also, manche sagen
> behinderte Menschen sind nicht normal. Aber sie sind natürlich (!) normal.
> Also, sie sind genauso wie andere Menschen. Und das wissen manche halt
> nicht. Und wir haben auch keine Angst vor Menschen mit Behinderung. Ich
> denke jetzt mal viele hätten Angst vor [Name eines jungen Erwachsenen mit
> einer Behinderung] aber ich hab einfach keine Angst vor ihm, weil ich weiß,
> er will (!) nichts Schlimmes tun. "

Einerseits lässt sich die Reichweite des Normalitätsverständnisses darin erkennen, wie diese Schwester Normalität für Menschen mit Behinderung demonstriert. Zugleich schwächen auch fast alle anderen Interviewten die besondere
Situation ihrer von chronischer Krankheit betroffenen Geschwister ab und wen-
den diese Relativierung als Handlungsmuster an, um nach Normalität zu streben.
Ein typisches Beispiel dokumentiert die folgende Textstelle, in der eine Interviewpartnerin, die eine Ausbildung in der Altenpflege absolviert, die Behinderung des Bruders ins Verhältnis zu anderen Menschen mit schweren Erkrankungen setzt:

> „Ich mein, das ist nochmal ein himmelweiter Unterschied. Das ist mir dann
> auch irgendwann klar geworden und mein Bild auf seine Krankheit in Anfüh-
> rungszeichen hat sich absolut geändert seit ich auf dem [Ausbildungsstelle]
> arbeite. Es ist einfach, ja, wenn man das einfach mal in Relation setzt, für
> mich ist mein Bruder nicht behindert, in dem Sinne. Ich mein, ich weiß ein-
> fach, es gibt Menschen, denen geht es noch viel, viel, viel schlechter und, und
> genau deswegen. "

Während diese Interviewte hier die Krankheit im Gesamten relativiert, stellt eine
andere gesunde Schwester gewissermaßen kategorisch für einzelne Aspekte
Normalität her. Mit Blick auf das gemeinsame Spielen mit dem Bruder stellt sie
fest, dass sie „genau das Gleiche" machen kann wie andere Kinder und Jugendliche mit ihren gesunden Geschwistern. Obwohl sie den zuvor formulierten Vergleich mit den Worten „es ist kein großer Unterschied" relativiert und zugleich
die Einschränkung des Bruders mit dem Hinweis identifiziert, „nicht vieles" mit
diesem machen zu können, stellt sie über das Spielen dennoch die Schnittmenge
zwischen dem Zusammenleben mit ihm und der Welt außerhalb der Familie her.
So kommt sie letztlich zu dem Schluss, dass sie „trotzdem mit ihm spielen" kann
wie andere Geschwister auch.

5.4.5 Helfen, unterstützen und entlasten

Ohne Ausnahme helfen, unterstützen und entlasten alle gesunden Geschwister. Die Aufgaben, die sie übernehmen reichen von Tätigkeiten, die in jeder Familie selbstverständlich durch Kinder und Jugendliche durchgeführt werden, wie z. B. das Kinderzimmer aufräumen, bis hin zu Arbeiten, die nicht üblicherweise in ihrem Aufgabenspektrum liegen. Die chronische Erkrankung selbst und ihr jeweiliger Komplexitätsgrad definieren, welche Aufgaben und in welcher Differenzierung die Kinder und Jugendlichen diese übernehmen. Trotz einer Vielzahl von Tätigkeiten, die in den Interviews benannt werden, variiert das Aufgabenprofil in Abhängigkeit verschiedener kontextueller und intervenierender Bedingungen. Während es Geschwister gibt, die „sehr wenig" übernehmen, weil das Geschwisterkind „viel (!) alleine" kann, berichten andere Interviewte, dass sie in Abwesenheit der Eltern „dann [...] halt alles" mit dem Geschwisterkind machen. Kontextfaktoren in Bezug auf die Unterstützungsleistung bilden auch das Alter und das Geschlecht der gesunden Geschwister. So reflektiert die Zwillingsschwester einer jungen erwachsenen Frau mit einer Behinderung das sich mit zunehmendem Alter verändernde Aufgaben- und Verantwortungsspektrum:

> „Ja, also klar als Kind oder so [...] natürlich weniger (!) [...] Und klar später [...], als ich dann älter war, dann halt natürlich auch mit Toilettengängen, anziehen und ins Bett bringen oder so."

Während diese Aufgabensteigerung mit dem Alter für sie zutrifft, gibt es andere Geschwisterkonstellationen, in denen die jüngeren Kinder für z. B. ältere Geschwister bereits sehr früh Verantwortung in komplexen Problemlagen übernehmen. So erkennt es eine Siebenjährige am Geräusch, wenn bei dem zwölfjährigen Bruder „der Schleim hochkommt" und sie saugt diesen dann mit dem Absauggerät ab, wenn die Mutter kurze Momente aus dem Haus ist, um z. B etwas in der Apotheke für den Bruder zu besorgen.

In einzelnen Familien scheinen sich Aufgabenbereiche entlang der Geschlechtergrenzen zu definieren, wie die Feststellung eines erwachsenen Bruders andeutet, der auf das Aufwachsen mit mehreren von chronischer Krankheit betroffenen und gesunden Geschwistern zurückblickt:

> „[...] es gab bei uns in der Familie schon ein bisschen so einen Mentalitätsunterschied zwischen Mädchen und Jungen, [...] in dem Sinne, dass es eigentlich, glaube ich, wirklich natürlicher kam für meine gesunde Schwester, eine gewisse, ich sage mal Betreuungsrolle zu übernehmen, als Kind schon oder als Jugendliche schon, meine Schwester war weitaus besser als ich in der Beziehung."

Während er diese geschlechtsspezifischen Unterschiede in der Retrospektion anerkennt, finden sich keine Belege für eine genderbezogene Rollenverteilung in den Interviews mit den Kindern und Jugendlichen, in denen gesunde Geschwisterpaare befragt wurden. Differenziert werden muss in diesem Kontext zugleich die generationenspezifische Betrachtung dieses erwachsenen Interviewpartners, der in den 1970er Jahren aufgewachsen ist, in denen Frauen tradiert stärker in den Haushalt sowie die Betreuung der Familie eingebunden waren.

Eltern entwickeln eine besondere Achtsamkeit ihren gesunden Kindern und Jugendlichen gegenüber und verpflichten diese meist nicht zur Übernahme von Sorge- und Pflegeverantwortung für das von chronischer Krankheit betroffene Geschwisterkind. Vielmehr schützen sie die gesunden Geschwister und ermöglichen ihnen somit, ein eigenes Leben weitgehend aufrechterhalten zu können. Letztere erkennen, respektieren und nehmen das Entlastungsangebot der Eltern an:

> *B: „[...] aber das mach' ich nicht. [...] damit hab' ich wirklich nichts zu tun, da haben meine Eltern auch nie gesagt, dass ich das tun soll und da [...] haben sie mich sozusagen in Schutz genommen, dass sie das eben machen oder, dass jemand da ist. "*
> *I: „Ok. Mhm, oder irgendwie bei so Fragen um Ausscheidung oder sowas, also so. "*
> *B: „Nein, nein, gar nicht. [...] Da haben meine Eltern immer 'ne Lösung gefunden, das ohne mich, äh, hinzubekommen. Und, natürlich, wenn ich sehen würde, dass sie das nicht hinbekommen, dann würde ich natürlich (!) sofort da auch, äh, helfen. Aber ich finde so lange sie mir eben diese Möglichkeit geben, äh, finde ich, hab' ich auch das Recht, [...] das anzunehmen eben. Also die kriegen das anders hin, sie möchten mich entlasten, eben dass ich das nicht tun muss, dass ich meine eigenes Leben leben kann und das will ich dann auch nicht irgendwie ablehnen. "*

Trotz des elterlichen Schutzes verfügen die gesunden Geschwister über eine bereits vorhandene Motivation und wissen intuitiv um die Momente, in denen Hilfs-, Unterstützungs- und Entlastungsangebote für die Eltern oder die Familie angezeigt sind. In Krisensituationen, wie in dem folgenden Beispiel in der Phase des akuten Ausbruchs der chronischen Erkrankung des Geschwisterkindes, oder wenn es aus anderen Gründen notwendig wird, orientieren sie eigene Pläne an der Situation und übernehmen sofort. Dabei entscheiden die gesunden Geschwister zumeist selbst, welche und wie viele Aufgaben sie übernehmen, so dass ihre Handlungs- und Entscheidungsfreiheit erhalten bleibt:

> *„[...] als sie ins Krankenhaus kam und meine Eltern dann halt auch hauptsächlich da waren, wenn ich dann nach Hause gegangen bin, habe ich auch viel mehr gemacht als vorher, [...] habe ich in meiner Erinnerung auf jeden Fall so viel gemacht wie möglich, um irgendwie zu helfen [...] ja, doch habe ich eigentlich auch gerne gemacht, [...]. "*

Während die Freiwilligkeit der Geschwister intrinsisch motiviert scheint, variieren die Beweggründe und die Anlässe für ihr Handeln. Die (uneingeschränkte) Liebe zum Geschwisterkind sowie die ethisch-moralische Verpflichtung helfen zu müssen, stellen bedeutende Motive dar, um die Sorge für eine an Morbus Crohn erkrankte Schwester zu übernehmen, wie eine nach den Gründen suchende Studienteilnehmerin retrospektiv bestätigt:

> *„(11) Sie ist ja meine Schwester. Also, Liebe. Wahrscheinlich? Genau. Und jetzt muss ich mal überlegen, ob das noch was anderes ist. Nee, also erst einmal fällt mir nur Liebe ein. Aber (10). Nee, also auch mitzuwirken in diesem ganzen Kreislauf des. Meiner Schwester geht es nicht gut und die muss umsorgt werden. "*

Obwohl die jüngere Schwester eines Bruders mit Autismus das krankheitsbedingt zunehmend schlechter werdende Verhältnis zu diesem betont, in dem mittlerweile eine Kommunikation auf der *„persönlichen Ebene"* gar nicht mehr stattfindet, führt sie als grundlegendes Motiv für ihre Handlungen ebenfalls Liebe an, die für sie aus der tiefen familialen Verbundenheit natürlich gegeben erwächst. Die Vertrautheit, die sich aus diesem starken Familienzusammengehörigkeitsgefühl ergibt, führt sie zugleich als weiteren Beweggrund an. Schließlich kennt sie ihren Bruder am besten, weiß *„wo die Schwierigkeiten sind, wo man eingreifen muss [und] wo er [sich] auch alleine [...] zurecht findet. "* So ist es für sie die *„perfekte Lösung in dem Moment"*, wenn sie die Begleitung des Bruders anstelle eines Fremden übernimmt und diese in familialen Händen bleibt.

Ein weiteres Hauptmotiv für die (fast) bedingungslose und freiwillige Hilfe- und Unterstützungsleistung der Geschwister ist es, für den Ausgleich und die Entlastung der Mutter zu sorgen. So springt eine Interviewte dann ein, wenn die Mutter *„es dann gerade nicht macht oder kann, weil sie arbeitet. " „Einfach so"* übernimmt die Tochter in Abwesenheit die anstehenden Aufgaben und betont die damit verbundene Selbstverständlichkeit. Zugleich haben die Geschwister Verständnis für die Situation der Mutter, die oftmals mit persönlichen Einschränkungen für diese verbunden ist. In dem folgenden Interviewauszug, in dem eine Jugendliche ihren unterstützenden Beitrag mit Blick auf die Entlastung der Mutter mit deren Recht auf ein *„Privatleben"* begründet, kann die Freiwilligkeit ebenfalls identifiziert werden: *„Nee, nee, ich mache das gerne, also, ich finde das gehört halt einfach dazu, [...] ".*

Eine junge Erwachsene beschreibt die Hilfen in der Retrospektion einerseits als Aufgabe und andererseits als Pflicht. Indem, wie sie in dem Zitat hin und her schwankt, offenbart sich ihre Verpflichtung zu helfen im Sinne einer verinnerlichten Norm. Sie erlebt diese Verpflichtung als Aufgabe, die getan werden muss und nicht in Frage gestellt wird. Eine Begründung für die persönlichen Motive, die diese Handlung auslösen, liefert sie nicht.

„Ich glaub, das ist halt einfach so, das ist halt mit meine Aufgabe, also so, dass man es als Pflicht in Anführungszeichen versteht, vielleicht manchmal auch negativ, [...] Dass es halt einfach eine Aufgabe ist, vielleicht auch eine Pflicht, also so, wobei, das ist halt die Frage, immer als Verpflichtung habe ich es natürlich nicht verstanden. "

Dieses besondere Verantwortungsgefühl scheint bei gesunden Geschwistern grundlegend vorhanden zu sein. Sie spüren diese Verantwortung oftmals schon früh und übernehmen sie intuitiv (siehe Kapitel 5.4.8).

Für eine genaue Bestimmung der Tätigkeiten, die die Kinder und Jugendlichen selbst zu ihrem Aufgabenprofil innerhalb des familialen Alltags zählen, ist es zunächst notwendig, diese aus ihrer Perspektive zu explorieren. Die Abgrenzung und systematische Einordnung der Hilfen fällt selbst den gesunden Geschwistern schwer, wie die Worte einer elfjährigen Zwillingsschwester eines Bruders mit einer Behinderung nahelegen: *„ also, kann man helfen auch als einfach so beschäftigen (!) nennen?"* In der Frage wird ihr Zweifel evident, ob ihre Beschäftigungsleistung tatsächlich zu den relevanten Hilfen und Unterstützungsangeboten zählt. Trotz dieser Unsicherheit führt die gleiche Interviewpartnerin dann unmittelbar im Anschluss an ihre Frage selbstverständlich alltagspraktische Hilfen auf, bei denen sie den gleichaltrigen Bruder unterstützt, wie z. B. beim Anziehen der Schuhe zu helfen und den Klettverschluss nachzuziehen. Abschließend betont sie dann doch mit Nachdruck, dass sie den Bruder auch beschäftigt, wenn ihr z. B. *„gerade langweilig ist."* In dieser fast unspektakulären Szene wird wieder deutlich, dass die Beschäftigungsleistung mit dem Bruder selbst gewählt ist. Sie entscheidet frei, wann sie Lust hat, sich mit dem Bruder zu beschäftigen. In einem anderen Fall erkennt eine Erwachsene retrospektiv, dass sie mit dem Ablenken von den Schmerzen eine bedeutende *stille* Leistung für die Schwester erbracht hat. Zugleich werden ihr Interesse an deren Befinden und die Tatsache deutlich, dass sie der Erkrankungssituation gar nicht ausweichen kann. Vor diesem Hintergrund fragt sie sich in der rückblickenden Betrachtung einerseits, warum sie von den Eltern nicht stärker involviert wurde und andererseits ist sie fast selbst erstaunt über ihr intuitives Handeln:

„Ähm, in der Pflege nicht. Bin nicht mit eingebunden worden. Offiziell. Aber man interessiert sich ja dafür, [...]. Man kriegt das mit. Aber, zum Beispiel, wenn es jetzt um Schmerzen ging, im Nachhinein betrachtet, [...] ist das schon interessant, eigentlich. Ähm, ja. "

Ergänzend muss angemerkt werden, dass alle Hilfen, Unterstützungs- und Entlastungsangebote der gesunden Geschwister immer abhängig von den Rahmenbedingungen und den vorhandenen Ressourcen sind.

Eine Einordnung der unterschiedlichen Arten der geleisteten Hilfen soll anhand der von den gesunden Geschwistern selbst beschriebenen Rollen erfolgen, die sie für das betroffene Geschwisterkind und die Familie übernehmen. Die Intention, die die Geschwister mit ihrem Handeln verfolgen, und die Familienmitglieder, an die sich ihre Hilfen richten, sind dabei orientierend. Erst dadurch wird es möglich, den Rollen die genauen Aufgabenprofile zuzuschreiben. Im Folgenden sollen diese vier Rollen erläutert werden. Die Art und Weise, wie die Kinder und Jugendlichen diese wahrnehmen, erlaubt es ihnen mit den Irritationen, die aus der chronischen Erkrankung ihrer Geschwister resultieren, umzugehen und ihr eigenes Leben in den zwei Welten selbstverständlich aufrechtzuerhalten und weiterzuführen.

Verantwortung als Fürsprecherin oder Fürsprecher des Geschwisterkindes wahrnehmen

Während für die erwachsenen Geschwister in den retrospektiven Interviews die Rolle der Fürsprecherin oder des Fürsprechers klar ist und diese sehr präzise über Erfahrungen berichten, in denen sie Verantwortung für ihre von chronischer Krankheit betroffenen Geschwister übernommen haben oder noch übernehmen, sind die Hinweise der Kinder und Jugendlichen dazu in den Gesprächen unscharf. So umschreiben diese eher ihre unmittelbaren fallorientierten Tätigkeiten für das Geschwisterkind und wie sie sich im Alltag mit großer Selbstverständlichkeit um dieses kümmern. Die Motive, die sie dabei leiten, die damit verbundenen Aufgaben sowie notwendigen Kompetenzen skizzieren sie dennoch in einem genauen Profil, das Ähnlichkeiten zur Rolle einer Fürsprecherin oder eines Fürsprechers aufweist. In diesem Sinne ist für sie von Bedeutung, es *„dann irgendwie in der Hand"* zu haben, für das Geschwisterkind *„entscheiden"* und *„in seinem Sinne handeln"* zu können. Dann wissen sie, dass dieses *„gut aufgehoben"* ist, wie eine 19-jährige Schwester, die bereits die stellvertretende Betreuung für ihren Bruder übernommen hat, das damit verbundene *„gute Gefühl"* beschreibt. Intentional beabsichtigen die gesunden Geschwister dabei, sich für ein möglichst selbstbestimmtes Leben des betroffenen Geschwisterkindes einzusetzen. So üben sie in Situationen, in denen es darum geht, dessen Selbstständigkeit zu erhalten und zu fördern, sogar Kritik am Verhalten anderer Familienmitglieder. Diese gehören, wie z. B. der Vater, zwar zur Kernfamilie, sind aber kaum in das familiale Alltagsgeschehen an Wochentagen involviert. Aus der Perspektive der gesunden Geschwister wissen diese nicht immer um die Fähigkeiten des von chronischer Krankheit betroffenen Geschwisterkindes. Das Aufgabenspektrum, das die Kinder und Jugendlichen im Zuge dieser Rolle als Fürsprecherin oder Fürsprecher für ihre Geschwister übernehmen, ist vielfältig. So treten sie für deren Interessen ein:

„[...] also auch für ihn ist es wichtig, dass [...] er auch mal was für sich hat, wo er auch alleine ist. Man weiß ja nicht, ob er das jetzt auch so mitbekommt oder so, [...] also darauf lege ich großen Wert, [...] Dass er auch mal seine Ruhe hat vor uns. "

Sie werden zum Sprachrohr für das Geschwisterkind und sprechen stellvertretend, wenn bei diesem die Sprache nachlässt. Es ist für sie wichtig zu wissen, dass das Geschwisterkind in Entscheidungen, die dessen zukünftige Perspektiven betreffen, unmittelbar einbezogen ist. Zugleich betonen sie die Bedeutung ihrer Anwesenheit in solchen Gesprächen, um gegebenenfalls die Interessensvertretung für die Schwester oder den Bruder übernehmen zu können, wie die Aussage eines 14-Jährigen vermittelt:

„Da reden wir alle offen drüber. Auch mit [Name des Bruders]. [...] Also ich finde das wichtig für [Name des Bruders] und deswegen ist es für mich auch wichtig, dass ich da mitreden kann, dass ich da auch mit einbezogen werde. "

Gesunde Kinder und Jugendliche sind bereit, früh die Sorgeverantwortung für das Geschwisterkind zu übernehmen. Sie passen aus eigenem Antrieb auf ihre Geschwister auf, wenn die Eltern abendlichen Verpflichtungen oder eigenen Freizeitaktivitäten nachgehen. Sie ersparen der Familie so die Entlohnung eines Babysitters oder die Kosten für die Betreuung durch eine Wohlfahrtsorganisation. Im Falle eines 15-jährigen Jugendlichen mit einem Down-Syndrom übernimmt diese Betreuungsfunktion inzwischen der 14-jährige gesunde Bruder und beteuert gegenüber den Eltern seine Verlässlichkeit:

„[...] ‚Mama, Papa, ich bin alt genug, [...] wir können auch zusammen hierbleiben, ohne dass jemand kommt.' Und meine Eltern glauben das zwar noch nicht so ganz (!), aber ich merke schon, dass das jetzt, jetzt geht das. "

Vor allem die gesunden Geschwister, die im gleichen Alter oder älter als das von chronischer Krankheit betroffene Kind sind, unterstützen dieses selbstverständlich bei den Hausaufgaben. Sie wissen um dessen schulische Möglichkeiten und Fähigkeiten. Sie versuchen dennoch die Gleichwertigkeit herzustellen und fordern fast pädagogisch: *„Ja, ich helf ihr manchmal, weil sie versteht das nicht und ich hatte das ja schon alles. Wir haben auch die gleichen Bücher, aber ich lass sie nicht abgucken. "* Nicht nur im schulischen Feld, sondern auch im Kontext der Ausbildung begleiten sie das Geschwisterkind im Sinne einer Lotsenfunktion, wie die jüngere Schwester eines jungen Mannes mit Autismus dokumentiert:

„[...] als er angefangen hat mit der Ausbildung war ich dann auch noch dabei, weil sie eigentlich versucht hatten über den Landschaftsverband oder irgendwie jemanden zu finden, eine Arbeitsassistenz, hat dann nicht geklappt, dann hab' ich das noch gemacht (lacht), jeden Morgen um fünf Uhr aufge-

standen und dann zu seinem Job und dann nachmittags nochmal zu meiner Schicht,[...]."

Zur Rollenwahrnehmung kommen die gesunden Geschwister in manchen Fällen an die Grenzen ihrer persönlichen Ressourcen, wie in dem zuletzt zitierten Beispiel. Sie möchten die Verantwortung nicht an jemand Fremdes übertragen oder abgeben, der die Bedürfnisse des Geschwisterkindes nicht einschätzen kann. Vielmehr verfügen sie selbst über die notwendige Expertise und Kompetenzen, um die *„Verhaltensmuster"* der Schwester oder des Bruders zu deuten und adäquat darauf reagieren zu können. Ein 14-Jähriger betont dies mit den Worten: *„ich verstehe, jetzt meinen Bruder speziell, deutlich besser als andere, weil ich an seine Sprache gewöhnt bin."* Nicht nur zuhause, sondern auch an anderen Orten, wie z. B. im Kindergarten, während der Schulzeit oder bei Freizeitaktivtäten, die das eigene Leben der gesunden Geschwister berühren, verbleiben sie in ihrer Rolle. So berichtet ein zwölfjähriges Mädchen aus der gemeinsamen Grundschulzeit mit der von Krankheitsschüben betroffenen Schwester, dass sie mit der Aufforderung *„kannst du eben kurz kommen"* immer dann gerufen wurde, wenn es dieser akut schlecht ging und sie die Fürsprache der Schwester benötigte. Selbstverständlich hat sich das Mädchen mit Genehmigung der Lehrenden dann um die jüngere Schwester gekümmert, die Mutter telefonisch informiert und ist dann so lange an der Seite des Geschwisterkindes geblieben bis diese von der Mutter abgeholt wurde. Erst dann ist sie wieder zurück in ihre Klasse gegangen. Eine 19-jährige Interviewpartnerin, die als stellvertretende Betreuung für ihren älteren Bruder mit Autismus bereits die Funktion einer Fürsprecherin übernommen hat, betont mit Blick auf die Zukunft, wie wichtig es für sie ist, frühzeitig in diese Rolle zu finden:

„[...] dann halt da reinzukommen, meinen Bruder ein bisschen daran zu gewöhnen, dass die Schwester [...] auch mal irgendwie nachguckt [...], dass ich auch mal für ihn einkaufen gehe, genau, um da ein bisschen in diese Rolle reinzuschlüpfen. Was irgendwann wahrscheinlich darauf hinausläuft, dass ich dann die komplette Betreuung habe."

Mit der Wahl ihrer Worte bekundet sie ihr freiwilliges Engagement und die Bereitschaft über den Lebensverlauf für den Bruder verantwortlich zu zeichnen. Schon den jungen Studienteilnehmerinnen und -teilnehmern ist sehr bewusst, dass sie perspektivisch das sorgende Geschwisterkind bleiben und zukünftig die Verantwortung anstelle der älter werdenden Eltern übernehmen. Trotz aller Ambiguität, die die gesunden Geschwister auch in ihrer besonderen familialen Situation erleben, nehmen sie diese Rolle bewusst an, wie die Äußerung eines 17-jährigen Bruders zeigt, der mit einer gesunden Schwester und ihrem Zwillingsbruder mit einer Behinderung aufwächst:

„Es ist ja klar, ja, dass ich auch in Zukunft gut mit [Name des Bruders mit der Behinderung] klarkommen werde, das, ja, also [Name der gesunden Schwester] und ich werden uns das dann ja teilen, halt ihn besuchen in der Einrichtung, in der er dann leben wird und sich um ihn kümmern, um seine Angelegenheiten kümmern, finanziell wie auch in anderen Dingen, und aufpassen, dass er halt nicht zu kurz kommt, und also, dass [...] wir ihm Möglichkeiten eröffnen, irgendwie, aber auch immer das Verhältnis zu ihm haben und jetzt nicht einfach abgeben oder so."

Während die gesunden Geschwister perspektivisch im unmittelbaren Alltagsgeschehen nicht mit der Schwester oder dem Bruder mit einer chronischen Erkrankung zusammen leben möchten, sind sie zugleich unsicher, ob für die Geschwister ein selbstbestimmtes Leben möglich ist und sie stellen sich darauf ein, in ihrer Nähe zu bleiben. Oftmals scheinen die Planungen im familialen Kontext besprochen und abgestimmt. Die gesunden Geschwister sehen ihre zukünftige Aufgabe darin, den Alltag für ihr Geschwisterkind zu strukturieren und zu gestalten ohne dabei ihr eigenes Leben aus den Augen zu verlieren:

B: „Also ja, er wird ja da sein und es gibt ja so betreute Wohnheime, quasi, da wird er dann wahrscheinlich hinkommen, haben Mama und Papa schon geplant, wenn die nicht mehr da sind. Und das Erbe werden die halt aufteilen und dann wollen die halt, dass [Name des älteren, gesunden Bruders] und ich, also wir sollen uns jetzt nicht darum kümmern, dass er halt aufsteht und sowas alles, aber wir sollen hin und wieder vorbeikommen und ‚Hallo‘ sagen und gucken, [...] dass die Kleidung passt, dass er nicht so kaputt quasi und dreckig und so rumläuft. Und auch die Brille vielleicht mal wieder ’n neues Gestell, immer wieder wegen Ärzten, also auch, Gläser und sowas, ob das alles passt, gucken. [...] Ja, also jetzt einfach nicht so: ‚Ja passt schon [Name des Bruders mit der Behinderung].‘, sondern halt."
I: „Möchtest du das auch?"
B: „Ich finde das eigentlich ’ne gute Aufgabe, weil ja (!) dann hat man einfach so noch jemanden da mit dem man sich halt noch kümmern kann. Also, kann sein, dass ich das später vielleicht auch noch gut finde, aber bisschen stressiger, aber jetzt kann ich mir das eigentlich ziemlich gut vorstellen."

Sie wägen diese Entscheidung gut ab und treffen sie zumeist schon recht früh, wie diese Äußerung der elfjährigen Zwillingsschwester des zuvor zitierten Geschwisterpaares zeigt, das durch familiale Loyalität orientiert wird. Das Handeln einer anderen Schwester, die bereits die stellvertretende Betreuung für ihren Bruder innehat, ist geprägt durch ihre persönliche Entwicklung und die Angst, dass der Bruder mit Autismus ihren biographischen Wandel krankheitsbedingt nicht mehr wahrnehmen kann:

„[...] wenn [...] man sich da ein bisschen mehr bemüht hätte und es nicht einfach so hätte auseinander gehen lassen. [...] Ja. Schschon. Also so, (:) (4) schon so irgendwie, also so Schuldgefühle, hhm, oder, ja, ein schlechtes Gewissen? (fragend) und auch irgendwo, was mich immer belastet ist halt einfach die Angst, mein Bruder hat mich halt einfach kennengelernt in so einer ganz schlimmen Phase, [...] vielleicht sieht er mich immer noch als diesen Mensch und er hat einfach nicht mitbekommen, [...] ich habe mich weiter entwickelt, ich bin reifer und erwachsener geworden und irgendwo auch ein komplett anderer Mensch geworden [...], dass er nicht weiß, okay, sie könnte vielleicht doch eine Person sein, der man sich vielleicht mal anvertrauen kann, oder. Das ist halt so eine Angst irgendwo, [...]."

Ihre intensiven Bemühungen im Zuge der Verantwortungsübernahme und ihre sorgfältige Vorbereitung auf diese Rolle verwundern daher nicht. So achtet die Schwester sehr bewusst auf die gesunde Ernährung des Bruders, macht sich Gedanken, *„was für Vitamine fehlen"* und hat das Gefühl, dass sie *„da noch viel, viel mehr rausholen"* könnte. Zugleich berichtet sie im Interview, dass sie sich selbst gerne mit Ernährungsfragen beschäftigt. Sie nutzt damit die eigenen Interessen im Sinne von Synergien, um die durch die Krankheit irritierte Lebenswelt des Geschwisterkindes mit dem eigenen Leben zusammenzubringen. Eine 17-jährige Schwester nutzt das Schulpraktikum, das sie im Bereich der Station absolviert, in der ihr Bruder bei Klinikaufenthalten betreut wird, um sich einen eigenen Eindruck über die dortige Versorgungssituation zu verschaffen und somit ihrer Rollenverantwortung nachzukommen.

Sich um Pflege und Therapie des Geschwisterkindes kümmern

Obwohl in Familien, in denen ein Kind von chronischer Krankheit betroffen ist, in der Regel die Mutter die Hauptpflege- und Sorgeverantwortung trägt, treten die gesunden Geschwister immer dann stellvertretend ein, wenn es im Sinne eines *Backups*[38] notwendig erscheint. Im Unterschied zu ihrer fürsprechenden Funktion können die gesunden Geschwister ihre Rolle in der Pflege und der Therapie sehr konkret beschreiben. Bereits die jüngsten Interviewpartnerinnen und -partner verwenden in ihren Ausführungen selbstverständlich pflegefachliche sowie medizinisch-therapeutische Terminologie und können diese erklären, wie eine Vierjährige am Beispiel des Tracheostomas souverän zeigt. Die Hilfen, die die gesunden Geschwister leisten, und die dazu notwendigen Kompetenzen benennen sie sehr genau. Sie unterscheiden vier Arten von Hilfeleistungen: Hilfen bei pflegerischen Alltagsverrichtungen, medizinisch-therapeutische Hilfen, Hilfen im Notfall und psychosoziale sowie emotionale Hilfen. Einen Überblick

---

38 dt. unterstützen; hinter jemandem stehen

über die Vielfalt des Aufgabenspektrums, das die gesunden Geschwister übernehmen, liefert Tabelle 13.

Tabelle 13: Hilfen in Pflege und Therapie

Hilfen bei pflegeri-schen Alltagsver-richtungen	medizinisch-therapeuti-sche Hilfen	Hilfen im Notfall	Psychoso-ziale und emotionale Hilfen
Körperpflege -an- und ausziehen -duschen/baden -Zähne putzen -wickeln	Inhalationen	wachsam und in Bereit-schaft sein	ablenken (z. B. von Schmerzen)
Ausscheidung -bei Toilettengängen unterstützen	Medikamente geben	Hilfe holen	da sein
Mobilität und Bewe-gung -den Rollstuhl schie-ben -heben/tragen -Transfers ins Bett oder in den Stuhl lagern	Sekret absau-gen	das Ge-schwisterkind ins Kranken-haus fahren	beruhigen und trösten
Nahrungsaufnahme -Ernährung und Flüs-sigkeit anreichen -Sondenernährung über die PEG[39] ver-abreichen	Verbandwech-sel (z. B. PEG)	den Notfall beherrschen (z. B. Krampfan-fall)	Rücksicht nehmen und Geduld ha-ben

Die zu leistenden Hilfen variieren im direkten Zusammenhang mit der chronischen Erkrankung des Geschwisterkindes, ihrer Verlaufskurven und dem resultierenden Unterstützungsbedarf. Je stärker die Pflegeabhängigkeit des Ge-
schwisters ist, desto mehr Hilfen und Unterstützungsleistungen sind sie in der
Lage zu übernehmen. Einerseits können die gesunden Geschwister in Situationen, in denen sie in Stellvertretung handeln müssen, die Hilfen zumeist (fach-

---

39 PEG (=Perkutane, endoskopische Gastrostomie). Dabei transportiert ein dünner Schlauch Nah-
    rung durch die Bauchdecke direkt in den Magen, wenn man nicht mehr schlucken kann.

lich) sicher ausführen. Wie genau sie beobachten und sich die Handlungen unterstützender Pflegefachkräfte oder der Eltern merken, zeigt die Beschreibung der
jüngsten Studienteilnehmerin im Alter von vier Jahren zum Prozedere der abendlichen Versorgung der Verbrennungswunden ihrer jüngeren Schwester:

> B: „Oberteil (zeigt das Oberteil, welches die Schwester für die Verbrennun-
> gen tragen muss). Das ist jetzt sozusagen ein Anzug. [...] Das ist. Das sind
> die Ärmel. So rum zieht sie den an. Nicht wie eine richtige Jacke. So rum. So
> rum. Reißverschluss ist hinten. [...] Und das ist hier eine Hose. Daraus
> guckt, daraus guckt immer die Pampers."
> I: „Und was macht die Hose? Und was macht die Jacke? Schützen die, die
> [Name der Schwester]?"
> B: „Nee, dann werden die immer besser. Und jetzt zeige ich dir mal was noch
> benutzt ist dafür. Und das, einmal die Hautcreme, die kommt dann jeden
> Abend an die Haut. [...] Und die beiden Anziehhilfen. [...] Und, die ist voll
> teuer. (öffnet die Creme) [...]"
> I: „Was macht man denn mit den Anziehhilfen?"
> B: „Das sind so Hilfen. Die tut man an die Arme irgendwie, aber ich weiß
> auch nicht wie (etwas unsicher). Da gibt's kein Anfang. [...] Ja, dann ziehen
> die die so ein Stück auf die Arme und dann kommt der Anzug da drüber. Und
> dann ziehen die die wieder von der Hand weg. Aber die Anziehhilfen kommen
> nicht bis da."

Die Interviews dokumentieren zugleich, dass die Eltern, insbesondere die hauptverantwortliche Mutter, keine Erwartungen an die Geschwister formulieren, aber
um den Wert dieser Ressource wissen und mit dieser sehr schonend umgehen. So
sind die Kinder und Jugendlichen nicht systematisch in den Pflegeprozess eingebunden. Somit antwortet letztlich auch die Teilnehmerin, die während des Interviews die Versorgung der Verbrennungen ihrer Schwester genauestens erklärt,
auf die Frage: „Muss man da auch mal für die anderen was mit übernehmen?"
mit den Worten „Ja (lacht), ich nicht." In einem anderen Fall berichten die beiden jüngeren gesunden Geschwister, dass sie die Assistenz der Mutter von sich
aus übernehmen, wenn diese die neunjährige Schwester wickelt, und dann z. B.
Pampers oder Feuchttücher anreichen. Der elterliche Schutz wird auch in dem
Interviewauszug eines 17-Jährigen in Bezug auf die Medikamentenversorgung
des Bruders mit der Behinderung deutlich:

> I: „Und wenn Mama mal krank ist? Dann müsst ihr euch dann auch schon
> mal um die Medikamente von [Name des Bruders] kümmern, oder?"
> B: „Nö, gar nicht eigentlich, also ja, können wir eigentlich auch schlecht,
> weil das ist schon ziemlich kompliziert. Meistens mit Inhalieren und
> irgendwel... unterschiedlichen Medikamenten und das kann ja auch schon
> gefährlich werden, er kriegt auch was gegen epileptische Anfälle, also, das
> will (!) Mama uns glaub ich auch gar nicht überlassen, weil sie uns dann da

nicht so ganz vertrauen würde, vielleicht wenn wir mal nicht aufpassen oder so."
I: *„Wäre es für dich denn wichtig?"*
B: *„Wie wichtig?"*
I: *„Wenn du auch da noch mehr eingebunden wärst, also wenn auch du so die Verantwortung da mittragen würdest, oder brauchst du das auch nicht unbedingt?"*
B: *„Brauche ich nicht. Also überlasse ich ihr gerne eigentlich, [...]"*

Auf der einen Seite fühlt sich der Interviewpartner nicht durch die Eltern verpflichtet und weiß zugleich um seine eigenen Grenzen in Bezug auf die komplexe Medikamentenversorgung. Auf der anderen Seite übernimmt er andere Hilfen selbstverständlich und aus eigenem Antrieb, wie er in einer späteren Interviewpassage erklärt: *„dann mache ich halt alles [...]. Mit ihm zur Toilette, Zähne putzen, umziehen, ins Bett legen, mit ihm essen, also ihn dabei auch unterstützen beim, also aufpassen, dass er von den Cornflakes jetzt nicht alles verschüttet, [...]."* Er übernimmt diese Aufgaben, um den Eltern Freiräume zu ermöglichen, wenn diese *„abends halt mal weg sind ins Kino [...] Oper, Theater [...]."* Ein 14-Jähriger hilft hingegen nur *„ab und zu mal"* und betont, dass das dann *„aber doch den Eltern"* gehört. Auch in der folgenden Retrospektion der erwachsenen Zwillingsschwester berichtet diese, dass sie sich vor allem dann als Ressource der Mutter verstanden hat, wenn diese beispielsweise zur Arbeit im Nachtdienst musste. Die Bedeutung und die Folgen einer Pflegedyade zwischen der Mutter und ihrer Schwester mit der Behinderung sind ihr dabei sehr bewusst und diese gilt es mit Blick auf mehr Unabhängigkeit für die Schwester zu vermeiden:

„Und auch, wenn meine Mutter dann zum Beispiel arbeiten war oder Nachtwachen hatte, dass man dann halt auch flexibel ist (!), dass meine Schwester auch nicht zu einer bestimmten Zeit im Bett sein muss."

Eine der jüngsten Teilnehmerinnen, die gerade in die Schule gekommen ist, leitet gleich zu Beginn des Interviews dazu über, dass sie eine große Bereitschaft hat zu helfen. Während sie aus ihrem Schulalltag berichtet, wie sie dort bereitwillig einen Schulkameraden mit Migrationshintergrund unterstützt, wechselt sie unerwartet zu ihrer eigenen Lebenssituation, in der sie mit einem jüngeren Bruder in palliativer Krankheitsphase aufwächst.

B: *„Ja, weil ich das [Helfen] gut (!) kann. Also ich will ja auch Ärztin werden."*
I: *„Du willst Ärztin werden?"*
B: *„Von der Onkologie (!)"*
I: *„Aha. Von der Onkologie. Wie kommst du denn darauf Ärztin zu werden?"*
B: *„Weil ich davon viel Geld kriege."*

I: „Kriegt man viel Geld. Was ist das, was ist so toll an dem Beruf? Was stellst du dir daran so toll vor?"
B: „Ach, wenn mein Bruder dann noch Krebs hat und keine Ärztin ist da, [...] die gerade Zeit hat, dann haben die auch eine die dann endlich mal hilft. Und wenn ich dann im Urlaub bin, dann können wir weiter gucken, ob die eine Ärztin kriegt oder nicht. "

In Bezug auf die Hilfen bei pflegerischen Alltagsverrichtungen ist für die gesunden Geschwister von Bedeutung, dass die Teilhabe des Geschwisterkindes an den Alltagsroutinen des Familienlebens gewährleistet ist, bestimmte Gewohnheiten gepflegt werden und z. B. *„beim Essen oder so, [....] der Rollstuhl an den Tisch gefahren wird und [...] alle zusammen essen [...]. "* Zugleich achten die gesunden Geschwister gerade bei alltagsbezogenen Hilfen darauf, die Selbstständigkeit des von chronischer Krankheit betroffenen Kindes zu fördern:

„Nein, das mach' ich nicht. Also beim Anziehen richte ich ihm halt die Sachen her und Anziehen muss er dann erst mal selber probieren. Und wenn er's nicht schafft und ich gerade da bin, dann probier' ich halt ihm zu helfen. "

Im Kontrast dazu gibt es möglicherweise aber auch bestimmte Hilfen, die die Kinder und Jugendlichen nicht so gerne leisten. So betont eine 17-Jährige in Bezug auf die Kontinenzversorgung ihres schwersterkrankten 16-jährigen Bruders: *„ich mache das auch nicht gerne, so wickeln. "*

Sorge und Begleitung übernehmen die gesunden Geschwister auch im Zusammenhang mit medizinisch-therapeutischen Hilfen. So ist bereits eine der jüngsten Teilnehmerinnen routiniert im Umgang mit hygienischen Maßnahmen wie z. B. der Händedesinfektion, um Infekte für das stark immunabwehrgeschwächte Geschwisterkind zu vermeiden:

B: „ Weil, wenn du dann den [Spitzname des Bruders] anfasst und der, der macht so mit der Stelle und dann mit dem Finger so und dann so, dann leckt er die Keime ab. (I: Ah, okay.) B: Und dann kann der, und das kann den Tumor noch schlimmer machen. (I: Ach so, okay.) B: Und davon kann er dann sterben. "

Gesunde Geschwister beobachten genau, wie die Eltern oder Pflegefachkräfte Hilfen ausführen und übernehmen dieses dann im Beisein der Mutter auch schon einmal selbstständig. So weiß eine Achtjährige, dass die Schwester über einen *„Schlauch isst"* und die Medikamente, die zunächst im *„Wasser"* aufgelöst werden, ebenfalls über diesen verabreicht werden. Sie betont, dass sie dies dann auch manchmal machen darf. In einer anderen Familie erfolgt die Inhalationstherapie des Bruders in Arbeitsteilung, bei der sich die gesunde Schwester mit der Mutter abwechselt:

„Also, wir nehmen ihn dann auf den Arm und halten ihm diese Maske so vor den Mund (zeigt, wie die Maske dicht vor den Mund gehalten wird), damit er das einatmet. Und das mache [...] ich manchmal, das macht Mama."

Während die Arbeitsteilung in diesem Beispiel unter gleichberechtigten Bedingungen erfolgt, berichtet eine Jugendliche, dass die Arbeitsteilung in Bezug auf die medizinisch-therapeutischen Hilfen für den Bruder an den jeweiligen Vorlieben der Familienmitglieder ausgerichtet ist:

B: „[...] dass sie [Mutter] an ihrem Sohn eine offene Stelle behandeln muss, dass findet sie ziemlich unangenehm, ekelig."
I: „Okay. Und du hast da kein Problem?"
B: „Nee, nee, ich mache das gerne, also, ich finde das gehört halt einfach dazu, wenn er eine PEG hat, dass man die sauber macht. Das ist ja normal und ich, ja, ich also mache viele Sachen."

Nicht nur dieses Beispiel einer 17-Jährigen dokumentiert den Komplexitätsgrad der Hilfen. Vielmehr sind nahezu alle Kinder und Jugendlichen auf den Notfall vorbereitet und können einspringen, wenn dieser, z. B. in Form eines Krampfanfalles, bei der Schwester oder dem Bruder eintritt. Ein elterlicher Grundsatz, der sich hier offenbart, scheint das Prinzip *Notfall- vor Routineversorgung*. Dieses erstaunt nicht, da ein Krampfanfall bei manchen Geschwistern mehrmals täglich auftritt und daher zum unmittelbaren Alltagsgeschehen der Familie gehört. Dass einige Kinder und Jugendlichen den Notfall erkennen und eine Vorstellung darüber haben, wie dieser zu bewältigen ist, zeigt das Beispiel einer zehnjährigen Schwester:

B: „[...] er tut dann erst weinen und dann bleibt er halt so stehen und dann bewegt er seine Augen nicht mehr. Und dann muss man ihm ins Gesicht pusten. Das dauert dann vier, fünf Minuten ungefähr und dann ist es wieder alles in Ordnung. [...]."
I: „Und erkennst du das, wenn er das bekommt?"
B: „Ja, weil er, ähm, dann nix mehr macht. Er bleibt dann einfach nur noch so, und ja."

Mit wie viel Bedacht sich die gesunden Geschwister gedanklich auf mögliche Notfallsituationen vorbereiten und wissen was in diesen Momenten zu tun ist, zeigen auch die Ausführungen eines Jugendlichen:

„[...] wir haben halt immer so Notfallmedikamente im Schrank liegen und ich hab's noch nie gemacht, aber ich denke zur Not, wenn ich mit ihm allein wäre und was passieren würde, dann könnte ich damit das machen. Aber vorher, bevor ich da irgendwie alleine rumwerkeln würde, würde ich erst mal natürlich mit Mama oder Papa Rücksprache halten, die anrufen und wenn

das nicht möglich wäre, dann auch erst Krankenwagen, bevor ich irgendwas überhaupt selber da so unternehmen würde. "

Stoßen die gesunden Geschwister im Notfall an ihre Grenzen, übernehmen sie weiterhin Verantwortung und die Organisation der Hilfen, wie eine junge Erwachsene sich an eine Begebenheit erinnert:

„Und dann wollte ich ja helfen und den Rollstuhl wieder aufrichten, mit ihr drin (lacht). Und dann. Aber ich hab das halt nicht hinbekommen, vom Körperlichen her. Ja, und dann habe ich halt Hilfe geholt. Also da war ein Mann [...] und da habe ich halt gerufen, ob er mir helfen kann. "

Andere Geschwister erinnern sich an Erfahrungen, wie sie das Geschwisterkind im Notfall im Rettungswagen ins Krankenhaus begleitet haben. Ein Erwachsener berichtet, dass er mit Erhalt des Führerscheins seinen Bruder mit einer Behinderung im Zuge von Stürzen ins Krankenhaus gefahren und an diese Momente keine besonders guten Erinnerungen hat:

„[...] als ich so meinen Führerschein schon hatte, ich kann mich also an zwei- oder dreimal erinnern, in dem ich dann zum Krankenhaus gefahren bin und dann den Kopf halt nähen lassen und ich meine, das war auch nicht immer der Moment, wo ich am meisten gerade Lust zu hatte, ins Krankenhaus zu fahren und meinem Bruder am Kopf rum nähen zu lassen. Es gab dann auch schönere Dinge zu tun, ganz sicher. "

Neben den bislang beschriebenen praktischen Hilfen leisten die gesunden Geschwister wichtige psychosoziale und emotionale Unterstützung. So sind sie oftmals einfach nur für die Geschwister da, wenn diese *„jemanden zum Reden brauchen"*. Sie trösten und beruhigen über ihre Stimme und Berührungen, wie eine Interviewpartnerin betont: *„wenn er meine Stimme allein schon hört, [...] danach wird er direkt ruhiger, wenn ich ihn umarme, also man merkt direkt diese Bindung, dass er weiß, [...] wer ich bin. "*

Geht es der Schwester oder dem Bruder nicht gut, entwickeln schon die jüngeren Kinder sehr empathische Umgangsformen, indem sie einfach dabei bleiben, Lieblingsspielzeuge, wie z. B. eine *„Spieluhr"* zur Beruhigung einsetzen, so lange warten bis das Geschwisterkind eingeschlafen ist und auch darüber hinaus wachsam bleiben. Nahezu alle Kinder und Jugendlichen kennen ihre von chronischer Krankheit betroffenen Geschwister gut und wissen, was vor allem in akuten Krankheitsphasen oder -schüben hilft, um z. B. von Schmerzen abzulenken. So erzählt ein Mädchen ihrer jüngeren Schwester *„Witze"* und ist nicht enttäuscht, wenn diese manchmal lacht und manchmal nicht lacht. In den retrospektiven Interviews erinnern sich die Teilnehmerinnen und Teilnehmer an *„Ablenkung [...] in diverser Form"*. Sie schreiben Geschichten für das Geschwisterkind, malen und singen gemeinsam mit diesem die *„Bauchschmerzen"* weg, wie eine Schwester berichtet. Gesunde Geschwister wollen zum Wohlbefinden des von chronischer Krankheit betroffenen Kindes beitragen, wie eine 19-jährige Teilnehmerin retrospektiv reflektiert, die ihre Schwester in einer akuten, lebensbedrohlichen Krankheitsverlaufsphase auf der Intensivstation *„massiert oder eingecremt"* hat.

Mit dem Geschwisterkind spielen

Fast alle gesunden Geschwister berichten davon, dass sie sich selbstverständlich mit ihren jüngeren oder älteren Geschwistern mit chronischer Erkrankung spielerisch befassen. In Abhängigkeit des Komplexitäts- und Schweregrades der Erkrankung gelingt es einzelnen Kindern und Jugendlichen im Hinblick auf das geschwisterliche Spielen sogar Normalität aufrechtzuerhalten oder zu vermitteln. Gegenüber Freunden betont die Schwester eines Jungen mit einer Lernbehinderung daher, dass sie genauso spielen können wie gesunde Geschwisterpaare.

Manche gesunden Geschwister erkennen, dass die Schwester oder der Bruder mit der chronischen Erkrankung über keine eigenen oder nur wenige Freundschaften verfügt. Folglich wünscht sich der elfjährige Bruder eines zehnjährigen Jungen mit einer nach außen sichtbaren Gehbeeinträchtigung: *„Dass mein Bruder mehr Freunde hätte [...]."* In Fällen, in denen das Geschwisterkind keine eigenen Freundschaften eingehen oder pflegen kann, ersetzen und kompensieren die gesunden Geschwister diese. So berichtet eine Jugendliche davon, wie sie gemeinsam mit ihren Freundinnen den ein Jahr jüngeren, schwerstkranken und kognitiv beeinträchtigen Bruder in das gemeinsame Spiel so gut wie möglich einbezogen und diesem sogar eine prominente Rolle zugewiesen hat, ohne dabei von den eigenen Spielinteressen abweichen zu müssen:

„[...] also er wurde auch immer sehr von mir und meinen Freunden mit einbezogen. Früher als wir, also vor vier oder fünf Jahren, als noch diese ganzen, also als ich noch Fernsehen guckt habe, kam halt DSDS[40] *immer, und dann haben wir mit ihm DSDS gespielt, dass er halt Dieter Bohlen wäre [...]"*

Obwohl geschwisterliche Momente des zuvor beschriebenen jugendlichen Geschwisterpaares darin bestehen, dass sie am Wochenende morgens im Bett liegen und gemeinsam eine Benjamin Blümchen Kassette hören, stellt die gesunde Schwester in einer anderen Interviewstelle altersentsprechende Normalität her, indem sie betont, dass sie manchmal einfach nur *„so chillen*[41]*."*

---

40 DSDS – ‚Deutschland sucht den Superstar' ist eine Casting-Show im deutschen Privatfernsehen.
41 dt. entspannen, rumhängen

Die Entscheidung für ein Spielgerät oder dafür, was gespielt wird, orientiert sich an den Interessen, Bedürfnissen und Fähigkeiten des Geschwisterkindes, wie die Zwillingsschwester eines Jungen mit einem Down-Syndrom in Bezug auf das gemeinsame Springen auf dem Trampolin ausführt: *„Das macht er so gerne. (2) Und ich auch dann.“* Ein anderer gesunder Bruder erkennt mit den Worten *„das ist ja gratis Sport"* sogar einen Vorteil im gemeinsamen Spiel mit der Schwester, mit der er trotz seines Alters von 15 Jahren noch auf das Trampolin geht. Die gesunden Geschwister wissen natürlich, dass sie auf bestimmte Spiele verzichten müssen und diese nicht gemeinsam mit der Schwester sowie dem Bruder spielen können. In anderen Fällen erkennen schon die jüngsten Geschwister, dass sie das Geschwisterkind mit der chronischen Erkrankung nur mit dessen Fähigkeiten in das gemeinsame Spiel einbinden können und passen das Niveau entsprechend an dessen Bedingungen an.

B 1: „Also sprechen können wir jetzt nicht mit der und...“
B 2: (spricht wieder dazwischen) „Ein bisschen können wir, aber wir können auch mit der ein bisschen spielen.“
B 1: „Ja, zum Beispiel so Dinge, Sachen die Geräusche machen [...]“
B 2: (spricht wieder dazwischen) „Zum Beispiel eine Band können wir mit der machen, weil die kann sehr gut Geräusche machen, die kann nämlich auch, die fährt nämlich manchmal Trecker ...“
B 1: (Interviewpartnerin macht das Geräusch vor) „Das ist halt so ein Geräusch, so...“

Die gesunden Geschwister passen beim Spielen mit dem Geschwisterkind sehr genau auf, dass *„es nicht zu (!) kompliziert"* wird und *„schon in dem Niveau"* von diesem bleibt. Sie achten dabei besonders auf Chancengleichheit und wünschen sich für die Schwester oder den Bruder größtmögliche Teilhabe. So berichtet ein 14-jähriger Interviewpartner von einer gemeinsamen sportlichen Freizeitaktivität der Familie im Urlaub, bei der besonders darauf geachtet wurde, dass diese auch für seinen älteren Bruder mit einem Down-Syndrom zu bewältigen ist und sie ihm zugleich Freude bereitet:

„Das ist so ähnlich wie Golf, aber mit 'nem Schläger, der so ähnlich wie ein Dreieck aussieht. Dann ist der unten glatt und dann geht der so in 'nem Bogen nach oben und dann kann man den Ball halt damit einfacher schlagen als mit 'nem Golfschläger. Und durch diese gebogene Form geht der Ball dann halt auch leichter hoch und das ist ein Ball, der ist ungefähr so groß wie ein Golfball, aber so ähnlich wie ein Gummiball. Aber aus festem Gummi. Ja. (4) Und das hat mir sehr viel Spaß gemacht. [...] Da haben alle mitgemacht (!). Das fand auch [Name des Bruders] schön.“

Obwohl die Familie die Freizeitaktivität so auswählte, dass auch der Sohn mit dem Down-Syndrom weitgehend chancengleich teilnehmen konnte, orientieren sie diese dennoch an seinen sportlichen Fähigkeiten. Genau umgekehrt erfolgt die Anpassung des Spielniveaus im nachfolgenden Beispiel. In dieser speziellen Variation versetzen sich die gesunden Geschwister in die Rolle der Geschwister mit der chronischen Erkrankung. Dieses Vorgehen wirkt hier fast pädagogisch und verfolgt den Zweck, die geschwisterliche Situation im Spiel nachzuempfinden. Sie simulieren dazu die Behinderung der Geschwister mit größtmöglicher Authentizität:

„[...] nur eine kleine Sache, [...], ist, dass wir manchmal als Geschwister versucht haben nachzuspielen, was meine Geschwister als Krankheit haben. Also ich weiß noch, dass ich mal mir die Augen verbunden habe und gekrabbelt bin durch die Wohnung, um zu sehen, wie ich mich als [zählt die Namen der von chronischer Krankheit betroffen Geschwister auf] bewegen würde und ich weiß, dass [...] wir das auch so als, als Spiel gemacht haben. Ganz, ganz bewusst und ganz absichtlich, auch um zu sehen, ob wir, [...], wir haben es sogar damals so gemacht, dass wir uns den [...] den Augenverband so angelegt haben, dass wir noch ein bisschen was sehen konnten, [...] wie viele Finger siehst du gerade und wo man das gerade noch so erkennen konnte, dann war es richtig [...] ich kann mich daran erinnern, dass ich das dann schon ziemlich heftig fand, [...] also so nicht richtig zu sehen und nicht laufen zu können, ich musste dann eine Stunde lang so durch die Gegend laufen, das war so das Abkommen, was ich mit [Namen der von chronischer Krankheit betroffenen Geschwister] hatte. Du musst jetzt eine Stunde blind und gehbehindert sein (lacht)."

Wie sehr der Alltag der gesunden Geschwister selbst beim Spielen mit dem von Krankheit betroffenen Geschwisterkind dominiert wird, zeigt auch das Zitat einer erwachsenen Schwester, die sich daran erinnert, welcher Art die Spiele waren, die sie mit ihrer an Morbus Crohn erkrankten Schwester früher immer gespielt hat: *„Krankenhausspiele, fällt mir jetzt gerade dazu ein, ja, das war tatsächlich auch so. Meine Schwester hat natürlich viel Material aus den Krankenhäusern [mitgebracht] und wir haben ganz oft Krankenhaus gespielt."* Während das Spielen weitgehend freiwillig durch die gesunden Geschwister erfolgt, deutet sich in der abschließenden Textpassage eines Elfjährigen an, dass auch die Beschäftigung mit dem von Krankheit betroffenen Geschwisterkind eine *stille* (Arbeits-)Leistung ist, die mit eigenen Zeitverlusten einhergeht: *„ aber ich lenke meinen Bruder immer ab und das ist (1) halt auch nicht Freizeit, [...]."*

Für die Mutter Familienarbeit übernehmen

In nahezu allen Fällen übernehmen die gesunden Geschwister Familienarbeit stellvertretend für die Mutter respektive die Eltern und helfen *„natürlich zuhause"*. Dazu führen sie eigenständig eine Vielzahl von einfachen bis komplizierten Alltagsverrichtungen innerhalb und rund um das Haus aus. Erstaunlich ist, dass selbst die jüngsten Teilnehmerinnen und Teilnehmer in der Lage sind, komplexe Aufgaben zu übernehmen. Die Tabelle 14 gibt einen Überblick über das Tätigkeitsspektrum, das in den Interviews genannt wurde:

Tabelle 14:   Hilfen innerhalb und außerhalb des Haushaltes

innerhalb	außerhalb
anstreichen	Altlasten wegbringen
aufräumen	Brief zur Post bringen
Betten machen	einkaufen
bügeln	Gartenarbeit
fegen	
Haustiere versorgen	
kochen	
Kinderzimmer aufräumen	
Müll rausbringen	
putzen	
Sachen aufheben	
Spülmaschine ein- und ausräumen,	
Geschirr spülen	
Tisch decken und abräumen	
Wäsche waschen und aufhängen	
Weitere Geschwister betreuen	

Vor allem die jugendlichen Geschwister sind scheinbar mühelos in der Lage einzuspringen, „ *alles* " zu übernehmen und den gesamten Haushalt zu führen. An der Fülle der unterschiedlichen Haushaltstätigkeiten, die sie kompensieren und in der Tatsache, dass sie von sich aus helfen, lässt sich die selbstgestellte Aufgabe erkennen, insbesondere die Mutter zu entlasten:

> B: „ *[...] Also weil wir keine Putzfrau haben. Deshalb.* "
> I: „ *Da hilfst du der Mama?* "
> B: „ *Ja, und dann helfe ich Mama auch ein bisschen bügeln und putze den Boden und so. Und damit helfe ich Mama ganz dolle.* "

Selbst die jüngeren Interviewten, wie die Fünfjährige in diesem Zitat, erkennen, dass es der Mutter an Entlastung durch z. B. eine Putzfrau, mangelt. Ihre Motive - der Schutz der Mutter und die Sorge um diese - sind daher naheliegend. Mit Blick auf diese Beweggründe kann nachvollzogen werden, warum die Jugendlichen mit großer Selbstverständlichkeit auch Dinge rund um das Haus übernehmen, „ *die wo sie [Mutter] überhaupt gar nicht gerne mag [...]* ", wie ein 14-Jähriger betont und ergänzend hinzufügt: „ *solche Sachen, das mach ich dann*

[...]. " Intention ist es zugleich, der Mutter respektive den Eltern Freiräume und Auszeiten zu verschaffen, so dass diese eigene Termine wahrnehmen oder Besorgungen machen können. Diese Entlastung bieten sie vor allem dann, wenn durch die ständige Präsenz der Eltern während des Klinikaufenthaltes des Geschwisterkindes eine enorme Beanspruchung für diese droht:

> *„ [...] also eigentlich haben wir das so geregelt, dass bis auf, auf nachts halt immer irgendjemand vor Ort war und, ja, ab und zu habe ich meine Eltern dann auch mal abgelöst für [...] drei, vier Stunden, dass die auch mal einkaufen gehen konnten oder zum Friseur, Arztbesuche, [...] also das Alltägliche halt im Leben, was so völlig auf der Strecke blieb, genau und die Person, die dann halt gerade nicht im Krankenhaus war, hat versucht den Haushalt zu schmeißen. (lacht) "*

Die gesunden Geschwister entlasten nicht nur, um ihren Eltern alltägliche Dinge, wie z. B. Behördengänge, zu ermöglichen, sondern sie nehmen der Mutter auch potentiell belastende Aufgaben ab, um ihr zeitliche Ressourcen zur verschaffen, in der diese eigene Interessen oder Hobbies nachgehen kann, wie das folgende Beispiel darlegt:

> *„Meine Mutter möchte auch ein Privatleben haben. Das verstehe ich. Deswegen unterstütze ich sie dann auch, wenn sie zum Beispiel mit einer Freundin morgens frühstücken gehen möchte. "*

Schon die jüngeren Geschwister wissen um die alltägliche Belastung der Mutter. So berichtet eine Zehnjährige, dass die Mutter aufgrund des früh wach werdenden Bruders ebenfalls gezwungen ist, mit diesem aufzustehen. In diesem Bewusstsein stellt sie selbstverständlich ihre Kapazitäten in den Ferien zur Verfügung und bietet an, auf den Bruder aufzupassen:

> *„Also, ähm, wenn wir Ferien haben, dann ist das halt so, dass wir ausschlafen dürfen. Außer der Kleine, der steht dann morgens um halb sechs, sechs Uhr auf. Das ist auch doof für die Mama, aber, wenn man sagt: ‚Mama leg dich doch mal hin. Ich pass kurz auf, für eine Stunde.' Dann sagt sie: 'Nee, es geht nicht.' Und, ja, dann schlafen wir eben aus.'"*

Die Kinder und Jugendlichen übernehmen diese Sicherungsfunktion vor allem in kurzen Momenten: *„[...] Bei Kleinigkeiten aufpassen, [...] mm, ja, wenn der Papa noch nicht von der Arbeit zurück ist und die Mama weg [...] "* ist. Mit zunehmendem Alter verändert sich diese *Backup*-Funktion. Sie reicht in vielen Fällen bis in das Erwachsenenalter, wie die folgende Interviewstelle dokumentiert, und dauert dort an. So signalisiert die Tochter einer in Trennung lebenden Mutter mit den Worten *„ich bin da"* die dauerhafte Unterstützung für das Geschwisterkind, hofft der Mutter damit die Sorgen zu nehmen und zu ihrer emotionalen Entlastung beizutragen.

„Ich sehe es halt einfach an dem Verhältnis zu meiner Mutter, auf jeden Fall, dass sich da die Rollen ganz stark geändert haben und das, [...] ich erwachsener geworden bin und reifer und, und, genau, einfach mehr verstanden habe, ja, da sind wir, [...] Ich versuch meine Mutter irgendwie ein bisschen zu beschwichtigen und zu sagen, okay, ich bin da und, und. Meine Mutter macht sich auch totale Sorgen, irgendwie, was ist, wenn sie nicht mehr da ist und, oh, mein Gott, [...] was passiert dann mit dem Jungen und so, dass ich versuche irgendwie da dann anzuknüpfen und zu sagen, ‚Ja, okay, ich bin da.' Ich bemühe mich, guck, ich bemühe mich und, und das läuft und ich krieg das hin (!), einfach um ihr da auch ein bisschen Sicherheit zu geben. Ja, man merkt, dass sie das total belastet, ja."

Es wird deutlich, dass in manchen Familien die Aufgaben wesentlich auf den Schultern der Mutter und des gesunden Geschwisterkindes ruhen. Ein elfjähriger Bruder beschreibt die Qualität der Zusammenarbeit folgendermaßen: *„Wir arbeiten da halt zusammen und dann klappt das."* In anderen Familien werden die Aufgaben und ihre Bewältigung wiederum als Familienprojekt verstanden: *„Machen wir alle so ein bisschen."*

Wenn es nötig wird, übernehmen die gesunden Geschwister zur Entlastung der Mutter auch Aufgaben in Bezug auf weitere Familienmitglieder, wie z. B. für den Vater oder andere gesunde Geschwister. Mit den Worten *„Ja, ich hol sie auch manchmal vom Kindergarten ab, wenn Ferien sind."* beschreibt eine zwölfjährige Schwester ihren Beitrag zur Familienarbeit in Bezug auf eine jüngere gesunde Schwester. Eine 19-Jährige berichtet in ihrem Interview von der Nierentransplantation ihrer Schwester. In dem speziellen Fall dieser Familie spendete der Vater das Organ. Während die Mutter die Betreuung der intensivpflichtigen Schwester übernahm, war es für die gesunde Tochter selbstverständlich, sich stellvertretend um den Vater zu kümmern. Retrospektiv erinnert sie sich im Folgenden an dieses kritische Lebensereignis für die Familie sowie die Selbstverständlichkeit, mit der sie die Betreuung und Versorgung des Vaters anstelle der Mutter mit den dazugehörigen Aufgaben übernommen hat.

„[...] ich habe mich um den [Vater] gekümmert. Also ich war einfach da und habe dem eine Geschichte erzählt und habe dem was vorgelesen oder habe ihm was zu essen gebracht und dann war der irgendwie krank und dann habe ich die Ärzte geholt, also ich habe mich um den gekümmert und das war vorher noch nie so. Aber das hat sich auch richtig angefühlt, also ich glaube, ich war immer ein bisschen froh, wenn ich nicht nur zugucken musste..."

Vor allem in akuten und krisenhaften Situationen scheint es von Bedeutung nicht nur zuschauen zu müssen, sondern handeln zu können. Die interviewte Schwester verstärkt ihre Aussage in der unmittelbar folgenden Interviewpassage. Zugleich betont sie, wie wichtig Handlungsfähigkeit zur Überwindung der eigenen Hilflosigkeit ist:

B: „Wenn ich nicht nur zugucken musste. Also bei meiner Schwester, wenn ich also nur da saß und gesehen habe, wie das alles passiert ist und dann ist das schwieriger, als wenn ich jemanden holen kann oder jemandem Bescheid sagen kann oder so was. [...]. "
I: „Warum ist das schwieriger, kannst du das beschreiben? "
B: „Na ja, weil man eigentlich unbedingt die Situation verändern will oder es soll auf keinen Fall so bleiben, wie es ist und naja, wenn ich was tun kann, habe ich das Gefühl, dass ich ein ganz kleines bisschen auf jeden Fall daran teilhaben kann und das fühlt sich gut an. Das fühlt sich nicht so hilflos an. "

5.4.6 Das Geschwisterkind verteidigen

Obwohl sich die Mehrheit der interviewten Kinder und Jugendlichen mit Stigmatisierung konfrontiert sieht, die sie als Konsequenz aus dem Zusammenleben mit einem oder mehreren Geschwistern mit chronischer Erkrankung betrachten, erinnern sich nur wenige an reale Situationen, die eine offensive Verteidigung des Geschwisterkindes notwendig machten. Beobachten sie solche Erfahrungen gegenüber der Schwester oder dem Bruder mit chronischer Erkrankung, erleben sie dies zugleich als einen Affront sich selbst gegenüber und reagieren „auch relativ allergisch" darauf. In der entschiedenen Bemerkung einer Erwachsenen drückt sich die Selbstverständlichkeit aus, mit der die gesunden Geschwister die „Beschützerrolle" einnehmen und die Verteidigung des Geschwisterkindes zu ihrem persönlichen Anliegen machen: „Aber ich hätte sie natürlich doch in Schutz genommen. Also das, ja natürlich, ist ja wahrscheinlich das Normalste. Na klar, verteidigt man sein, sein Geschwisterchen. "

Die einzelnen Handlungen der gesunden Geschwister variieren von gedanklichen Szenarien in Bezug auf den Umgang mit Menschen, die dem Geschwisterkind sozial diskriminierend begegnen, über direkte verbale Konfrontationen und Androhungen bis hin zu manifesten Verteidigungsmaßnahmen. Die Kinder und Jugendlichen positionieren sich in so einem Fall auf die Seite der Schwester oder des Bruders und distanzieren sich von vermeintlichen Freunden, die ihr Verhalten gegenüber dem Geschwisterkind mit dem Wissen um die Erkrankung verändern:

„[...] und wenn er's nicht haben kann, dann soll er sagen ‚Ich geh kurz auf's Klo und verschwindet dann.' [Name der Schwester] wird da auch keinen großen Unterschied jetzt so direkt sehen. "

Wie dieses Beispiel des 15-jährigen Bruders einer 13-Jährigen mit einem Down-Syndrom veranschaulicht, hat sich der Interviewpartner ein Verfahren zum

Schutz der Schwester überlegt, so dass die Stigmatisierungs- und Diskriminie-rungserfahrungen von dieser unbemerkt bleiben. Gleichzeitig führt der Umgang mit der Situation, beabsichtigt oder unbeabsichtigt dazu, dass auch der Freund sein Gesicht dabei nicht verliert.

Mutig für das Geschwisterkind Partei zu ergreifen ist die Handlungsstrategie von zwei anderen jugendlichen Geschwistern. Während ein 14-jähriger Teilnehmer sein Gegenüber mit der Frage konfrontiert *„Was gibt's zu gucken?"*, wenn je-mand seinen älteren Bruder *„blöd anguckt"*, wehrt eine andere Interviewpartne-rin das Glotzen der Anderen ab, indem sie die Ausraster des Bruders als nicht zu diskutierendes, normales Verhalten legitimiert:

> *„Ja, die kriegen das mit, manchmal, und dann gucken die, gucken die den auch komisch an und dann sage ich, wenn die mich danach fragen: Was hat der denn jetzt für 'nen Problem? Dann sage ich: ‚Das ist ganz normal bei ihm, dass er manchmal ausrastet und das ist nichts Besonderes und da gibt's auch nichts, was ich jetzt vertiefen will.'"*

Manifeste Interventionen zur Verteidigung kommen dann zum Einsatz, wenn der Konflikt über reine Anfeindungen hinausgeht, die gesunden Kinder und Jugend-lichen die von Krankheit betroffenen Geschwister ernsthaft bedroht sehen und vor tätlichen Angriffen in Schutz nehmen müssen. In der folgenden Auseinan-dersetzung riskiert die zwölfjährige Schwester eines Mädchens, dessen Körper aufgrund von Wassereinlagerungen im Zuge einer Kortisontherapie aufge-schwemmt war und das aufgrund dessen von Mitschülern gehänselt wurde, eige-nen Ärger, um die jüngere Schwester zu beschützen. Die körperliche Gewalt eines Mitschülers gegenüber der Schwester und deren Angst bilden weitere Aus-löser für das Schutzverhalten der Interviewteilnehmerin. Ohne zu Zögern ist sie daher bereit zu reagieren und für die von Krankheit betroffene Schwester in die Offensive zu gehen:

> B: *„Manchmal war da so ein Junge, [Name des Jungen] hat sie immer so ei-ne Backpfeife gegeben, bin ich einfach dazwischen gegangen, habe ihn so lo-cker genommen (macht eine entsprechende Handbewegung, dass sie den Jungen am Kragen packen will) und gesagt ‚Wehe du machst das noch ein-mal. Dann wirst du was erleben'."*
> I: *„Okay, das heißt, du hast auch deine Schwester beschützt."*
> B: *"Ja. Wenn die Angst hatte, oder so."*
> I: *„Ist das denn oft so, dass du deine Schwester dann in der Schule auch ir-gendwie verteidigen musstest? Vor anderen Kindern?"*
> B: *„Ja, sehr oft wegen den Jungen."*
> I: *„Wegen der Krankheit?"*
> B: *„Nein, manche haben gesagt, weil sie so ein bisschen pummelig war, we-gen dem Kortison."*

Die mit dem Alter zunehmende Körpergröße und die sich damit entwickelnden Kräfte verhelfen der älteren Schwester in dieser Situation einzuschreiten und couragiert die Verteidigung zu übernehmen. Sind die gesunden Geschwister jünger und gehen die Stigmatisierungs- und Mobbingerfahrungen von Älteren aus, können die gesunden Geschwister in Bezug auf die Verteidigung der Schwester oder des Bruders an ihre Grenzen stoßen. Während die älteren Geschwister potentiell in der Lage sind, das von Krankheit betroffene Geschwisterkind aufgrund ihrer körperlichen Fähigkeiten überlegen zu verteidigen, können die Jüngeren nicht so leicht einschreiten, bleiben aber trotzdem häufig in der Situation wachsam in Bezug auf ihr Geschwisterkind.

5.5 Folgen und Konsequenzen

Eine Reihe von Auswirkungen resultiert aus der Selbstverständlichkeit sowie den damit einhergehenden Handlungen und Strategien, mit denen die gesunden Geschwister von Kindern und Jugendlichen mit chronischer Krankheit versuchen, die zwei Welten zu harmonisieren und auszubalancieren, um ihr eigenes Leben aufrechterhalten zu können. Dabei variieren die Konsequenzen auf einem Kontinuum entsprechend der zwei Welten.

5.5.1 Zwei Seiten einer Medaille – Ambiguität erleben

Das emotionale Erleben, das für eine Zehnjährige aus dem Aufwachsen mit einem jüngeren Bruder mit einer seit Geburt an bestehenden Behinderung resultiert, drückt sich in den gegenläufigen Gefühlen der folgenden Aussage aus: *„Manchmal nervt es und manchmal auch nicht."* Nahezu in allen Interviews erscheinen solche Zwei- und Mehrdeutigkeiten, die teilweise konträr zueinander stehen, nicht eindeutig und in Einklang zu bringen sind. Die *‚zwei Seiten einer Medaille'*, die das Leben mit einem von chronischer Krankheit oder Behinderung betroffenen Geschwisterkind mit sich bringt und die von den gesunden Geschwistern wahrgenommen werden, können als Ambiguitätserfahrungen konzeptualisiert werden. In diesem Sinne werden ein und demselben Gegenstand zwei oder mehrere Bedeutungen zugeschrieben.

Weniger emotional und eher rational abwägend resümiert auch ein elfjähriger Junge die Auswirkungen seiner besonderen geschwisterlichen Beziehung für sein eigenes Leben: *„es hat Vorteile, es hat aber auch Nachteile."* Diese verschiedenartigen Deutungen, die sich z. B. als Konsequenzen aus der Wahrnehmung von einer Person wie dem Geschwisterkind und den damit verbundenen sozialen Interaktionen und Handlungen ergeben, können von den gesunden Geschwistern nicht aufgelöst werden, stattdessen leben sie damit oftmals selbstverständlich. Ambiguität im Sinne von *sowohl-als-auch* zeigt sich auch in der Reaktion eines älteren Bruders von einer 13-jährigen Jugendlichen mit einem Down-Syndrom auf die Frage, wie wichtig diese für ihn ist:

> *„Wichtig. (4) Und manchmal nervig. Aber das wird immer so bleiben, denke ich. [...]"*

Während der Teilnehmer seiner Schwester eine positive und zugleich negative Bedeutung zuschreibt, macht er im Verlauf des Zitats deutlich, dass ihm sehr bewusst ist, dass diese Mehrdeutigkeit perspektivisch bleiben wird und nicht lösbar ist. Trotzdessen stellt er seine Schwester nicht zur Disposition, sondern betont abschließend, dass er auch zukünftig mit dieser selbstverständlich weiterleben möchte.

Obgleich es eine gesunde Schwester in manchen Situationen *„blöd"* und ihr jüngerer Bruder sogar *„unfair"* finden, wenn sie beide *„zum Bäcker"* gehen oder die *„Spülmaschine"* ausräumen müssen, und die Schwester mit einer Schwerstmehrfachbehinderung da *„sitzt [und] [...] nichts machen"* kann, ist ihnen deren Erkrankungssituation dennoch sehr bewusst und sie möchten nicht die Rollen mit ihr tauschen. Ihr Verständnis für die Ungleichbehandlung, die als Auswirkung der Erkrankung erscheint, wird in dieser Szene offenbar und mit dem Wissen um diese Ursache gelingt es ihnen, diese uneinheitliche Behandlung in bestimmten Situationen zu akzeptieren.

In situativ und räumlich unterschiedlichen Kontexten erleben gesunde Geschwister solche Ambiguitätserfahrungen, die ursächlich in der chronischen Erkrankung, Behinderung oder Beeinträchtigung der Schwester oder des Bruders begründet sind. Wie sehr ein 17-Jähriger in seinen Gefühlen für den jüngeren Bruder mit einer Behinderung hin- und hergerissen ist, veranschaulichen die sehr gegenläufigen Charaktereigenschaften und Wesensmerkmale, die er seinem Bruder in dem nächsten Zitat wechselweise zuschreibt.

> *„Ach schwierig [...] Ja, okay ich kann mal mit [Name des Bruders] anfangen. Also er, ja, schränkt schon halt einiges ein. Ist ziemlich schwierig, bockig, hört nicht (lacht). Aber ist natürlich auch halt schön oft mit ihm und macht auch Spaß. Er ist lustig drauf und also kann auch fröhlich sein und aufheitern. Also ich beschäftige mich eigentlich gerne mit ihm. Nur halt es ist, also er hat so seine Marotten, sag' ich mal, die einen dann mit der Zeit doch ziemlich nerven. "*

Die Mehrdeutigkeiten, zwischen denen der Jugendliche schwankt und die sich in diesem Beispiel auch als innere Widersprüchlichkeiten darstellen, beziehen sich unmittelbar auf seine geschwisterliche Beziehung. Die besondere Geschwisterkonstellation zwischen dem gesunden und dem von chronischer Krankheit, Behinderung oder Beeinträchtigung betroffenen Geschwisterkind bildet daher einen bedeutsamen Erfahrungskontext für das Erleben von Ambiguität.

Innerfamilial können gesunde Geschwister ebenfalls mit Ambiguitätserfahrungen konfrontiert werden, wie das folgende Beispiel einer elfjährigen Schwester dokumentiert. Diese erinnert sich an eine Familienunternehmung, die im Verlauf durch die Erkrankungssituation ihres Zwillingsbruders irritiert wird und somit nicht gemeinsam zu Ende geführt werden kann.

> *„Also, es ist schön halt, nur es ist halt immer schade, dass, also [Name des Bruders] zum Beispiel, der hatte da auch Durchfall und dann mussten die vorher auch schon weg und dann sind wir aber, also das Gute ist dabei dann einfach, dass die uns dann einfach in den Autos von denen mitnehmen, dass mein großer Bruder und ich dann den ganzen Ausflug einfach noch zu Ende machen können und ja, also ich finde das zwar schade, dass er weg muss, aber ich find's gut, dass die anderen Familien uns mitnehmen."*

Befreundete Familien ermöglichen, dass die Interviewte selbst und ihr älterer gesunder Bruder den geplanten Familienausflug fortführen können, während die Eltern zusammen mit dem Bruder mit der Behinderung nach Hause zurückkehren. Ihr Ambiguitätserleben bringt die Elfjährige darin zum Ausdruck, indem sie für sich in dieser Situation *das Gute im Schlechten* sieht. So wertet sie es positiv, dass sie den Ausflug zusammen mit ihrem älteren gesunden Bruder weiter genießen kann und zugleich ist sie enttäuscht, dass die übrigen Familienmitglieder, insbesondere der Bruder mit der Behinderung, heimfahren müssen. Letztlich bleibt die Situation für sie doppelsinnig, so dass ihr Pendeln zwischen der guten und der schlechten Seite als Zweideutigkeit interpretiert werden kann.

Die *‚zwei Seiten einer Medaille'*, die sich als Ambiguitätserfahrungen aus dem Aufwachsen mit einer Schwester oder einem Bruder mit einer chronischen Erkrankung oder einer Behinderung konstituieren, beeinflussen nicht nur die geschwisterliche und familiale Beziehungsdynamik, sondern auch das eigene Leben der gesunden Geschwister. Eine gesunde Zwillingsschwester genießt die erweiterten zeitlichen Möglichkeiten für sich selbst und mit den Eltern, die sich für sie bei Abwesenheit des Bruders mit einem Down-Syndrom ergeben, und grenzt diese Zeiträume zu denen mit dem Bruder mit den Worten *„anders irgendwie"* ab. Während sie kurzfristig das Gute darin sieht, wenn der Bruder nicht präsent ist, ist eine solche Situation für sie gleichzeitig dauerhaft nicht wünschenswert, wie sie in ihrem abschließenden Statement betont:

> *„Er ist halt einfach nicht da. Dann hab' ich halt auch oft mehr Zeit für mich und mit meinen Eltern und so, und dann ist es anders irgendwie. (I: Hhm.) Aber für immer könnte ich das auch nicht haben."*

Gesunde Geschwister erleben ebenfalls am Übergang von dem durch die chronische Erkrankung geprägten Familienleben zur außerfamilialen Welt Ambiguitätserfahrungen, die aus dem inneren Widerspruch zwischen der geschwisterlichen Bindung und z. B. der Konfrontation mit Stigmatisierung in der Außenwelt resultieren. Ein 14-jähriger Schüler schildert in dem folgenden Zitat, dass er den Bruder mit einem Down-Syndrom in der Außenwelt weder besonders vorzeigen möchte noch verleugnen will. Der Spagat zwischen der innerfamilialen und der Außenwelt, den er aushalten muss, wird deutlich:

„Ja (sehr zögerlich), mir ist das eigentlich egal. Ich zeig mich nicht gerne mit ihm, aber ich zeig mich auch nicht ungerne mit ihm. "

Selbstverständlichkeit für das eigene Leben können die gesunden Geschwister für sich demnach erst dann realisieren, wenn es ihnen gelingt, mit der Ambiguität zu leben, die sich in diesen Kontexten und Übergängen konstituiert. Manchen gesunden Geschwistern scheint sehr bewusst, dass sie mit solchen Ambiguitätserfahrungen leben müssen, wie der Kommentar eines Elfjährigen zeigt, der stellvertretend auch die Haltungen und Einstellungen anderer interviewter Kinder und Jugendlicher dazu kennzeichnet: *„ aber, ist halt wie's ist. "*

Obwohl die gesunden Geschwister wissen, dass sie mit diesen Ambiguitätserfahrungen leben müssen, greifen einige von ihnen auf bewährte Handlungsmuster zurück, um die eigene Balance mit der Situation zu finden, wie die Priorisierung einer Schwester im Zweifel zugunsten des Bruders zeigt:

„ [...] wenn man das [...] in eine Waagschale legt, [...] Ich weiß zwar, ich bin nicht komplett frei, aber dafür habe ich meinen Bruder irgendwie. Ich weiß, der ist gut versorgt und ich brauche mir da keine Sorgen zu machen. "

Andere gesunde Geschwister verfügen über die besondere Fähigkeit, solche Unsicherheiten ertragen und *,aushalten [zu] können'*, die sich in einer erhöhten Ambiguitätstoleranz abbildet (siehe Kapitel 5.2.5). Nicht in allen Fällen lässt es sich mit diesen Mehrdeutigkeiten selbstverständlich leben, wie der perspektivische Wunsch einer jungen Erwachsenen nach mehr Selbstgestaltungsmöglichkeit andeutet, der sich aus den konträren Polen zwischen eigenem Autonomiestreben und der Dependenz konstituiert, die ihre Beziehung zu einer an Morbus Crohn erkrankten Schwester mit sich bringt:

„Bisschen weniger Verantwortung hier, weiß ich nicht, zu erscheinen. Bisschen mehr Autonomie, Ruhe und Abstand. Ja. "

In der Konsequenz könnten Ambiguitätserfahrungen auch dazu führen, dass gesunde Geschwister aus dem Familienleben flüchten oder sich diesem ganz und gar entziehen. Ein solches Szenario kann jedoch aus dem Interviewmaterial nicht rekonstruiert werden.

5.5.2 Im Konflikt sein – Ambivalenz erleben

Während Rivalität als Wesensmerkmal von Beziehungen zwischen gesunden Geschwistern beschrieben ist (Kasten, 2003; Sohni, 2004), berichten die Kinder und Jugendlichen in den Interviews eher von sehr harmonischen Verhältnissen zu ihren von chronischer Krankheit betroffenen Geschwistern. Mit der Perspektive auf die Notwendigkeit der familialen (Für-)Sorge für diese scheinen die gesunden Geschwister ohne Widerspruch mit ihrer besonderen geschwisterlichen Situation leben zu können. In Abhängigkeit der Komplexität und des Schweregrades der chronischen Erkrankung konkurrieren sie in der Regel nicht mit den betroffenen Geschwistern oder suchen den Vergleich, sondern verstehen intuitiv, dass dieser ohne Sinn erscheint. Angesichts dessen ist ihnen auch bewusst, dass sie nicht erfolgreich sein werden, wenn sie, z. B. um die Gunst der Eltern zu gewinnen, in Rivalität zu ihrem Geschwisterkind mit der chronischen Krankheit treten. Ein Erwachsener, der mit gesunden sowie von chronischer Krankheit betroffenen Geschwistern aufgewachsen ist, denkt retrospektiv an die geschwisterlichen Konstellationen zurück und differenziert diese. Die Beziehung zu seiner gesunden Schwester charakterisiert er als Geschwisterverhältnis mit widersprüchlichen und ambivalenten Erfahrungen. Seine Beziehung zu den Geschwistern mit der Beeinträchtigung hat sich ihm hingegen als sehr innig eingeprägt.

Ambivalenzerfahrungen, die unmittelbar aus ihrem besonderen Geschwisterverhältnis entstehen, finden sich angesichts der zuvor beschriebenen Begründung kaum in den Schilderungen der gesunden Geschwister. Dass sie dennoch ambivalente Situationen erleben, soll mit der folgenden Gesprächssequenz aus einem Interview mit einer fünfjährigen Schulanfängerin belegt werden, die mit einem jüngeren Bruder aufwächst, der lebenslimitierend erkrankt ist. Im inneren Konflikt bewegt sich die Schwester im Widerspruch zwischen der Positionierung für den Bruder auf der einen Seite und dem Wunsch nach Zugehörigkeit zu ihren Schulkameradinnen und –kameraden auf der anderen Seite.

> B: „Aber manche finden das lustig. "
> I: „Lustig finden das manche? Finden die das nicht eher ein bisschen, bisschen komisch, wenn man darüber lacht? Eigentlich ist das doch gemein, wenn man lacht, wenn jemand krank ist, oder? "
> B: „Hhm. Sogar sehr gemein. "
> I: „Du lachst doch auch nicht oder lachst du? "
> B: „Wenn die anderen darüber lachen. "
> I: „Hhm. "
> B: „Und die sagen: ‚Mein Bruder hatte ganz, ganz schlimmen Krebs und der ist fast gestorben.' Dann lache ich auch drüber, wenn die da drüber lachen. Dann lache ich auch drüber. "

I: „Dann lachst du da auch da drüber."
B: „Ja. Dann lache ich auch da drüber. [...]."
I: „Aber eigentlich willst du doch nicht, nicht lachen, oder?"
B: „Doch. Wenn die lachen, ja. Dann will ich lachen."

Obwohl die Interviewpartnerin mit fünf Jahren das Unrecht und das unfaire Verhalten, wenn sich andere Kinder über Krankheit oder Behinderung lustig machen, erkennt und sogar präzisiert, gerät sie dennoch in den Zwiespalt zwischen der Positionierung für den Bruder und dem Anspruch dazugehören zu wollen. Zur Auflösung dieses Widerspruchs müsste sie für eine der beiden Präferenzen Position beziehen und somit eine Entscheidung herbeiführen. Das gelingt ihr (noch) nicht, stattdessen verharrt sie in der Ambivalenz. Zur theoretischen Einordnung des Begriffs Ambivalenz wird hier auf eine Definition von Lüscher (2012, S. 219) zurückgegriffen:

„Von Ambivalenzen kann man sprechen, wenn Menschen auf der Suche nach der Bedeutung von Personen, sozialen Beziehungen und Tatsachen, die für Facetten ihrer Identität und dementsprechend für ihre Handlungsbefähigung wichtig sind, zwischen polaren Widersprüchen des Fühlens, Denkens, Wollens oder sozialer Strukturen oszillieren, die zeitweilig oder dauernd unlösbar scheinen. [...]"

Im ‚Konflikt [zu] sein' zwischen zwei gegenüberliegenden Polen, für die für beide eine Präferenz besteht, die aufeinander bezogen und dennoch konträr zueinander sind, kennzeichnet Ambivalenzerfahrungen. Unsicherheiten lösen Ambivalenzen vor allem in Entscheidungssituationen aus, die konfliktbehaftet sind und häufig mit dem Gefühl hin- und hergerissen zu sein einhergehen. Lüscher (2013, S. 243) verwendet für dieses Pendeln zwischen den Polen, den Begriff des „Oszillierens", der auf die dynamisch-prozesshafte Dimension von Ambivalenz verweist. Obwohl die kurze oder längere Unentschlossenheit einerseits das Besonnene in Betracht ziehen oder andererseits das unsichere Abwägen unterschiedlicher Handlungsalternativen bedeuten kann, können beide Optionen im Prozess zu einer Entscheidung führen. Das Ambivalente verursacht einen inneren Konflikt, der nur durch eine Entscheidung aufgelöst werden kann. Sensitivität in der Wahrnehmung des Ambivalenten verpflichtet dabei gewissermaßen zum Handeln.

Betreffen z. B. Konflikte, die aus der Omnipräsenz der chronischen Krankheit entstehen, die Selbstverständlichkeit der Lebenswelt der gesunden Geschwister, geraten sie in ambivalente Situationen mit Entscheidungszwang. So rekonstruiert eine 17-jährige Schwester ihr Ambivalenzerleben, während sie vor der Entscheidung stand entweder ihren ein Jahr jüngeren lebenslimitierend erkrankten Bruder in einer lebensbedrohlichen Krankheitsphase auf der Intensivstation zu

begleiten oder sich bei einem Fußballturnier in einer anderen Stadt für den guten
Zweck zu engagieren:

> *B: „[...] das hat mich auch ziemlich aufgeregt, [...], also den Tag darauf
> wollte ich für ein Wochenende zum Friedenscup, [...] dann war ich halt auch
> in dem Konflikt zwischen meinem Bruder und meiner Freizeit. Ich bin dann
> halt mit ins Krankenhaus gefahren und [...] da die Lage halt so kritisch war,
> bin ich halt dann auch da geblieben [...], um halt auch meine Eltern zu un-
> terstützen und vor allem auch meine Mutter, ja."*
> *I: „Aber Du hast gerade gesagt, das war auch ein Konflikt."*
> *B: „Ja, weil ich wollte da unbedingt hin und das ist echt eine gute Sache,
> aber da, [...] das ist dann im April wieder und dann bin jetzt auch Organi-
> satorin dieses Projektes [...] und deswegen [...] hat sich das alles zum Guten
> gewendet [...]."*

Nicht nur die von ihr abzuwägenden Entscheidungsgegenstände in diesem inneren Konflikt offenbaren sich, sondern auch deren individuelle Bedeutsamkeit.
Obwohl die Konfliktsituation sofort von der Interviewpartnerin aufgelöst wird,
in dem sie diese sehr schnell zugunsten ihres Geschwisterkindes entscheidet,
bleibt sie in ihrer Schilderung im Interviewverlauf thematisch nicht bei der
akuten Krise des Bruders, sondern führt stattdessen ihr ehrenamtliches Engagement im Kontext des „Friedenscup" weiter aus. Zugleich zeigt die Textpassage,
dass die gesunden Geschwister bei schneller Entscheidungstendenz auch zügig
wieder zu Handlungsvermögen gelangen. In der Abwägung ihrer Entscheidung
rückt die Begleitung und Unterstützung ihrer Eltern, insbesondere der Mutter,
für die gesunde Schwester prioritär in den Blick. Im Interviewmaterial kommen
vor dem Hintergrund einer solchen schnellen Entscheidungstendenz nur wenige
langanhaltende oder andauernde Konflikte zum Vorschein, die auf
Ambivalenzerleben der gesunden Geschwister deuten. Anzunehmen ist ebenfalls, dass die Entscheidung der Schwester in dem zuvor erwähnten Beispiel
aufgrund seines existenziell bedrohlichen Krankheitszustandes für die Begleitung des Bruders und in dem Bewusstsein getroffen wurde, diese nicht mehr
wiederholen zu können. Entscheidungsmuster in weniger komplexen Konfliktsituationen zeigen analoge Tendenzen, wie die Erinnerung einer 25-Jährigen an
den Umzug ihrer Zwillingsschwester bestätigt. Ihr innerer Konflikt entsteht,
weil sie zunächst zwischen der bequemen Heimreise gemeinsam mit den übrigen Familienmitgliedern im Auto oder der deutlich längeren Bahnfahrt mit der
Schwester, die mit ihrer Behinderung von einem elektrischen Rollstuhl abhängig ist, entscheiden muss. Hin- und Hergerissen zwischen beiden Optionen
entscheidet sie sich trotz Intervention der Mutter zugunsten der Zwillingsschwester. Obwohl diese ihre zuvor getroffene Entscheidung revidiert und dann
doch beschließt, an ihrem neuen Wohnort zu übernachten, trägt die gesunde
Schwester auch diese Alternative kurzerhand mit:

„[...] da habe ich auch gedacht: Ja, aber die kann ja jetzt nicht im Dunkeln [...] zum Bahnhof fahren. Oder, also jetzt alleine da rumirren. [...] Und dann habe ich halt [...] gedacht, so aber irgendwie muss ich ihr jetzt beistehen. Und dann bin ich halt nicht ins Auto gestiegen, [...] und dann war das Ende vom Lied, dass ich halt auch mit in [Großstadt] geblieben bin. [...] dann haben wir noch mit meiner Mutter telefoniert. Dann haben die [Mutter und Tante] auch gesagt, warum, warum bleibst du jetzt da und so. Aber ich hab halt gedacht, ich muss jetzt halt irgendwie hierbleiben. [...] Und wir mussten ja eh am nächsten Tag weitermachen und dann kann ich da ja eigentlich auch übernachten, auch wenn ich es eigentlich anders geplant hatte."

Nicht allein dieses Beispiel zeigt, dass Entscheidungssituationen mit widersprüchlichen Endpunkten von den gesunden Geschwistern selten konfliktbehaftet erlebt werden, sondern oftmals sehr entschlossen zugunsten der Schwester oder des Bruders aufgelöst werden. Eine 19-Jährige erinnert sich an Klinikaufenthalte ihrer dialysepflichtigen Schwester zurück, in der sie *„immer da"* war oder *„versucht [hat], immer da zu sein"*. Indem wie sie ihre zunächst getroffene Feststellung relativiert, tritt im weiteren Verlauf des Interviews ihre Aversion gegenüber allem was mit Medizin zu tun hat zum Vorschein, die sich dadurch ausdrückt, dass sie davon nichts hören und auch nicht darüber sprechen will. Nichts über den Gesundheitszustand der Schwester mitzukriegen überwiegt ihre Ängste, so dass sie ihre Abneigung überwinden kann. Im Zweifel zugunsten des Geschwisterkindes kann jedoch auch bedeuten, sich im Konfliktfall gegen den Bruder entscheiden zu müssen, wie das folgende Beispiel veranschaulicht:

„Oder [...] manchmal hatte er ein bisschen Stress in der Schule, weil irgendjemand ihn geärgert hat, will das aber Mama nicht sagen und dann erzählt er es mir und ich soll das Mama nicht erzählen, aber wenn ich's Mama nicht erzähle, dann kann keiner (!) ihm helfen und deshalb erzähl ich's ihr dann trotzdem."

Diese Interviewpartnerin gerät in einen Zwiespalt, in dem sie entscheiden muss, ob sie die ihr anvertraute Information an die Mutter weitergibt oder stattdessen nichts verrät. Obwohl sie das Gefühl andeutet, dem Bruder in den Rücken gefallen zu sein und sein Vertrauen missbraucht zu haben, entschließt sie sich zum Schutz des Bruders, der Mutter zu schildern, was diesem wiederfahren ist.

Insbesondere Jugendliche oder junge Erwachsene tragen innere Konflikte mit sich herum, wenn es perspektivisch darum geht, Entscheidungen zu fällen, die das eigene Leben betreffen. So sind ihre individuellen Zukunftsplanungen z. B. dadurch bestimmt, wie sich die Krankheitsverlaufskurve des Geschwisterkindes entwickelt oder wie lange die Eltern dessen Versorgung und Betreuung noch übernehmen können. Dass solche Gedanken die Konstruktion des eigenen Lebens der gesunden Geschwister begleiten, zeigen die beispielhaften Ausführungen einer 21-jährigen Lehramtsanwärterin:

> B: „[...] (sehr überlegend) weiß ich nicht, also erst mal habe ich ja noch drei Jahre Studium vor der Brust, [...]. Dann stünde halt das Referendariat an, [...] ich weiß halt nicht, ob ich unbedingt in [Wohnort der Familie] wohnen bleiben möchte, [...] ich mein, noch läuft das alles hier super mit meinen Eltern und meiner Schwester, aber man muss halt auch mal langfristig denken. Nur ich weiß halt nicht, wo's mich hin verschlägt, dementsprechend muss man immer gucken, [...] wie man das alles langfristig so regelt. Irgendwie zu weit weg dürfte es ja dann wahrscheinlich auch nicht sein. [...]. "
> I: „Weil sie dann auch schnell wieder hier erreichbar sein wollen? "
> B: „Ja unter Umständen schon. Geht ja vielleicht auch nicht anders, also ich weiß ja nicht [...], ob so'n komplett autonomes Leben von [Name der Schwester] möglich ist, kann man jetzt alles schlecht irgendwie abschätzen, aber wenn meine Eltern irgendwann nicht mehr so können oder so, weiß ich ja nicht, ist halt schwierig." (ausatmend lachend)
> I: „Zumal man das auch nicht so steuern kann, ne alles. "
> B: „Jaja, genau, es ist halt völlig unvorhersehbar. Allerdings [...] möchte ich eigentlich auch nicht, dass das so der absolut springende Punkt ist, der mich hier an diese Region fesselt. "

Gesunde Geschwister betrachten Fragen um eigene Zukunftsvorstellungen zumeist frühzeitig und immer im Verhältnis zu ihrer besonderen geschwisterlichen Beziehung. Im Abwägen der Schwester in diesem Beispiel offenbart sich, dass die Entscheidungsgrundlage hinsichtlich ihrer Zukunftsplanungen anders ist als die in Familien, in denen gesunde Kinder zusammen aufwachsen.

5.5.3 In der zweiten Reihe stehen

> „Und immer in zweiter Reihe zu stehen. Tatsächlich. Genau. Das ist so [...] das Hauptthema. "

Mit diesen Worten kommentiert eine Erwachsene ihre Situation in der Kindheit. Vor allem die Jugendlichen und jungen Erwachsenen verwenden in den Interviews den bildlichen Ausdruck, dass sie in der Familie „halt so nebenher gelaufen" sind. Die Verwendung dieser Metapher lässt zunächst offen, ob dieses freiwillig oder als unfreiwillige Konsequenz der familialen Situation erlebt wird. Betrachtet man die dazugehörigen Interviewpassagen finden sich Situationen, in denen sich die Kinder und Jugendlichen in der zweiten Reihe sehen und Verständnis für die geschwisterliche bzw. familiale Situation aufbringen:

> „Ich sehe mich so als beobachtende Person und seh' und guck' das mit an, äh, und ja. (6). Ja, hab' versucht möglichst nicht aufzufallen und ich hab'

immer alle Teller aufgegessen und ich hab' immer alles gemacht, was richtig war. Damit das nicht auch noch negativ auffällt [...]. "

Andere gesunde Geschwister erleben sich hingegen tatsächlich nicht im Fokus, überflüssig, nutzlos oder sogar benachteiligt, insbesondere in Situationen, in denen die Aufmerksamkeit aller Familienmitglieder z. B. aufgrund eines krisenhaften Geschehens besonders auf das von Krankheit betroffene Geschwisterkind gerichtet ist.

So beantwortet ein Jugendlicher zwar, die Frage nach eigenen Wünschen, wechselt aber im Anschluss unmittelbar zur Perspektive seines Bruders mit der Behinderung und vermutet, dass er Wünsche für diesen formulieren sollte:

„Weiß ich nicht, Glück, Geld, Erfolg. Also das ist jetzt so für mich, oder war das jetzt auf [Name des Bruders], was ich mir für ihn wünsche bezogen? "

Dazu analog stellt sich auch der Interviewbeginn mit einer der jüngsten Teilnehmerinnen dar, die sich gar nicht vorstellen kann, dass es in dem Gespräch um sie gehen soll und sie mal im Mittelpunkt ist. Vielmehr geht sie selbstverständlich davon aus, dass es mal wieder um ihren Bruder geht.

I: „ Weißt du noch, was sie [Mutter] dir gesagt hat, warum ich komme? "
B: „ Weil du bestimmt Dinge über meinen Bruder erfahren möchtest? "

Während eine erwachsene Interviewpartnerin nicht das Gefühl hatte, als Kind in der zweiten Reihe gestanden zu haben, ist ihr heutzutage die Benachteiligung ihrer gesunden Geschwister sehr präsent.

„ [...] meine Eltern haben immer geguckt, dass sie nicht benachteiligt werden, so, die Behinderten. Und im Nachhinein (!) sehe ich aber, sie haben eben nicht gesehen, dass vielleicht die anderen benachteiligt werden [...] ja, das sehe ich heute (!). Heute sehe ich das. Damals als Kind habe ich das natürlich nicht gesehen, da war das so selbstverständlich, ne. "

Auf die Nachfrage, an welchen Merkmalen sie die Bevorzugung durch die Eltern retrospektiv festmacht, relativiert sie ihre Äußerung und betont, dass die *„Fürsorge für die Behinderten [...] vordergründig"* war und *„die Fürsorge für die Nichtbehinderten, die ja auch eigentlich sein muss, [...] so in den Hintergrund getreten"* ist. In zweiter Reihe stehend ist es daher für die gesunden Geschwister von großer Bedeutung, wenn sie erleben, dass sich Eltern, andere Familienmitglieder oder Menschen, die professionelle Unterstützung bieten, mit ihnen und ihren Fragestellungen auseinandersetzen.

„ [...] ich komme mir nicht vernachlässigt vor. Das gar nicht, weil ich hab natürlich große Aufmerksamkeit bei allen anderen Verwandten, ne. Aber in zweiter Reihe stehen, meine ich damit, dass ich natürlich, ach so, nicht meine

*Schwester besuchen konnte. Es gab keine Besuchszeiten. Ich war unter 14
und die Krankenschwestern haben mich auch rigoros rausgeschmissen. [...]
Und es ist keiner da, der da sich mit einem so ein bisschen auseinandersetzt,
ne."*

In der zuvor dokumentierten Textpassage wird das Bedürfnis der gesunden Geschwister deutlich, in ihrer besonderen Situation ernst genommen und respektiert
zu werden. Insbesondere dann, wenn sich die Prioritäten der Eltern und/oder der
Familie aufgrund von akuten Krankheitsschüben zum Geschwisterkind verschie-
ben und die gesunden Kinder damit konfrontiert sind, ihre Probleme alleine lösen zu müssen, erleben sie sich gefühlsmäßig an zweiter Stelle. Wie ohnmächtig
sie sich dabei vor allem in jüngeren Jahren fühlte, daran erinnert sich eine 19-
jährige Interviewte:

*„(10) [...] also wenn ich in der Krise war, [...] war ich zwar total betroffen
[...], aber es ging auch irgendwie nicht um mich. Also da stand mein Gefühl,
stand irgendwie so an zweiter Stelle [...], das ist auch schwierig, also vor allem, wenn man jünger ist, [...] passiert das irgendwie einfach alles so und
das ist, also jetzt könnte ich, glaube ich, besser damit umgehen, weil ich dem
vielleicht gar nicht mehr so ausgeliefert wäre. Aber irgendwie hatte ich das
Gefühl, es gibt keine Anleitung oder so dafür, [...]."*

Aus heutiger Perspektive vermutet die junge Erwachsene, solche Situationen
leichter als früher zu bewältigen, weil sie einerseits durch ihre Erfahrungen darauf vorbereitet ist und zugleich inzwischen auch auf ein entsprechendes Repertoire von Bewältigungshandlungen zurückgreifen kann. Dennoch deutet sich in
dieser Aussage der gesunden Schwester an, dass ihren Gefühlen keine Priorität
in der Familie beigemessen wurde. Während diese Schwester heutzutage dennoch weitgehend neutral darauf zurückblickt, hat es sich bei einer anderen 19-
Jährigen negativ eingeprägt, immer in der zweiten Reihe zu stehen. Zum Verständnis ist es notwendig zu ergänzen, dass bei der zuvor zitierten Interviewpartnerin die Schwester plötzlich erkrankte und vorab ein nicht durch chronische
Krankheit geprägtes Geschwisterverhältnis bestand. Bei der anderen Interviewten verlief der Prozess der Feststellung einer autistischen Entwicklungsstörung
des Bruders schleichend, jedoch war die Beziehung dadurch bereits beeinflusst.
Der Zusammenhang zwischen dem Gefühl, an zweiter Stelle zu stehen und dem
Empfinden, im Vergleich zu ihrem Bruder weniger Liebe von der Familie zu
erfahren, wird hier von ihr hergestellt:

*„(4) Ja, negativ fällt mir jetzt als erstes ein. Ja, natürlich einfach dieses Ge-
fühl zu zweit gestellt zu sein. Einfach. Ich habe immer gedacht, ich bin einfach nur das Zweitlieblingskind. Die haben mich einfach weniger lieb, so als
Kind dachte man das halt einfach. Das war natürlich absolut negativ, dann*

immer irgendwie das Gefühl zu haben, okay, du bist, kommst immer an zweiter Stelle, egal was ist. "

In ihren Ausführungen bringt die Interviewte damit implizit ihre Kritik an ihrer Familie zum Ausdruck. Im Zuge von gemeinsamen familialen Ereignissen war es für sie beinahe absehbar, dass das Thema irgendwann auf den Bruder umschwenkte. Ihre Erinnerung, wenn sich die Diskussion aller Familienmitglieder mal wieder nur um den Bruder drehte und diese emotional davon berührt waren, hat sich ihr folgendermaßen eingeprägt:

„Irgendwann wird darüber geredet und dann fangen wieder alle an zu weinen. [...] irgendwann war das, war mir das klar. [...] Einerseits war es dann wieder oft, dass ich dann das Gefühl hatte, okay, jetzt wird wieder über ihn geredet, so, wow, über mich wird nie (!) so geredet. "

Nicht nur das Empfinden von Ungerechtigkeit schwingt hier in ihren Worten mit. Vielmehr ist es die Intensität, in der über den Bruder gesprochen wird und die ihr in diesem Maße nicht zuteilwird. Eine sinngemäße Kritik an der Familie findet sich auch in dem Interview eines erwachsenen, gesunden Bruders:

„Also wenn irgendwo in [Wohnort der Familie] irgendjemand ein Problem hatte [...]. Das war manchmal nervig (!), als Kind, [...] dann war ich manchmal, so [...] das letzte Rad am Wagen. Weil irgendein ‚Drogensüchtiger aus Oberammergau' (lacht) bei uns zu Hause Hilfe suchte und dessen Situation war natürlich so viel schwieriger als meine, [...] unser Haus war so ein bisschen wie an einem Hauptbahnhof, also so viele Leute gingen da ein und aus. [...] es war manchmal ein bisschen nervig, aber war halt so. "

In der heutigen Anerkennung des sozialen Engagements seiner Eltern für andere und der daraus resultierenden zusätzlichen Belastung, hat sich diese Erfahrungen aus der Kindheit und Jugend dem Interviewpartner dennoch negativ eingeprägt.

5.5.4 Sich ungeteilte Aufmerksamkeit wünschen

Durchgängig in allen Interviews findet sich der Wunsch der gesunden Geschwister nach ungeteilter Aufmerksamkeit. Häufig wird dieser auf die Mutter projiziert, seltener auf beide Elternteile. Einerseits erkennen die gesunden Geschwister die Mutter als hauptverantwortlich in der Betreuung, Pflege und Versorgung des von chronischer Krankheit betroffenen Geschwisterkindes und bringen dafür Verständnis auf. Andererseits wissen sie um die mütterliche Bedeutung im Hinblick auf eigene sowie familiale Belange:

„Einfach mal, dass Mama mehr Zeit hat, mich zum Beispiel irgendwohin zu fahren, oder ja halt mehr Zeit hätte und deswegen entspannter ist und deswegen das ganze Familienleben sich entspannen würde. "

Die retrospektive Empfehlung einer erwachsenen Interviewpartnerin nach „*mehr Zuwendung*", die sie mit den Worten „*das hätte ich mir gewünscht*" noch verstärkt, vermittelt dann auch den Wunsch nach enger und inniger Bindung zur Mutter. Ihre Rolle in der Familie als wichtigste Bezugsperson für die von chronischer Krankheit betroffenen sowie die gesunden Kinder wird ableitbar. Eine Elfjährige sehnt sich hingegen nach beiden Elternteilen und reagiert auf die Frage, ob sie sich die Mutter auch mal für sich ganz allein wünschen würde, folgendermaßen: „*Ja, so beide (!) gleichzeitig (!) allein, [...].*"

Drei verschiedene Ausprägungsformen des Wunsches nach ungeteilter Aufmerksamkeit und Anerkennung der gesunden Geschwister lassen sich aus dem Interviewmaterial ableiten. Das Bedürfnis der gesunden Geschwister nach Beachtung besteht offensichtlich. Dieses kann aber (situativ) z. B. aufgrund der Priorität der chronischen Erkrankung des Geschwisterkindes von niemandem erfüllt werden (1). Der Wunsch nach ungeteilter Aufmerksamkeit ist vorhanden. Dieser wird aber von den Kindern und Jugendlichen nicht offensiv eingefordert. Stattdessen haben sie Verständnis für die Eltern, deren Fokus auf das Geschwisterkind mit der chronischen Krankheit gerichtet ist (2). Die Aufmerksamkeit, die die gesunden Geschwister in der Kindheit oder Jugend von den Eltern nicht erfahren haben, wird zu einem späteren Zeitpunkt im Lebensverlauf gesucht und nachgeholt (3). Die Wünsche und Bedürfnisse nach ungeteilter Aufmerksamkeit der gesunden Geschwister und deren jeweilige Ausprägungsform zeigen sich in Abhängigkeit ihrer individuellen Reflexionsfähigkeit und Reife. Beispiele sollen im Folgenden diese drei Ausprägungsformen dokumentieren.

So kann die elfjährige Zwillingsschwester eines Bruders mit einer autistischen Entwicklungsstörung ihre Enttäuschung über die fehlende Aufmerksamkeit des Vaters und die Tatsache von diesem vertröstet zu werden, kaum verbergen:

> „*Also manchmal ist es schon ziemlich doof, weil [Name des Bruders] halt viel mehr Aufmerksamkeit braucht und, ja, zum Beispiel, dann fragt man ,Papa spielen wir heute Abend was?' Und dann kommt wieder ,Ja, ich muss [Name des Bruders] zu Bett bringen:' Und dann ist es schon spät. Dann muss er noch die Küche machen und dann kommt doch meistens oder manchmal einfach auch ,morgen', oder ja es ist halt einfach so [...].*"

Situative oder den Umständen geschuldete Störungen gemeinsamer familialer Aktivitäten, die z. B. aus der chronischen Erkrankung des Geschwisterkindes resultieren, erzeugen bei dieser Interviewpartnerin nahezu die gleiche Enttäuschung über die fehlende elterliche Aufmerksamkeit:

> „*Ja, also manchmal ist es natürlich ein bisschen doof, wenn man sich darauf freut: ja, gleich, endlich. Und dann müssen die halt wieder (!) weg, [...].*"

Offenbar entwickeln schon die jüngsten Geschwister, wie das siebenjährige Mädchen im folgenden Beispiel, ein empfindsames Gespür für die Hilflosigkeit der Eltern, dem von chronischer Krankheit betroffenen Kind sowie den gesunden Geschwistern gleichzeitig gerecht zu werden:

> B: „(04) Dass se halt nicht mit mir so viel Zeit übrig haben." (wirkt plötzlich sehr traurig und kämpft gegen die Tränen)
> I: „Mm. Deine Eltern? Mm. Sagst du denen das manchmal? (B: Mm.) Und? (04) Dann wissen die auch nicht, was se machen sollen, ne? Macht dich jetzt aber schon traurig, drüber zu reden, ne? Mm."

Dem jugendlichen Bruder eines 21-Jährigen mit einer lebenslimitierenden Erkrankung hingegen sind die Notwendigkeit der ständigen Präsenz seiner Eltern bei seinem Bruder und die damit verbundenen begrenzten zeitlichen Ressourcen altersbedingt sehr bewusst. Verständnisvoll und bescheiden formuliert er daher: „Und, äh, eben dann ins Stadion gehen war schon die Zeit, mehr hab' ich mir auch nicht irgendwie gewünscht, [...]."

Retrospektiv kann sich eine junge Erwachsene kaum erinnern, ob ihr in der Kindheit und Jugend die ungeteilte Aufmerksamkeit durch die Mutter zuteilwurde:

> „[...] (überlegt). Ja, wobei ich halt nicht weiß [...], ob sie es jetzt halt nicht, nicht getan hat. [...] und jetzt gerade bestärkt meine Mutter mich ja immer [...]. Also, da ist sie ja überhaupt nicht so, dass sie mich irgendwie nicht unterstützt, oder so. Und klar, am Anfang, sag ich mal, aber ich weiß auch nicht, [...] was sie da hätte anders machen können [...] Also, ich kann mir jetzt nichts vorstellen, was sie hätte anders machen sollen, [...] weil, [...] man ist ja nur ein Mensch und man muss halt irgendwo seine Ressourcen verteilen und manchmal fokussieren und sie hat das schon so wunderbar gemacht [...]. Da kann man es halt später wieder anders machen. Also, das macht sie jetzt gerade. Also, von daher gleicht sie es ja quasi aus, auch wenn es zeitverzögert ist."

In ihrer Reflexion findet sich achtsames Verständnis für das Handeln der Mutter, die sich um die Schwester mit der Behinderung kümmern musste. In der ausgleichenden Aufmerksamkeit, die ihre Mutter ihr heutzutage zukommen lässt, deutet sich an, dass sie für sich zum jetzigen Zeitpunkt keine Benachteiligung mehr verspürt.

Wenige einzelne Geschwister schildern aber auch Momente, in denen sie ungeteilte Aufmerksamkeit in der Familie erfahren. Bedeutsam ist dabei, dass diese mit Zeitkontingenten einhergehen, die eigens für die gesunden Geschwister reserviert sind. Insbesondere, wenn die Schwester oder der Bruder mit der chronischen Erkrankung nicht zugegen sind, genießen die gesunden Geschwister die

Augenblicke ungeteilter Aufmerksamkeit. So resümiert eine elfjährige Zwillingsschwester einen Kurzurlaub mit den Eltern und ihrem älteren Bruder:

> „[...] *manchmal machen die [Eltern] das ja auch so, dass [Name des Bruders] in der Kurzzeitwohngruppe ist und dann fahren wir vier auch gerne weg. Das machen wir in den Osterferien meistens. Wir waren jetzt letztes Jahr, waren wir alle zusammen, also ohne [Name des Bruders] [...] in [Großstadt], das war richtig cool, [...]."*

Die Interviewte identifiziert die Kurzzeitbetreuung für den Bruder als familienentlastende Ressource, die die Wiederholung solcher gemeinsamen Unternehmungen in zeitlichen Abständen überhaupt erst möglich macht. Ebenfalls wird deutlich, welche Bedeutung professionelle Hilfen, wie das Angebot von Kurzzeitpflege gerade für das Alltagserleben der gesunden Geschwister haben kann. Aus Sicht der Kinder nutzen die Eltern diese Angebote gezielt und planen Auszeiten für die Familie ohne den Bruder mit der autistischen Entwicklungsstörung, um sich stärker den gesunden Kindern zuzuwenden, was sowohl in der Schilderung der elfjährigen Studienteilnehmerin als auch in dem Interview mit ihrem älteren Bruder Anerkennung findet. In kleinen und vor allem unspektakulären Szenen des Alltags erleben andere gesunde Geschwister die ungeteilte Aufmerksamkeit der Mutter und können diese wertschätzen:

> „[...] *ja, also dadurch, dass ich jetzt meinen Führerschein gemacht habe, muss sie mich halt beim Autofahren immer begleiten und also in letzter Zeit machen wir viel, viel, viel mehr zusammen als sonst."*

Insbesondere Zeiten, die von den Eltern ausdrücklich für sie selbst reserviert werden und außerhalb des familialen Geschehens stattfinden, sind für die gesunden Geschwister von Bedeutung. Zugleich sind sie gewohnt und darauf vorbereitet, dass die chronische Erkrankung diese gemeinsamen ungestörten Momente verhindern kann.

Eine junge Frau erinnert sich, dass der Fokus zweifelsohne in manchen Situationen auf die Schwester, die von Geburt an mit einer Behinderung lebt, gerichtet war. In Sonderbehandlungen, die diese erfahren hat, identifiziert die erwachsene Interviewpartnerin die Augenblicke, in denen in der Familie ausschließlich der Schwester mit der Behinderung die ungeteilte Aufmerksamkeit entgegen gebracht wurde. Jedoch scheint sie über diese Ungleichbehandlung retrospektiv nicht enttäuscht zu sein. Stattdessen entsinnt sie sich an Ereignisse im Lebensverlauf, in denen sich die familiale Aufmerksamkeit auf sie selbst konzentrierte. Vor allem die von ihr erlebte geschwisterliche Gleichwertigkeit im Alltagsgeschehen, scheint dazu beigetragen zu haben, dass sie im Nachhinein keine Benachteiligung empfindet. Aus dieser rückblickenden Erfahrung lässt sich ableiten, dass es als besonders bedeutungsvoll erachtet wird, wenn die gesunden

Geschwister die Gleichbehandlung in der Alltagsnormalität erleben und diese sogar bewusst von den Eltern hergestellt wird. Sind die Eltern besonders achtsam in der Gleichbehandlung der von chronischer Krankheit betroffenen sowie der gesunden Geschwister, relativiert sich die geschwisterliche Disparität und damit auch die Fokussierung auf das Geschwisterkind mit der chronischen Erkrankung oder Behinderung:

„[...] natürlich musste man dann immer gucken, dass es halt von den Rahmenbedingungen passt, aber es war jetzt nicht, dass da jetzt irgendwie nur meine Schwester im Fokus stand oder so."

Dass Sonderbehandlungen des Geschwisterkindes mit der chronischen Erkrankung bei den gesunden Kindern auch mit dem Erleben von Ungerechtigkeit einhergehen und negativ assoziiert sein können, zeigt sich in der Argumentation einer zwölfjährigen Schwester, die die Autoimmunerkrankung als Vorteil ihrer jüngeren Schwester darstellt:

„Manchmal geht es meiner Schwester nicht gut, dann will ich auch zu Hause bleiben, weil die darf dann nicht zur Schule und ich muss aber."

An diesem wie auch an weiteren Beispielen drückt sich aus, dass die gesunden Geschwister nicht immer und per se Verständnis für Situationen aufbringen, in denen sie aufgrund der chronischen Krankheit des Geschwisterkindes das Gefühl haben, nicht gleich behandelt zu werden oder benachteiligt zu sein. Obwohl sie oftmals daran gewöhnt sind, nicht im Fokus zu stehen, reagieren manche von ihnen (intuitiv oder bewusst) auf den Mangel an familialer Aufmerksamkeit und zeigen darauf bezogene Verhaltensmuster. Einige gesunde Geschwister versuchen die Aufmerksamkeit auf sich zu lenken. Schon bei den jüngsten Geschwistern kann während der Interviews ein solches Verhalten gut beobachtet werden. Angesprochen als Expertinnen und Experten in eigener Sache, nehmen sie diese Rolle an, erfahren darüber Anerkennung und verschaffen sich über diesen Weg ungeteilte Aufmerksamkeit. Ihre Intention, die Aufmerksamkeit auf sich zu lenken, und den dazugehörigen Beweggrund, benennt eine Fünfjährige im Folgenden:

„Dass alle auf mich hören, und dass ich alles darf."

Nach der Motivation für die Unterstützung der Schwester befragt, kann für eine 19-Jährige ein entsprechendes Verhalten gefunden werden. Im Unterschied zu den zuvor beschriebenen Reaktionen der jüngeren Kinder artikuliert diese ihr Bedürfnis nach ungeteilter Aufmerksamkeit:

I: „Was ist die Motivation zu unterstützen?"
B: „Ja, zu helfen, dass es ihr gut geht, irgendwie wichtig zu sein, glaube ich, auch."

Eine Erwachsene, die mit einer älteren Schwester mit Morbus Crohn aufgewachsen ist, erinnert sich einerseits, wie selbstverständlich ihre eigene positive Entwicklung für die Eltern war und wie bedeutsam es andererseits für sie war genau dafür explizites Lob und Anerkennung zu erfahren. So antwortet sie auf die Frage, ob sie sich mehr elterliche Aufmerksamkeit gewünscht hätte:

> *„Äh, bestimmt. Also jetzt im Nachhinein betrachtet, bestimmt, weil es immer, ich eher die Position hatte, ähm, 'Bei Dir läuft doch alles super. Da braucht man sich ja nicht drum kümmern. Das ist doch toll.' Und äh, ähm, ich glaube aber, dass man sich trotzdem Lob wünscht, oder mehr Lob, ich weiß nicht. So, im Nachhinein, denke ich schon. Ja. Manchmal. Hhm (zustimmend)."*

Lob *„einfach so"*, Geschenke, kleine Mitbringsel oder Anerkennungen von anderen Familienmitgliedern, wie ein Kuchen anlässlich des Geburtstags einer fünfjährigen Interviewpartnerin, sind für das Erleben ungeteilter Aufmerksamkeit bedeutend:

> B: *„Das war cool. Ich hab 'nen Marmorkuchen gekriegt."*
> I: *„'Nen Marmorkuchen."*
> B: *„Und soll ich dir mal was sagen? (I: Hhm) Ich hab den oben aufgefuttert."*

Während sich bei manchen gesunden Geschwistern eine eher implizite Forderung nach ungeteilter Aufmerksamkeit zeigt, die eher zurückhaltend kommuniziert wird, transformiert sich dieses Bedürfnis bei anderen in eine manifeste Forderung. So verschaffen sich einzelne gesunde Geschwister lauthals Gehör, um in der Familie wahrgenommen zu werden, wie die folgende Reaktion einer Studienteilnehmerin auf eine Situation zeigt, in der der Bruder mit einer autistischen Entwicklungsstörung durch die Mutter bevorzugt wurde. Auf die Frage, ob sie sich in solchen Situationen dem aufkommenden Ärger eher entzogen hat, antwortet sie:

> *„Entziehen!? (überlegt) Es war eher so, dass ich die Konfrontation fast schon gesucht habe, dass ich wirklich laut war und angefangen habe zu weinen und zu schreien bis ich dann einfach gehört wurde und bis ich dann auch meinen Willen bekommen habe. Eher in die Richtung. Also, dass ich mich dann irgendwie zurückgezogen hätte, oder so, das war nie der Fall."*

Rückblickend muss sich auch ein Erwachsener eingestehen, dass er vehement opponiert hat, um sich Aufmerksamkeit zu verschaffen. Indem er reflektiert, dass er seinen Eltern viele Sorgen bereitet hat, wird deutlich, dass er sein damaliges Verhalten in Bezug auf die familiale Belastungssituation, die aus der chronischen Krankheit resultiert, heute als problematisch einschätzt:

„Es ist ja egoistisch (!) zum Teil, muss man auch nicht unbedingt stolz drauf sein, [...] ich hab eigentlich so ziemlich all den Mist gebaut, den man auch so als Jugendlicher baut, also von, von Drogen, nie (!) sehr tief drin, [...] aber ich habe meinen Eltern schon sehr viele Sorgen bereitet, [...] ich bin von der Schule geflogen, habe mich geprügelt, [...] was Jungs halt tun [...]."

Während dieser Bruder beschreibt, wie er sich gegen die Eltern aufgelehnt und dadurch versucht hat, die Aufmerksamkeit auf sich zu lenken, ist es seiner jüngeren, gesunden Schwester nicht gelungen, sich Gehör zu verschaffen. Obwohl sie *„heute [...] gut verstehen"* kann, dass bei sechs Kindern so wenig elterliche Beachtung da war, hat es aus ihrer Perspektive *„trotzdem [...] gefehlt."* Abweichende Handlungsmuster von gesunden Geschwistern innerhalb einer Familie offenbaren sich in diesen Beispielen. Die heutige Forderung der zuvor erwähnten Schwester *„gut für die Nicht-Behinderten zu sorgen, also die nicht aus den Augen [zu] verlieren"* erstaunt daher nicht.

Ein anderes Geschwisterkind übt klar Kritik an der Familie, deren Aufmerksamkeit auf die Schwester in der lebensbedrohlichen Situation gerichtet war:

I: „[...] Gab es in der Situation jemanden in der Familie, vielleicht auch in der weiteren Familie, der besonders für sie da war?"
B: „Schwierig. Ich möchte jetzt hier niemandem irgendwas unterstellen, aber die [...] Hauptaufmerksamkeit lag halt auf meiner Schwester."

Vereinzelt berichten die gesunden Geschwister auch davon, dass sie den Eltern Vorwürfe gemacht haben. Dies erfolgt vor allem dann, wenn es sich um bedeutsame Situationen handelt und wenn sie miterleben müssen, wie andere Eltern ihren Kindern die volle Aufmerksamkeit widmen:

B: „Genau, bei, bei den Fußballspielen halt, wenn die Eltern dann da waren und das Tor beklatscht haben und meine Mutter dann nicht da war, das war halt ziemlich blöd immer, puh, ja [...]."
I: „Kannst du dich auch an eine Situation erinnern, wo du deinen Eltern vielleicht auch mal Vorwürfe gemacht hast?"
B: „Ja, klar [...] Das habe ich oft gemacht."

Die Bedeutung von Zuwendung durch die Mutter wird ganz besonders in der nächsten Interviewsequenz offenbar, in der sich die gesunde Schwester eines Bruders mit Autismus selbst eine Krankheit wünscht:

„[...] mein Bruder kriegt eine Extrawurst, und [...] ich muss mich mit dem zufrieden geben, [...] was da ist, und [...] das nur aus dem Grund, weil ich nicht krank bin, weil ich normal bin und habe das quasi als Strafe angesehen. [...] Ja, dass ich mir das dann irgendwann nicht gewünscht, aber... Man hat irgendwie darüber nach..., wie wär's, wenn ich auch? Ich meine, das ist so der Unterschied, nur weil er krank ist, wird er besser (!) behandelt als ich,

dass man sich dann irgendwo dann, mir fällt kein besseres Wort als 'gewünscht' (lacht) ein. Ja, genau das ich dann auch mal einen Brief geschrieben habe, an meine Mutter [...]. Äh, ja, wo ich dann gesagt habe, [...] wenn ich krank wäre, dann [...] würde ich auch so viel Aufmerksamkeit bekommen und ja, und habe denen das dann irgendwie nochmal vorgeworfen, oder meiner Mutter ganz konkret, ja."

Diese Schwester erkennt, dass die ungeteilte Aufmerksamkeit, die die Mutter dem Bruder entgegenbringt aus dessen Erkrankungssituation resultiert. In der Konsequenz erscheint eine solche Zuwendung für sie nur erreichbar, wenn sie selbst krank wäre.

5.5.5 Verzichten müssen

Gesunde Geschwister wünschen sich als Konsequenz aus ihrer Situation nicht nur die ungeteilte mütterliche oder elterliche Aufmerksamkeit, sondern sie müssen sich oftmals sogar mit dem „*Verzicht auf die Mutter*" arrangieren. Insbesondere in Zeiten von Klinikaufenthalten hat eine junge Frau solche Verlusterfahrungen erlebt und erinnert sich daran zurück:

„*Ähm, also ich habe die Mama vermisst. Die war ja auch nicht da, ne."*

Andere Geschwister reagieren hingegen manchmal sogar genervt, wenn sie erleben müssen, dass sie aufgrund des Geschwisterkindes warten müssen und von den Eltern vertröstet werden:

„*Ja warte kurz, ich muss noch kurz zu [Name des Bruders mit der Behinderung]."*

In der Kindheit können die gesunden Geschwister solche Augenblicke, in denen die Schwester oder der Bruder mit der chronischen Erkrankung die gesamte elterliche Präsenz erfordert, zumeist noch nicht richtig einordnen und reagieren mit „*Enttäuschung*".

Mit wachsendem Alter sind die gesunden Geschwister dann zunehmend daran gewöhnt, verzichten zu müssen, wie ein anderer 17-Jähriger für sich erkannt hat: „*aber es geht dann halt doch nicht alles, also man muss auch schon verzichten.*" Dass die Eltern nicht immer da oder dabei sein können, wenn dieses notwendig wäre, und ihre zeitliche Verfügbarkeit begrenzt ist, können insbesondere die jugendlichen Geschwister einschätzen und sie zeigen Verständnis dafür:

„*[...] ich muss öfters mal mit der Bahn oder mit dem Bus fahren, weil meine Mutter mich nicht abholen kann von irgendwelchen Orten, aber an sich sind das nicht so dramatische Sachen halt."*

Ein anderer Junge zieht den Vergleich zu Familien, in denen die Kinder bei schlechtem Wetter z. B. im Auto zur Schule gebracht werden. Im Widerspruch dazu scheint es für ihn fast ein Privileg, den Schulbus zu nehmen. Auf diese Weise kehrt er den Verzicht auf die Eltern ins Positive.

> *„[...] also das fällt auch schon auf, ich wurde auch nie [...] zur Schule hin kutschiert und dann wieder zurück, so wie manche Eltern es auch mit ihren Kindern machen, ne, sondern bei Wind und Wetter raus, zum Bus, immer. Das ist normal (!)"*

Manche Kinder und Jugendlichen wissen, dass sie auf bestimmte Möglichkeiten verzichten müssen, die andere Gleichaltrige in Familien erleben, in denen kein Kind von chronischer Krankheit oder Behinderung betroffen ist. In der Folge stellen sie sich daher vor, dass sie ohne das betroffene Geschwisterkind mehr Möglichkeiten hätten.

> *„Also, Mama und Papa versuchen alles möglich zu machen für uns auch, geben sich da sehr viel Mühe, aber es ist halt doch schon so, dass, [...] [Name der gesunden Schwester] und ich vielleicht mehr Möglichkeiten in einigen Dingen hätten, wenn [Name des Bruders mit der Behinderung] jetzt nicht diese Probleme machen würden [...]."*

Es ist demzufolge nicht überraschend, dass eine elfjährige Studienteilnehmerin auf die Frage, in der ihr drei Wünsche gewährt werden, zunächst folgendermaßen reagiert: *„Ich (!) würde mir wünschen, dass [...] wir halt als Familie vielleicht mal wieder ein bisschen mehr unternehmen können [...]."* Eine 21-jährige Teilnehmerin erinnert sich besonders in den schubhaften Krankheitsverlaufsphasen der Schwester an familiär bedingte Einschnitte, wie z. B. Familienurlaube, die aufgrund der anders gesetzten Prioritäten und der Konzentration auf das Geschwisterkind in diesen Zeiten komplett ausfallen mussten. Mit welcher Selbstverständlichkeit diese Schwester dennoch bereit ist, auf Urlaub zu verzichten, zeigt ihr folgender Kommentar: *„Urlaub, [...] das war das letzte auf meiner Prioritätenliste."*

Nicht nur innerhalb der Familie sind die gesunden Geschwister gewohnt zu verzichten. Gelegentlich müssen sie auch familienintern Aufgaben für das von chronischer Krankheit betroffene Geschwisterkind oder im Zusammenhang mit diesem übernehmen, die dazu führen, dass ihre Freizeit zeitlich limitiert wird oder sie eigene Verabredungen ganz absagen müssen.

> *„Ja. Dann sagt die [Mutter] ‚Geh’ mal mit ’m [Name des Bruders] auf ’n Fußballplatz, oder so.‘ Dann hatte ich mich vorher noch mit Freunden verabredet und bei ihr kommt einer, dann muss ich den Freunden wieder absagen und [...] dann geh’ ich mit ihm auf ’n Fußballplatz [...]."*

In diesem Zitat wird deutlich, dass durch die Absage die Selbstverständlichkeit des eigenen Lebens der gesunden Geschwister tangiert wird, was den elfjährigen gesunden Bruder zu dem nachfolgenden Resümee veranlasst: *„ die Freizeit geht dafür auch baden, für meinen Bruder [...].* "

Ein 16-jähriger Jugendlicher differenziert die Dimensionen des Verzichts sehr genau, stellt die Zusammenhänge zwischen diesen her und leitet die damit verbundenen Konsequenzen in Bezug für die Selbstverständlichkeit seines Lebens ebenfalls ab:

> *„Ja das ist eben, dass der Alltag verändert ist, dass meine Eltern nicht so viel Zeit hatten für mich und [...] zuhause konnten sie was mit mir machen, mussten aber bei meinem Bruder bleiben, das heißt, sie konnten mich nicht zu 'nem Freund fahren. Ja, musste ich mich eben auf's Fahrrad setzen oder absagen.* "

Vor allem in Zeiten, in denen die gesunden Geschwister selbst ihre volle Aufmerksamkeit der Schwester oder dem Bruder widmen müssen, relativiert sich für sie ihr Leben. Im Falle der nachfolgenden Äußerung einer gesunden Schwester wird deutlich, wie sehr die eigenen Belange an Bedeutung verlieren, wie schwer es ist, danach wieder zur alten Einstellung zurückzufinden und mit welchen enormen Arbeitsleistungen das verbunden ist:

> *„[...] es relativiert sich halt alles irgendwie, also vor den Problemen, die man sonst so zu bewältigen hat, sind irgendwelche Klausuren oder Tests oder mündliche Prüfung lächerlich. Weiß ich nicht, vielleicht ist das generell 'ne Einstellung, also ich hab's vorher ein bisschen ernster alles genommen, das muss ich halt mir langsam wieder zurück erarbeiten, es zählt natürlich auch ein Uniabschluss, aber irgendwie angesichts der anderen Dimensionen verliert's halt ein bisschen an Gewichtung, [...]* "

Dennoch sind sie bereit, zugunsten des Geschwisterkindes eigene Bedürfnisse und Prioritäten zurückzustellen.

Jedoch nicht alle gesunden Geschwister thematisieren im Interview, dass sie auf etwas verzichten müssen und auch retrospektiv formuliert eine Studienteilnehmerin: *„also ich kann mich nicht dran erinnern, dass ich jetzt deswegen (!) irgendwas so verpasst haben könnte, ja, so, das, das ist nicht [...].* "

Am Beispiel einer anderen jungen Erwachsenen, deren ältere Schwester seit der Jugend an einer Autoimmunerkrankung leidet, zeigt sich zunächst ebenfalls, dass die Krankheitserfahrung sowohl für die von chronischer Krankheit betroffene als auch die gesunde Schwester damit einherging, verzichten zu müssen. Während die Interviewte diese Situation in der Erinnerung als Zäsur erlebt, erkennt sie, dass die Schwester und sie mit dem Verzicht auch schlechte Angewohnheiten aufgegeben haben und es gelingt ihr, dem Verzicht etwas Gutes abzugewinnen:

> *„Am Anfang, also bevor die krank wurde, [...] waren wir immer zusammen was Trinken oder haben gekifft [...] und danach natürlich nicht mehr, aber dass das aufgehört hat, war erst mal Scheiße, aber eigentlich total gut. Also, da wurde mir auch eigentlich erst mal bewusst, was Drogen eigentlich anrichten. Das war mit nicht klar. Das war auch normal vorher."*

5.5.6 Allein sein

Gesunde Geschwister fühlen sich nicht nur oft alleine, sondern sind auch de facto oft allein gelassen. So antwortet eine gesunde Schwester im Alter von zwölf Jahren auf die Frage, was das Besondere daran ist mit einem Geschwisterkind mit einer chronischen Krankheit aufzuwachsen spontan: *„Man ist alleine."* Eine junge Frau präzisiert ihr Alleinsein und führt dieses unmittelbar auf die Erkrankungssituation der Schwester zurück:

> *„Nee, aber ich war halt oft alleine irgendwie, wenn dann, weil mein Vater arbeitet bis abends, meine Mutter war dann mit [Name der Schwester] irgendwo, ist dann halt so."*

Vor allem in Momenten, in denen die akute, lebensbedrohende Krankheitssituation des Geschwisterkindes in den Vordergrund rückt, erleben sich die Geschwister *„ziemlich alleine"* mit sich selbst, da die elterliche und familiale Aufmerksamkeit in diesen Augenblicken auf das von Krankheit betroffene Kind fokussiert ist. Einer Interviewpartnerin, die heute als Gesundheits- und Kinderkrankenpflegerin in einer Klinik Kinder und Jugendliche mit chronischer Erkrankung betreut und ihre Berufswahl auf ihre besondere geschwisterliche Beziehung zurückführt, hat sich die folgende Kindheitserinnerung eingeprägt:

> *„[...] alle waren drin im Zimmer und ich musste draußen alleine auf dem Flur sitzen. Das, äh, ist schon, äh, also ich bin da jetzt, glaube ich, einmal mit rein geschmuggelt worden. Und dann hat mich halt diese Schwester erwischt und das war halt wirklich, als ob ich etwas Verbotenes, äh, Verbotenes tue. [...] Aber, ja, da fühlt man sich halt schon, ja, ein bisschen ausgeschlossen und so, ne."*

Mit dieser Erfahrung hat die Interviewte innerhalb ihres Berufsalltags heute ein Bewusstsein für die Anliegen der gesunden Geschwister entwickelt, setzt sich im besonderen Maße für deren konsequente Begleitung ein und vermittelt dies auch Kolleginnen sowie Kollegen.

Eine hohe Selbstständigkeit zeichnet schon die jüngsten Geschwister aus, wie eine Vierjährige mit den Worten *„und dann ziehe ich mich alleine an"* feststellt.

Auch eine Jugendliche bestätigt, dass sie schon als kleines Kind gelernt hat, dass *„Probleme allein gelöst werden müssen"*, weil *„die Mutter halt gerade vielleicht auch mal nicht für einen da"* war. Zähne putzen und die Schnürsenkel der Schuhe binden führt sie als Beispieltätigkeiten an, bei denen die Mutter nicht immer helfen konnte und die sie folglich alleine lernen musste. Eine junge Erwachsene antwortet auf die Frage, ob sie aus dieser besonderen familialen Lebenssituation auch etwas gelernt hat, ganz alltagstauglich: *„ auch alleine den Haushalt schmeißen zu können haut mich jetzt nicht mehr von den Socken [...]."* Insbesondere dann, wenn außerplanmäßige Situationen um das von chronischer Krankheit betroffene Geschwisterkind eintreten und die Eltern stark in diese eingebunden sind, wie z. B. ein plötzlicher Klinikaufenthalt, organisieren sich gesunde Geschwister selbst, wie der ältere Bruder eines gesunden Geschwisterpaares erzählt, die mit einem Bruder mit Behinderung aufwachsen:

> *„[...] und dann sind [Name der gesunden Schwester] und ich dann alleine, selber Essen fertig machen und sowas, aber das muss man ja sonst so normalerweise vielleicht auch ohne dass er jetzt im Krankenhaus ist, also, Situationen mit denen man klarkommen kann, aber, die jetzt halt nicht alltäglich sind, ergeben sich dann."*

Eine Interviewpartnerin stellt retrospektiv fest, dass ihre besondere geschwisterliche Situation auch für das *„Erwachsenenalter"* geprägt hat. So hat sie in der Zeit gelernt, *„dass man alleine klar kommen muss, kann, möchte. [...], sich vielleicht nicht so schnell Hilfe holt, sich [...] durchbeißen und durchkämpfen"* muss. Analog dazu lernte auch eine andere Interviewpartnerin früh, sich *„selber durchzuboxen"*, was dann im Umkehrschluss auch gut funktioniert hat, wie sie bestätigt. Den Wert, den es für ihr Leben und die eigene Selbstständigkeit hatte, auf sich allein gestellt zu sein, präzisiert sie im Unterschied zum vorherigen Zitat:

> *„[...] ich war oft, was heißt auf mich allein gestellt, aber ich musste halt dann viele Sachen selber einfach lösen und das hat einen natürlich irgendwo stark gemacht. Würde ich jetzt behaupten und selbständiger auf jeden Fall, ja."*

Sich alleine zu beschäftigen ist schon für die jüngsten gesunden Geschwister Routine und Gewohnheit und führt selten zu Irritationen. Lediglich bei einmaligen und/oder bedeutenden Ereignissen, die sie selbst betreffen und in denen sie Anerkennung erfahren, sind sie enttäuscht, wenn sie sehen, wie andere Eltern z. B. beim Fußball für das Tor des Kindes klatschen und sie selbst von niemandem begleitet werden. In diesen Augenblicken wünschen sie sich dann doch auch elterliche oder zumindest mütterliche Präsenz. Differenzierter betrachtet eine 21-Jährige die Situation am Beispiel ihrer Abiturfeier:

„[...] das ging alles auch so 'n bisschen unter, [...] ich war dann halt alleine auf meiner Zeugnisverleihung, alleine auf meinem Abiball. War jetzt nicht ganz so klasse, sind halt auch Momente, die sich so irgendwie nicht wieder-holen lassen und meine Eltern waren auch ein nervliches Wrack zu dem Zeit-punkt, also ob das so viel gebracht hätte, wenn die mitgekommen wären, weiß ich nicht, aber trotzdem, weiß ich nicht, hätte man ja vielleicht, Onkel oder Tante rekrutieren können, da hätte ich mir ein bisschen mehr Präsenz erhofft, [...]."

Obwohl sie äußerst einfühlsam die Situation ihrer Eltern einschätzt, deren Sor-gen ganz auf die lebensbedrohlich erkrankte Schwester gerichtet waren, führt sie in Ergänzung dennoch aus, wie sehr die Gegenwart anderer Verwandter oder Familienmitglieder dieses Ereignis stellvertretend für die Eltern hätten unterstüt-zen können.

Auf die Frage, ob es in der Familie jemanden gibt, der ihr Ansprechpartner ist, antwortet eine Jugendliche *„Ich selbst (lacht)."* Zumindest einzelne, gesunde Geschwister machen die Dinge allein mit sich aus und wirken dabei oftmals recht unbelastet. Eine erwachsene Teilnehmerin, die in der Kindheit ebenfalls bedeutende Entscheidungen im Alleingang getroffen hat, wie sie am Beispiel der Wahl der weiterführenden Schule veranschaulicht, bezweifelt heute, dass dieses Vorgehen richtig war:

„[...] also ich wollte zum Beispiel damals [...] aufs Gymnasium, so, da habe ich diese Entscheidung getroffen, ich will dahin, also mache ich das jetzt auch, [...], da haben meine Eltern mich auch gelassen. Wobei es da (!) viel-leicht besser gewesen wäre, wenn sie gesagt hätten, nee, dafür bist du noch viel zu klein, um diese Entscheidung zu treffen, [...] Aber das war ja auch, wie sagt man maßgeblich für meinen weiteren Weg. Wenn ich da vielleicht auf die Realschule gegangen wäre, wäre es vielleicht anders gelaufen, ja, oder, und ich bin dann halt nach drei Jahren gescheitert, ja, so, und bin dann halt auf die Hauptschule. Die Lehrerin hat damals gesagt, tun sie es nicht. Also da wirklich dann als Mutter zu sagen, hhm (verneinend). ,Dafür bist du noch viel zu klein, um diese Entscheidung zu treffen. Da entscheiden wir jetzt, so.' Und da habe ich das allein entschieden."

Kommt es auf die Themen Traurigkeit, Ängste und Sorgen in den Interviews zu sprechen, erzählen nahezu alle Teilnehmerinnen und Teilnehmer, dass sie diese ebenfalls mit sich alleine ausmachen und selten bis gar nicht in der Öffentlich-keit weinen. So antwortet eine Interviewpartnerin, die zuvor berichtet hatte, dass in der Familie *„geweint, [und] nicht mehr viel gelacht"* wurde, auf die Frage, ob sie ebenfalls geweint hat:

„Nee, ich glaube nicht. [...] Nee, aber ich glaube tatsächlich nicht. [...] Man spürt das, aber so richtig, dass man das so versteht und sagt: 'Ja, jetzt bin ich

so traurig, dass ich da drüber weine, um die Sorge.' Ich glaube, das ist nicht der Fall gewesen. "

Ihre Aussage steht stellvertretend für analoge Äußerungen anderer Teilnehmerinnen und Teilnehmer. Stattdessen scheinen die gesunden Geschwister darin geübt, in Krisensituation die eigenen Gefühle zu unterdrücken, um nicht vor anderen Menschen weinen zu müssen. Dabei ist es primär von Bedeutung, möglichst nicht im unmittelbaren Beisein des von chronischer Krankheit betroffenen Geschwisterkindes anzufangen zu weinen. Eine Interviewpartnerin erwartet eine dementsprechende Selbstbeherrschung auch von anderen Familienmitgliedern, wie z. B. der Großmutter. In der folgenden Interviewsequenz wird erkennbar, wie klar ihre eigene Haltung dazu ist und wie umfangreich ihre Bemühungen sind, eine solche Zurückhaltung auch bei der Großmutter zu erreichen:

„[...] meine Oma [...] war total (3) hysterisch so und dann bin ich mit der spazieren gegangen, weil das eigentlich so mit das schlimmste war, wenn meine Oma mit zu meiner Schwester gekommen ist und vor der angefangen hat zu weinen oder so, dann, ja das geht nicht, also ich war dann irgendwie sauer auf die, weil man kann nicht in das Zimmer gehen und dann auch noch vor der anfangen zu weinen. Und dann bin ich mit der spazieren gegangen vorher und dann hat die irgendwie erzählt und ist wieder runtergekommen und dann bin ich wieder hoch gegangen und dann hat jemand gesagt, da läuft was schief und dann ist die wieder total panisch geworden, ich dachte, oh Mann, jetzt habe ich gerade, bin ich ewig lange mit der spazieren gegangen und jetzt ist alles wieder umsonst, weil jemand gesagt hat, dass was schief gelaufen ist, also es war anstrengend. "

Während diese Interviewpartnerin den eigenen Kummer der akuten lebensbedrohlichen Situation der Schwester unterwirft und sehr verantwortungsvoll die Begleitung der Großmutter übernimmt, benennt eine andere Interviewpartnerin in der nächsten Szene die Traurigkeit, die sie ebenfalls in einer krisenhaften Situation in Bezug auf den Bruder erlebt hat. Ebenso wie die anderen Geschwister hat aber auch sie ihre Tränen fest im Griff und bestimmt sehr genau selbst, wann Raum für eigene Gefühle ist. In ihrer Begründung wird deutlich, dass sie darauf bedacht ist, nicht noch mehr Sorgen zu bereiten.

„Ja, es war halt sehr traurig, da habe ich auch geweint halt, aber ich bin dann so eine, die dann weint, wenn alles vorbei ist, also wenn, also ich habe nicht im Krankenwagen oder so geweint und dadurch meine Mutter noch hysterischer gemacht, sondern dann alleine im Bett, also ich könnte nie vor anderen Menschen weinen. "

Keine Schwäche zu zeigen war auch die Intention eines erwachsenen Mannes, der retrospektiv in die Kindheit zurückblickt: *„ich habe mich davor geschämt, vor anderen zu weinen, Indianer weinen halt nicht, [...]. "* Eine zwölfjährige

Schwester differenziert ihre Traurigkeit noch genauer und kann sich an Tränen nur im Zusammenhang mit dem Ausbruch der chronischen Erkrankung, dem ersten Krankenhausaufenthalt und der damit einhergehenden Ungewissheit erinnern:

> B: „Ja, (3) ich bin auch traurig, aber ich weine nicht (sehr bestimmt).
> I: Musst du gar nicht dann weinen."
> B: „Das erste Mal, wo die angerufen haben, haben gesagt, [Name der Schwester], muss ins Krankenhaus. Sie hat eine Krankheit, dann ein paar Tränen."

Eine Interviewpartnerin differenziert im Interview sogar die Art des Weinens. So veränderte sich diese im Zusammenhang mit der Diagnosestellung einer autistischen Entwicklungsstörung bei dem Bruder schlagartig. Sie beschreibt ihr Weinen davor als laut und hysterisch, womit sie das Ziel verfolgte, sich Gehör zu verschaffen und um die Gunst der Mutter zu buhlen. In der Zeit nach der Diagnosestellung, in der bei ihr eine deutliche Bewusstseinsveränderung für die Situation des Bruders eingetreten ist, handelte es sich um ein leises und trauriges Weinen, bei dem sie ebenfalls gerne unbeobachtet bleiben wollte.

5.5.7 Als Familie enger zusammenrücken

Gesunde Geschwister erleben den großen Zusammenhalt in ihren Familien und weisen diesem in allen ihren Ausführungen einen hohen Wert zu. Dass sich diese Verbundenheit nicht nur auf die Familie als Einheit, sondern ausdrücklich auf die Beziehung zu den betroffenen Geschwistern bezieht, belegt die rückblickende Erinnerung einer erwachsenen Schwester, die mit mehreren Geschwistern mit einer Behinderung aufgewachsen ist:

> „[...] es war auch immer innerhalb der Familie ein großer Zusammenhalt, so auch wir als Kinder. Natürlich gab es da auch Querelen, also Streitereien und so weiter, aber wenn es drauf ankam, dann hat die Familie so zusammengestanden, also auch die Geschwister, ne."

Eine Erklärung für einen solchen engen familialen Zusammenhalt, der sich in nahezu allen Interviews findet, liefert ein Elfjähriger. In seiner Antwort auf die Frage, was an Familie so wichtig ist, führt er aus, dass sie einen wesentlichen Teil seiner Lebenswelt ausmacht und auch in der Zukunft bedeutsam sein wird. Aus dieser familialen Selbstverständlichkeit resultieren sein Wunsch und seine Absichtserklärung, dazu beizutragen, dass alle Familienmitglieder glücklich sind.

Kausal führen die Kinder und Jugendlichen diese starke familiale Einheit unmittelbar auf das Leben mit einem oder mehreren Geschwistern mit chronischer

Krankheit oder Behinderung zurück, wie die Begründung eines 14-jährigen Bruders belegt, die beispielhaft ebenfalls für Aussagen anderer Interviewter steht.

„Ja, ich denk, dass [...] die Familie einfach stärker zusammen hält, (I: Mm.) wenn sie so 'n Kind hat (/). (I: Mm.) Und das ist schon, dass man sich mehr ja, auch drum kümmert, dass automatisch die Familie mehr zusammen hält. "

Im Verlauf seiner Aussage macht der Jugendliche auch deutlich, dass in Familien, in denen ein Kind mit einer chronischen Erkrankung aufwächst, ein besonderes Engagement vorhanden ist, um diesen Zusammenhalt entstehen zu lassen und aufrechterhalten zu können. So werden beispielsweise familiale Rituale wie z. B. das gemeinsame Frühstück gepflegt. Bedeutend für das Zusammengehörigkeitsgefühl in diesen besonderen Familienkonstellationen ist auch, dass gemeinschaftliche Unternehmungen an den Beeinträchtigungen des von chronischer Krankheit betroffenen Geschwisterkindes ausgerichtet werden, wie die Schilderung des elfjährigen Bruders eines Jungen mit einer Geh- und Sehbeeinträchtigung in Bezug auf die familiale Freizeitgestaltung dokumentiert:

„[...] dann fahr'n wir Reiten, mach' ich auch [...] mit meiner Mutter, die reitet ja auch, mein Bruder reitet auch, wir reiten dann zu dritt, also mein Bruder reitet davor an der Longe. Und dann geht's halt ins Stadion, ja, ist halt 'n tolles Erlebnis, da hat man mit beiden Eltern was gemacht und mit 'm Bruder ist man immer zusammen, [...]. "

Eine junge Erwachsene erinnert sich, dass familiale Urlaube bis heute krankheitsbedingt nicht und tagesbezogene Unternehmungen nur eingeschränkt möglich sind. So musste mit der Anschaffung eines neuen Autos zunächst die Voraussetzung geschaffen werden, um zumindest kurze Freizeitaktivitäten in der Familiengemeinschaft wieder realisieren zu können:

„Ausflüge, oder Tagesausflüge sind auch (!) wieder möglich, ähm. Wir mussten halt ein anderes Auto kaufen, weil die, ähm, Sitzposition durch diese Bauchwunde halt, ähm, vorher war es ein Skoda Octavia, das ist halt ein Kombi, wo man hinten so'n bisschen, irgendwie ungünstig sitzt. Dementsprechend, äh, ging's halt nicht mehr, damit zu fahren, aber jetzt mit dem neuen Auto geht's und dann kann man halt auch irgendwie, keine Ahnung mal ins Umland fahren [...]"

An *„eine ziemlich große Einheit in der Familie"* erinnert sich auch ein Erwachsener. Er führt diese ebenfalls auf das Leben mit seinen Geschwistern mit einer Behinderung zurück, die die Familie gewissermaßen zusammenschweißt und ihre einzelnen Mitglieder stark geprägt hat, worin er auch seine Motivation für die eigene Hilfsbereitschaft anderen Menschen gegenüber vermutet: *„Ich denke mal, das soziale Engagement verdanke ich meiner Familie, [...]. "* Besonders in Zeiten, in denen der Alltag durch ein akutes Krankheitsgeschehen irritiert wird, tragen die Familienbande. Mit den Worten: *„Meine Familie verkraftet das auch ganz gut. Das ist ja das Gute daran."* fasst eine Zehnjährige die Stärken zusammen, mit der ihre Familie diese Situation meistert. Die jüngere Schwester einer jungen Erwachsenen, der aufgrund ihrer chronischen Nierenerkrankung eine Niere des Vaters transplantiert wurde, beschreibt die *„Angst umeinander"* als Motor dafür, dass die Familie in solchen Momenten enger zusammenrückt:

„[...] während der Zeit war das dann so, dass ich [...] halt so viel Zeit mit denen verbracht habe, also das bindet auf jeden Fall unheimlich zusammen, wenn man Angst um einander hat, so, glaube ich, [...]"

Da die Erkrankung im Lebensverlauf plötzlich aufgetreten ist, kann die gesunde Schwester den damit einhergehenden kollektiven Wandel in den Einstellungen der Familienmitglieder noch gut rekonstruieren:

„(3) Ja (3), also ich glaube, wir achten viel, viel mehr aufeinander. Und, gesund zu sein hat einen ganz anderen Stellenwert. Also ich glaube, wir gehen sensibler miteinander um als vorher und sind auch jetzt verbundener so."

Wie eng die Familie zusammenrückt, lässt sich jedoch nicht nur an ihren Haltungen, wie z. B. einer besonderen Achtsamkeit füreinander oder einem ausgeprägten Gesundheitsbewusstsein, sondern auch in konkreten familienbezogenen und alltagsentlastenden Handlungen identifizieren. Über die familiale Verbundenheit begründet daher auch der 14-jährige Bruder eines Mädchens mit einer Schwerstmehrfachbehinderung sein selbstverständliches Handeln für die Familie. Obwohl diese familiale Selbstverständlichkeit im Umkehrschluss für die Schwester nicht gelten kann, führt er im Weiteren seine geschwisterliche Beziehung ebenfalls als Antrieb für sein Handeln an:

„[...] Ich denk erstens, dass es wichtig ist, wenn man Familie ist, man z'sammen macht (I: Mm.) und zusammen hält. Alles schaut aufeinander. Ja, und um die anderen auch zu entlasten. (I: Mm.) Meine Schwester ist sie ja trotzdem noch, daher mach ich's [...]."

Der Familie eng verbunden bleiben gesunde Geschwister selbst dann, wenn sie bereits ein autonomes Leben, z. B. an einem von der Familie entfernten Studienort führen, wie die Aussage einer jungen Studentin dokumentiert:

„[...] grundsätzlich so als [...] Entlastung meiner Eltern, meine Schwester freut sich auch, wenn sie mich sieht, fühlt man sich halt doch irgendwie verpflichtet, jedes Wochenende hier [Wohnort der Familie] aufzulaufen und ja die Familie irgendwie zu unterstützen."

Rückhalt bietet vor allem die Kernfamilie. Während sich nicht immer alle Familienmitglieder auf die familiale Selbstverständlichkeit chronischer Krankheit einlassen und sich möglicherweise distanzieren oder entziehen, rückt der Rest der Familie noch stärker zusammen. Exemplarisch nutzt eine gesunde Schwester, die gemeinsam mit ihren Eltern und dem Bruder mit einem Asperger Syndrom aufgewachsen ist, die Metapher des Teams zur Beschreibung dieser besonderen Verbundenheit.

„Ich mein, Familie, ja, ich mein, meine Mutter, das ist ja schon Familie. [...] wir hatten so (!) ein schlechtes Verhältnis wirklich, das war wirklich unerträglich, also, was wir uns gegenseitig an den Kopf geworfen haben und mittlerweile irgendwie ist es so als ob ich so in ihr Team gewechselt hätte. [...] auch dadurch, dass wir viel enger zusammen gerückt sind, [...]."

Der fehlende Kontakt zum Vater, dessen Trennung von der Familie sich mit dem Zeitpunkt der genauen Feststellung der Diagnose des Bruders vollzogen hat, und die krankheitsbedingt eingeschränkten Kommunikationsmöglichkeiten mit ihrem Bruder führen dazu, dass die Interviewpartnerin ihre Familie allein auf die Mutter reduziert und projiziert. Anders verhält es sich in einer Familie, in der die gesunde Tochter den Auszug des Vaters als Verlust erlebt und sich nach der ursprünglichen Familienkonstellation sehnt:

„Dass wir so alle hier noch 'ne Traumfamilie hätten. (I: Mm.) (4) Und dass wir mehr machen könnten. (I: Zusammen oder?) Zusammen, ja. (I: Mm. Mit der Familie?) Mm."

Familien, die mit der chronischen Erkrankung eines Kindes konfrontiert sind, wachsen stärker nach innen zusammen, entfernen sich jedoch aus sozialen Zusammenhängen immer mehr. Vor allem, wenn die Familie durch die Allgegenwärtigkeit der Erkrankung hoch belastet ist, kommt es zur sozialen Isolation. Sogar der Kontakt zu eng befreundeten Familien in analoger Situation minimiert sich, erinnert sich die gesunde Schwester einer jungen Frau, die seit ihrer Jugend mit einer progressiv verlaufenden Nierenerkrankung leben muss:

„Also es gibt eine befreundete Familie, der es sogar ähnlich ging, mit der wir dann nicht mehr so viel zu tun haben, weil jede Familie so ihre Baustelle hatte und die sind auch deswegen enger zusammengewachsen."

Einzelne erwachsene Geschwister, die rückblickend die besondere Nähe und Verbundenheit in ihren Familien bestätigen, weisen zugleich darauf hin, dass sich aus dieser familialen Selbstverständlichkeit auch ein kollektives Verpflichtungs- und Verantwortungsbewusstsein entwickeln kann. Mutet die Familie sich selbst und ihren einzelnen Mitgliedern zu viel zu, sind Überforderungssituationen abzusehen und die Grenze dessen, was geleistet werden kann, schnell erreicht, wie eine 25-Jährige reflektiert:

„Ich meine, man ist Familie und Familie steht sich nah [...] und man denkt selber, man muss es halt leisten, weil es ist ja die Familie. Aber man kann es vielleicht gar nicht leisten oder man ist damit vielleicht auch überfordert."

Die Rollenklärung der Familie in Abgrenzung zu den professionell Handelnden in der folgenden Bemerkung dieser gesunden Schwester wundert dementsprechend nicht: *„Wir sind Familie und eben keine Assistenzkräfte in dem Sinne. Und wir wollen auch Zeit als Familie verbringen, [...]."* Mit dieser Perspektive deutet sie die Funktionen an, die Familie im Unterschied zu Professionellen übernimmt. Dass es sich für sie dabei um Funktionen wie Zugehörigkeit und Identität handelt, die nur durch den kontinuierlichen Zusammenhalt erreicht werden können, konkretisiert sie mit dem Hinweis auf gemeinsame Familienzeit. Vor diesem Hintergrund drückt sich implizit auch der Wunsch nach professioneller Entlastung und Unterstützung der Familie aus.

Eine andere erwachsene Schwester, die heute als Gesundheits- und Kinderkrankenpflegerin Familien mit von chronischer Krankheit betroffenen Kindern begleitet, weiß mit Blick auf ihre persönlichen Erfahrungen, dass Familien eigene geschlossene Einheiten bilden, die sich nur ungern Fremden gegenüber öffnen. Sie spricht daher die Empfehlung aus, mit Unterstützungsangeboten direkt auf die betroffenen Familien zuzugehen:

„Und, äh, dass man vielleicht auch an den Familien dran bleibt, dass man Aufmerksamkeit, Aufmerksamkeit denen schenkt, weil ich glaube, so eine gewisse Scham ist bestimmt immer noch da. Man will nicht so gerne, dass jemand in die Familien reinschaut. Und das finde ich aber wichtig [...], genau. Ja, dass man denen einfach eine Unterstützung gibt und ist. Ja."

5.5.8 Verantwortung übernehmen müssen

Nahezu ohne Ausnahme fühlen sich die gesunden Geschwister insbesondere für das von chronischer Krankheit betroffene Geschwisterkind verantwortlich. Kausal begründet wird diese Verantwortungsübernahme durch ihre ständige Sorge - um das Geschwisterkind. Wie ihre Gedanken oftmals um die Schwester oder den Bruder kreisen, soll beispielhaft durch die Erinnerung einer 19-Jährigen dokumentiert werden, deren ältere Schwester seit der Jugend an einer Autoimmunerkrankung mit instabiler Krankheitsverlaufskurve leidet:

„[...] und meine Schwester war oft gar nicht richtig ansprechbar, also war so, so total weit weg [...] so kannte ich die gar nicht, dass die so, sie war eigentlich immer, ja, jemand, der im Mittelpunkt stand und dann plötzlich halt ganz weit weg so. [...], (8) sie war erst mal auch total verloren, [...] irgendwie, wusste [...] gar nicht mehr so richtig, was sie gerne macht und wie es irgendwie weitergeht."

Seinen Ursprung findet das Verantwortungsbewusstsein unmittelbar in der durch Asymmetrie gekennzeichneten Beziehung zwischen dem von chronischer Krankheit betroffenen und dem gesunden Geschwisterkind. Ein jüngerer Bruder eines Jungen mit einem Down-Syndrom vergleicht auf die Frage, wie es so ist, mit einem Geschwisterkind mit einer Behinderung aufzuwachsen, seine geschwisterliche Beziehung mit der von Kindern, die gesund sind. Er kommt zu dem folgenden Resümee:

> *„Erst mal ist es für mich 'ne größere Verantwortung, als wenn ich ein Geschwisterkind ohne Behinderung hätte, weil wenn wir zusammen unterwegs sind und mein Bruder und ich jetzt mal alleine (!) irgendwo sind, dann kann ich nicht einfach irgendwo weggehen, oder wenn [...] meine Mutter mal weg ist, was holen, mein Vater nicht dabei ist, dann kann ich nicht einfach irgendwo hingehen und sagen wir treffen uns in zehn Minuten hier. (3) Ja. Dann würde er irgendwo hingehen, [...] und würde dann nicht zurückgehen, da wo wir vereinbart haben. Ja und deswegen muss ich dann halt so'n bisschen auf ihn achten. Aber ich hab damit kein Problem. "*

Bestätigt wird die Aussage dieses Jugendlichen auch in einem retrospektiven Interview mit einer Erwachsenen: *„man ist also sehr (!) verantwortlich. Irgendwie. Ja und. Als, als, als Geschwisterkind eines chronisch kranken Kindes. Also tatsächlich. Ja."* Neben dieser anerkennenden Feststellung in Bezug auf das große Verantwortungsbewusstsein sehen andere erwachsene Geschwister sogar positive Auswirkungen. Die Verantwortung *„nicht nur für sich, sondern auch für [...] jemanden"* anderen zu tragen, hat eine 19-Jährige mittlerweile *„selbstbewusster"* und *„stärker"* werden lassen. Eine andere Erwachsene stellt den Vergleich von gesunden Geschwistern zu *„Kindern von Alleinerziehenden"* her, die früher *„in der Lage sind, [...] Verantwortung zu übernehmen und Dinge zu regeln."* Aus der Erwachsenenperspektive lassen sich die Vorteile dieser Erfahrungen antizipieren. Hinweise darauf, dass die Kinder und Jugendlichen selbst für sich und andere in ihrer Situation einen Vorteil erkennen, finden sich in den Interviews nicht, auch wenn sie in vielen Fällen sehr früh mit der Verantwortungsübernahme konfrontiert wurden, wie eine 17-Jährige ausführt:

> *„Ja, dadurch, dass wir zusammen im Kindergarten waren, war er halt da auch immer bei mir und wenn irgendwas war, haben die Erzieherinnen sich zuerst an mich gewendet. Also, ich war, halt, als ich klein war, scheinbar auch nicht so, irgendwie abwesend oder unwissend. [...] da haben die gefragt: ‚Ist das normal, was er gerade macht? Dann habe ich ‚Ja' oder ‚Nein' gesagt oder die haben mich gefragt: ‚Kann er das essen?' und haben mir einen gerührten Brei gezeigt. Da meinte ich: ‚Ja, das ist ja püriert.' Also, sowas war halt auch schon ziemlich früh für mich eine Aufgabe und zu Hause halt immer. "*

Das Spektrum in Bezug auf die Verantwortungsübernahme reicht von einer unvoreingenommen freiwillig motivierten Verantwortungsübernahme über eine abwägende Haltung bis hin zur übertriebenen Sorge. *„Also, ich mache das wohl gerne [...]"* betont eine achtjährige Interviewpartnerin und zieht zugleich eigene Interessen in Betracht, wenn sie im Anschluss daran formuliert: *„aber nicht wenn ich irgendwie gerade schön spiele oder irgendwie so was."* Im Gegensatz dazu wirkt das Verhalten einer Zehnjährigen fast überbehütend:

> B: *„Manchmal, wenn er zum Beispiel jetzt irgendwo dranne geht und ich finde, er darf nicht da dran. Dann sage ich: ‚[Name des Bruders], weg da'. Dann meckert Mama halt mal ein bisschen und ja, oder weil ich ihm immer hinterherlaufe, weil ich Angst habe, dass ihm irgendetwas passiert. Das ist mir halt wichtig, dass ihm nichts passiert (etwas verlegen)."*
> I: *„Warum ist dir das wichtig?"*
> B: *„Weil ich ja möchte, dass es ihm auch gut geht und, dass er sich nicht so viel verletzt. Ja."*

Obwohl auch sie in letzter Konsequenz die Verantwortung für die Schwester immer übernommen hat, berichtet eine junge Frau retrospektiv, dass sie davon *„schon genervt (:)"* war und in diesen Augenblicken auch *„überreagiert"* hat. Unsicher darüber, ob sie die Rolle, sich für die Schwester verantwortlich zu fühlen, selbst angenommen hat oder ob ihr diese übertragen wurde, bilanziert sie dessen ungeachtet, dass sie damit als Kind überfordert war:

> *„[...] das weiß ich auch nur rückblickend aus Erzählungen, dass ich (!) mich vielleicht in dieser Rolle verstanden [habe] oder auch missverstanden wurde, [...] wir sind dann ja zusammen weggefahren und dann immer so dieses, ja quasi [...] der erste Ansprechpartner [zu sein], ich glaub da war ich dann als Kind auch [...] damit überfordert, dass dann immer diese Rolle halt so gesehen wurde, [...]."*

Gleichermaßen wie die Interviewte in dem Zitat zuvor sucht auch die folgende erwachsene Teilnehmerin vor allem bei sich selbst nach der Genese für die sehr frühe Bereitwilligkeit, sich verantwortlich zu fühlen. Sie erinnert sich dazu an Szenen ihrer Kindheit zurück, in denen sie Verantwortung übernehmen musste, weil die Mutter den Vater *„zur Arbeit gebracht [...] oder eben [...] abgeholt hat."*

> *„Ich glaube, dass ich schon sehr früh dieses, in diese Rolle gekommen bin, Verantwortung zu übernehmen. Meine Mutter hat mir irgendwann mal erzählt, ja, du hast ja schon als Kleinkind (:) deine Schwester an die Hand genommen. [...] Kinder haben ja oft ein gutes Gespür für den anderen und wahrscheinlich habe ich schon als Kleinkind irgendwie mitbekommen, dass da irgendwas nicht, nicht richtig ist und dass sie Hilfe braucht und von daher bin ich dann ganz schnell in diese Verantwortungsrolle gekommen."*

„Obwohl das [...] nicht ausgesprochen wurde", übernahm sie trotz eines gesunden älteren und jüngeren Bruders in der Familie selbstverständlich die Verantwortung, wenn die Mutter nicht zugegen war. In einer anderen Interviewstelle der gleichen Teilnehmerin deutet sich auch eine geschlechtsspezifische Differenzierung in Bezug auf diese Verantwortungsübernahme an:

B: *„[...] das war was Unausgesprochenes, [...] dass ich als Tochter dafür irgendwie sorge, [...] kann aber auch sein, dass ich mir das angezogen habe, ja, trotzdem denke ich immer, es ist ja so ein Wechselspiel, ja. So, es gibt ja so gewisse Signale, die ausgesendet werden und dafür war ich dann wahrscheinlich auch empfänglich, ja, als Tochter, so, dafür eben auch zu sorgen [...]. Ich meine, da war der [Name des älteren Bruders] ja auch schon gar nicht mehr hier, der war ja auch schon früh weg."*
I: *„War das mal so, dass sie da auch mal wütend waren auf ihre beiden Brüder [...]?"*
B: *„Nö, nö, das, das nicht, hm, hm (verneinend)."*
I: *„Okay."*
B: *„Das [...] sind eben auch Sachen, die irgendwann auch erst später klar geworden sind. In der Zeit war mir das auch nicht so wirklich klar und es ist ja auch nie gesagt worden, dass ich als Tochter jetzt dafür verantwortlich bin. Ja, sondern ich habe es gemacht [...] es stand einfach gar nicht zur Debatte, ob jemand von den anderen das machen würde. Das war irgendwie so klar, wenn, dann mache ich das."*

Den Eindruck, dass seine *„Schwester schon eher so ein Verantwortungsbewusstsein entwickelt"* hat, bestätigt der ältere Bruder entsprechend in seinem Interview. Zugleich bekräftigt er ebenfalls den Unterschied zwischen seiner Schwester und sich selbst, in dem er betont: *„also eine wirkliche Betreuerrolle in Hinsicht [...] meiner Geschwister habe ich eigentlich nie empfunden."* Abschließend hofft er, dass seine Familie aufgrund des offenen Umgangs miteinander seine Hilfe eingefordert hätte, wenn dieses notwendig geworden wäre.

Dass dieses hohe Verantwortungsbewusstsein über die Kindheit und Jugend hinaus prägt, kann aus Äußerungen der erwachsenen Geschwister abgeleitet werden. So antwortet eine Schwester auf die Frage, ob es Situationen gab, in denen die Grenze der Verantwortlichkeit erreicht war und sie sich nicht zuständig fühlte, folgendes:

„Ja, also jetzt natürlich, aber (unsicheres Räuspern) das ist halt so ein bisschen paradox, weil ich meine klar jetzt heutzutage natürlich schon durch das Assistenzteam, wenn ich meine Schwester besuche [...]. Da bin ich ja für [...] diese Hilfen, in dem Sinne nicht verantwortlich, außer, [...] wenn die Assistentin nicht da ist. Aber sonst, sag ich mal, bin ich ja auch Gast in dem Moment und das ist teilweise ja natürlich auch ungewohnt, wenn man das so

gewohnt war. Dann halt. Ich meine, dafür ist die Assistenz da und sie geht ja dann auch mit ihr auf Toilette und alles. Dass man dann selber halt denkt: So. Ja, ich muss das gar nicht machen.' [...]. "

Wie vordergründig dieses Verantwortungsgefühl ist und wie weit es in den Lebensverlauf hineinwirkt, lässt sich auch aus den Ausführungen einer anderen Schwester erahnen. Erst mit der Reflexion der damit verbundenen Verpflichtung im Erwachsenenalter gelingt es der Interviewten, dieses Verantwortungsbewusstsein abzulegen.

„Mir ist irgendwann mal klar geworden, dass, dass ich nur die Schwester bin und nicht die Mutter. (lacht) Also, dass ich dafür nicht verantwortlich bin, dass es einfach nicht in meiner Verantwortung liegt, dafür zu sorgen, dass die irgendwie ver(!)sorgt sind. Natürlich kann, kann ich da was übernehmen, aber ich muss es nicht tun. So, und, ja, also das war natürlich auch ein langer Prozess und das kann ich auch jetzt (!) erst so sagen: ‚Nö, will ich nicht mehr' [...]. "

Um die Tatsache, dass die Verantwortung für das Geschwisterkind bis in die Zukunft reicht, wissen auch schon die Kinder und Jugendlichen. Ein 17-Jähriger geht davon aus, dass er die Rolle der Eltern übernehmen wird, wenn sich diese altersbedingt nicht mehr kümmern können. Mit dem Zwang, der in seiner Aussage mitschwingt, ist ihm bewusst, dass die Verantwortlichkeit dann von anderer Qualität sein wird und Einfluss auf sein eigenes Leben haben kann.

„ [...] später werde ich mich ja zwangsläufig um ihn dann halt auch kümmern müssen, ne, wenn Mama und Papa das mal nicht mehr können. "

Retrospektiv erinnert sich eine erwachsene Schwester, die mit zwei gesunden und drei von chronischer Krankheit betroffenen Geschwistern aufgewachsen ist, daran, dass sie mit ihren gesunden Brüdern in der Kindheit schon Überlegungen zur zukünftigen Betreuung und Versorgung ihrer Geschwister angestellt hat:

„ [...] als Kind überlegst du ja auch mal so, wie ist das, wenn wir erwachsen sind, [...] dann war immer ganz klar, ja, die [Name der Schwester mit der chronischen Erkrankung] kommt zu mir, der [Name des Bruders mit der chronischen Erkrankung] geht zum [Name des gesunden, jüngeren Bruders] und der [Name eines weiteren Bruders mit der chronischen Erkrankung] geht zum [Name des gesunden, älteren Bruders], so ungefähr, ja, so, jeder nimmt einen. Was man als Kind so überlegt und das war aber auch lange, irgendwie ist das so mitgeschwungen, sage ich mal, ja, so, natürlich geht das nicht (!), ja. "

In der Erinnerung dieser Interviewpartnerin war es Konsens zwischen den gesunden Geschwistern, dass die Verantwortung für ihre von chronischer Krankheit betroffenen Geschwister nicht an einem von ihnen hängen bleibt, sondern gerecht untereinander verteilt wird. Gesunde Geschwister sind damit offenbar schon sehr früh bereit, sich dieser geschwisterlichen Verantwortung zu stellen.

Neben der Feststellung, dass dieses hohe Verantwortungsbewusstsein bis in das Erwachsenenalter prägt, ergänzt eine erwachsene Interviewte, dass Kinder und Jugendliche, die mit einer Schwester oder einem Bruder mit chronischer Erkrankung aufwachsen, *„auch generell selbstständiger sein zu müssen, [...] in der Familie [...]."*

Letzteres bestätigt implizit eine Zwölfjährige, die in der Lage ist für sich selbst zu sorgen, wenn die Mutter aufgrund von Klinikaufenthalten der Schwester abwesend ist:

> *„Ja, wenn meine Mutter nicht da ist und wenn sie nix vorbereitet hat, wenn sie spontan ganz schnell ins Krankenhaus muss, mach ich mir manchmal so Sahne und dann Spagetti oder Rührei."*

Die Auswirkungen eines ausgeprägten Verantwortungsbewusstseins zeigen sich jedoch nicht nur innerfamilial, sondern wirken ebenfalls in das soziale Leben der gesunden Geschwister. So reflektiert eine Erwachsene, dass sie oft *„nicht ‚Nein' sagen"* konnte, wenn es darum ging, Freunden zu helfen. Sie kommt daher zu dem Fazit:

> *„Ja, ich würde mal sagen, ich habe dann irgendwann auch so ein ausgeprägtes Helfersyndrom entwickelt, nicht nur ich, ich sehe das natürlich auch beim [Name des gesunden Bruders] und das irgendwann wieder abzubauen ist dann auch nicht so einfach."*

5.5.9 Einen besonderen Sinn für Gerechtigkeit entwickeln und sich für diese einsetzen – ‚das Robin Hood Denken'

Gesunde Geschwister entwickeln einen ausgeprägten Gerechtigkeitsinn. Ein Erwachsener nennt diesen in der Retrospektion *„das Robin Hood Denken, das wir ein bisschen so im Kopf hatten."* In Analogie dazu ist auch das Gerechtigkeitsempfinden der Kinder und Jugendlichen ausgeprägt. Einerseits ist für sie die Gleichstellung im Sinne der innerfamilialen Gerechtigkeit von Bedeutung, zugleich engagieren sie sich stetig für Chancengleichheit. Letztere reicht von der Verpflichtung für das Geschwisterkind bis zum gesellschaftlichen Engagement für sozial benachteiligte Menschen.

Das Bewusstsein der gesunden Geschwister für Gerechtigkeit resultiert unmittelbar aus der Selbstverständlichkeit des Aufwachsens mit einer Schwester oder einem Bruder mit einer chronischen Krankheit. Innerfamilial konzentrieren sich die Balance- und Harmonisierungsstrategien der gesunden Kinder und Jugendlichen darauf, in der Folge die Gleichstellung und -behandlung zwischen sich selbst und dem Geschwisterkind herzustellen. Mit großer Sensibilität achten sie darauf, dass dem Geschwisterkind keine Ungerechtigkeit widerfährt und diesem die gleichen Möglichkeiten geboten werden wie ihnen auch, wie das Beispiel eines zehnjährigen Mädchens zeigt:

> *„[...] zum Beispiel wenn wir jetzt einkaufen gehen, dass wenn ich was haben will, dass nicht nur ich etwas kriege, sondern, dass er dann auch etwas kriegt. Dass dann er seine Kekse oder sein Trinken kriegt und ich dann auch meine Süßigkeiten kriege. Das ist gut."*

Dabei sind sie nicht selbstlos, wollen nicht leer ausgehen und zugleich sind sie penibel darauf bedacht, dass sie nicht mehr bekommen oder übermäßig besser behandelt werden als das Geschwisterkind, wie die folgende Gesprächssequenz mit einer Vierjährigen anschaulich vermittelt:

> *I: „Und würdest du dir sonst noch etwas wünschen?"*
> *B: „So ein Ding." (zeigt auf eine glitzernde Dekopalme, die man in einen Eisbecher steckt)*
> *I: „So ein Glitzerding? Aber das hast du doch schon. Das brauchst du dir doch gar nicht mehr wünschen."*
> *B: „Nein, das ist von [Name der Schwester]. [...] Das ist [Name der Schwester] (!)."*
> *I: „[...] das heißt, du würdest dir so ein Glitzerding für dich wünschen?"*
> *B: „Ja und nicht für die. [...]"*
> *I: „[...] Möchtest du denn gerne auch mal was für dich haben? Was die [Name der Schwester] nicht hat? Wenn du dir was wünschen dürftest von der Fee?"*
> *B: „Ja."*
> *I: „Was denn? Was wär' denn dein Wunsch?"*
> *B: „Aber, das ist ganz gemein so was."*
> *I: „Warum ist das gemein?"*
> *B: „Ähm, weil das, weil der dann das andere Spielzeug nicht hat."*
> *I: „Weil die [Name der Schwester] das dann nicht hat, was du hast."*
> *B: „Ja."*
> *I: „Das ist gemein?"*
> *B: „Ja. Weil, dann würde ich mir das wünschen (zeigt auf einen Holzmarienkäfer), weil, das ist von [Name der Schwester], dann wäre das nicht ungerecht."*

Insbesondere die Jugendlichen setzen sich für Gerechtigkeit und Chancengleichheit außerhalb der Familie ein. Dabei entwickelt sich dieses Bewusstsein ebenfalls unmittelbar aus ihrer besonderen geschwisterlichen und familialen Konstellation. So erfahren sie vorwiegend außerhalb ihrer familialen Lebenswelt Stigmatisierung und erleben, wie die Selbstverständlichkeit der Familie angegriffen wird. Infolgedessen geraten sie in die Situation das Geschwisterkind, ihre Familie und auch sich selbst verteidigen zu müssen. Allen diesen Erfahrungen können sie sich nicht entziehen. Deshalb sind sie gezwungen, ihre Selbstverständlichkeit, mit der sie in den zwei Welten leben, zu verteidigen. Stößt ihr Gerechtigkeitssinn an diese Erfahrungen, sind insbesondere die Jugendlichen zumeist gefestigt in ihrer Selbstverständlichkeit und somit in der Lage, Position für das Geschwisterkind zu beziehen. Dass die Reichweite ihres Gerechtigkeitsempfindens über den eigentlichen familialen Kontext hinaus wirkt, lässt sich an ihrem Engagement erkennen, in dem sie in der Regel auch für Menschen und Familien mit sozialer Benachteiligung eintreten. Wie ausgeprägt sie ihre diesbezügliche Position vertreten, zeigt das folgende Zitat einer Jugendlichen, deren Haltung sich kontinuierlich von Beginn an durch das Interview zieht:

> *„Dass Behinderung und jegliche andere, nicht normale Sachen, also in Anführungsstrichen, nicht normale Sachen akzeptiert und toleriert werden und dass Individualität wieder gefördert wird, also nicht immer dieses, diese gesellschaftlichen Normen, dass wenn man drüber oder drunter ist, dass man direkt abgestempelt wird oder so, sondern, dass jeder sich individuell entwickeln kann, [...] das ist meine persönliche Sicht, das würde ich mir wünschen, [...].“*

Eng verbunden mit ihrem Gerechtigkeitsempfinden der gesunden Geschwister ist damit auch ihr (politisch gemeintes) Engagement für teilhabeorientierte Chancengleichheit, die einerseits aufgrund des eigenen Geschwisterkindes motiviert und andererseits gesellschaftlich orientiert ist. Vor diesem Hintergrund überrascht es nicht, dass sich ein 14-Jähriger auf die Frage, ob er sich mal gewünscht hätte, dass seine jüngere Schwester in einem Heim aufwachsen würde, sehr klar gegen diese Option positioniert und dafür sogar einen *„Familienstreit“* in Kauf nehmen würde. Seine Differenziertheit und sein konsequenter Einsatz für die teilhabeorientierte Chancengleichheit seiner Schwester zeigt sich in den folgenden Ausführungen, in denen er im Weiteren die aus seiner Perspektive bestehenden Ungerechtigkeiten der Pflegeversicherung diskutiert:

> B: *„[...] dass Behinderte, Kinder und Erwachsene, nicht ganz so abgeschoben werden. (I: Mm.) Das ist schon mal wesentlich, dass die da auch (/). [...] Das ist auch noch so 'ne ungerechte Sache, wenn man sein Kind ins Heim tut, dann wird das ja vom Staat ganz bezahlt und nicht grad wenig. Und wenn man es jetzt auf sich nimmt und daheim das Kind behält und die ganze Pflege selber macht und- Früher ha'm wa auch noch die ganzen Sachen selber bezahlt, (I: Mm.) die ma extra dazu gebraucht haben. (I: Mm.) Und auch keine Ansprüche genommen an irgendwelchen Sachen. Gut, man kriegt Pflegegeld. (/) Fünfhundert Euro, mm, 'n Vier-Wochen-Aufenthalt im Heim kostet in etwa dreitausend Euro. (I: Mm.) So 'n bissel mehr Geld für die Eltern, (I: Mm.) weil es muss ja doch immer ein Elternteil daheim bleiben, (I: Mm.) wär net*

schlecht. (I: Mm. Mm.) (06) Aber sonst- (spricht sehr leise). [...] besser,
wenn's dann besser für Rollstuhlfahrer ausgebaut werden. (I: Mm.) Und in
der Stadt manchmal- irgendwelche (/), Treppen und so weiter. [...]."

In der Debatte um Chancengleichheit vertreten die gesunden Geschwister ihren
Standpunkt ebenfalls offensiv nach außen. Ein Erwachsener erinnert sich dazu an
konkrete Protestaktionen für Barrierefreiheit, an denen er sich als Jugendlicher
beteiligt hat:

„[...] im kleinen Bereich haben wir halt unseren Teil dazu beigetragen, die
Welt zu verbessern. Wir haben Protestaktionen damals gemacht, um archi-
tektonische Barrieren in unserer Stadt kleiner zu machen, wir haben vor der
Stadtverwaltung protestiert, wir sind mit vielen Leuten und vielen Rollstühlen
durch die Gegend gefahren, haben unsere Plakate getragen, das war span-
nend, das, das war lustig, das hat Spaß gemacht und es hat sicherlich auch
dazu beigetragen, wirklich ein bisschen was zu verbessern, also..."

So fordern sie den gesellschaftlichen Respekt für sich und ihre besondere familiale Situation, setzen sich dafür ein, dass die Gesellschaft für ihr Leben mit
Krankheit und Behinderung in der Familie offen ist, anstelle dieses zu tabuisie-
ren.

5.5.10 Stigmatisierung erfahren

Nahezu alle gesunden Geschwister berichten über Stigmatisierungserfahrungen.
Die Ausprägungen dieser Form der sozialen Ausgrenzung variieren in Abhängigkeit der chronischen Erkrankung und des dazugehörigen Erscheinungsbildes.
Ein 14-jähriger Bruder kann sich *„bis auf einmal"* gar nicht an solche Probleme
erinnern. Einem anderen Jugendlichen fallen zunächst ebenfalls keine Anfeindungen ein, die ihm persönlich oder seiner Schwester mit einer Behinderung
entgegengebracht wurden. Im Weiteren hat sich ihm dann aber doch ein Erlebnis
eingeprägt, bei dem er feststellen muss, dass der Begriff Behinderung gesellschaftlich als Abweichung von der Norm negativ behaftet ist und von Freunden
beleidigend verwendet wird.

„Viele wissen halt, was das Wort Behinderung bedeutet. Und, also was ich
jetzt schon erlebt hab, war jetzt, ich hab halt neue Leute kennengelernt, mit
denen geredet und dann habe ich erst mal gesagt: ‚Meine Schwester ist be-
hindert.' Und dann die so: ‚Ja meine auch, die ist auch voll doof.' Und haben
das halt als Beleidigung aufgefasst und dann: ‚Nee, ich mein [Behinderung
der Schwester].' Und dann waren die auch erst mal still, also, das ist schon,
dass das Wort ‚behindert' einen völlig falschen Gebrauch hat. Sowas, das ist,
hab ich halt auch schon öfter mal erlebt."

Andere gesunde Geschwister nehmen die stigmatisierenden Erfahrungen, die sich gegen das Geschwisterkind und ihre Familie richten oder an sie selbst adressiert sind, latent bis manifest wahr. In Einzelfällen berichten gesunde Geschwister auch von Mobbingattacken, denen die Schwester oder der Bruder in der Schule ausgesetzt ist:

> *„[...] wir waren auf der gleichen Schule zusammen und mein Bruder war halt da auch schon sehr, sehr auffällig. Hatte immer eine Kapuze auf und stand immer gebückt in der Ecke und das war halt sehr auffällig. Deswegen ist er auch Opfer diverser Mobbingattacken geworden, leider."*

Verletzungen oder Spott von Mitschülerinnen oder -schülern, in denen z. B. Verhaltensauffälligkeiten oder Entstellungen, die aus der Erkrankung des Geschwisterkindes resultieren, als Stigma zum Ausdruck gebracht werden und eine ablehnende Haltung nach sich ziehen, nehmen die Kinder und Jugendlichen wahr. In der Folge positionieren sie sich zu Gunsten ihres Geschwisterkindes und reagieren innerhalb ihres Möglichkeitsrahmens. So erinnert sich eine Erwachsene daran, dass sie versucht hat *„das auszugleichen, ähm [die Schwester] in Schutz zu nehmen, wenn sie gehänselt"* wurde. Ursächlich führt sie die provozierenden Anspielungen auf die Nasensonde der Schwester zurück, mit der diese krankheitsbedingt *„in die Schule"* gehen musste.

Jedoch haben die gesunden Geschwister nicht immer Lust, sich diesen stigmatisierenden Erfahrungen zu stellen. Obwohl eine Zwillingsschwester betont, dass in ihrer Klasse *„eigentlich alle"* über die Behinderung des Bruders informiert sind, konkretisiert sie im Weiteren einschränkend, dass es *„einige(!)"* wissen. Sich gegenüber diesen ständig erklären zu müssen, erlebt sie für sich als stigmatisierend:

> *„[...] also einige (!) wissen das und die fragen halt dann auch immer: ‚Ja, und was ist jetzt mit ihm?' und so. Und die wollen immer wissen, was das [Behinderung des Bruders] ist und ich kann ihnen das nicht erklären, auch wenn ich schon mal ein Referat drüber gehalten hab', aber das dauert zu lang' und dann haben wir auch irgendwie auch keine Lust mehr."*

Mit Blick auf dieses Beispiel verwundert es nicht, dass einige Kinder und Jugendliche nicht unbedingt von sich aus in der Öffentlichkeit über die Situation des von chronischer Krankheit betroffenen Geschwisterkindes sprechen möchten und im Umkehrschluss auch nicht darauf angesprochen werden. Ein Jugendlicher reflektiert das im Rahmen des Interviewgespräches und sucht zugleich nach Erklärungen für dieses Verhalten von Außenstehenden:

> *„Über [Name des Bruders] ist [es] dann schon ein ganzes Stück schwieriger, also, mhm, ich, ich werde darauf nicht angesprochen, ich denke eben aus dem Grund, dass sie entweder sich nicht interessieren oder, was ich mir auch*

sehr gut vorstellen kann, dass sie immer, ähm, denken, dass mir das unangenehm ist, dass sie mich nicht verletzen wollen."

Aus dieser Erfahrung leitet der Studienteilnehmer für sich im Weiteren die Schlussfolgerung ab, eher Gleichgesinnte zu wählen, um über seine besondere geschwisterliche Situation zu reden. Während dieser 16-Jährige im Reinen damit scheint, nicht auf den Bruder angesprochen zu werden und somit nicht darüber sprechen zu müssen, suchen andere Geschwister noch nach geeigneten Formen, nicht unbedingt Außenstehenden, aber zumindest Freunden die besondere Situation des Geschwisterkindes zu vermitteln:

B: „[...] manchmal ist es mir unangenehm, wenn Freunde fragen, was mein Bruder hat. Dann ist es mir manchmal unangenehm, aber bei manchen Freunden, da sage ich es einfach, [...]."
I: „Und wenn es dir unangenehm ist: was sagst du den Freunden dann?"
B: „Dann sage ich denen das zwar, aber dann sage ich es mit stottern [...]."

In der Retrospektion erinnert sich eine junge Erwachsene zurück, dass es ihr vor allem ganz zu Beginn des Krankheitsausbruchs schwer gefallen ist, über die Situation der Schwester mit Freunden zu sprechen. Als Grund benennt auch sie, dass sie diese Gesprächsversuche eher *„verletzend"* als hilfreich erlebt hat. Neben ihrem Erleben, dass der Freundeskreis die Schwester *„irgendwie aufgegeben"* hatte, führt sie zusätzlich das fehlende Verständnis für die Situation als Begründung an. Während sich diese Schwester eher aus der Situation zurückgezogen hat, geht die ältere Schwester eines Jugendlichen mit einer lebenslimitierenden Erkrankung sehr offensiv damit um, wenn es auf diesen zu sprechen kommt. Sie erlebt dann oftmals das Zurückweichen des Freundeskreises, der ihr gegenüber mit Mitleid reagiert. Einerseits entsteht der Eindruck, dass sie diese, aus ihrer Perspektive übertriebene Sensibilität sich selbst gegenüber als stigmatisierend erlebt und zugleich wirkt sie fast enttäuscht, dass der Umgang mit Behinderung gesellschaftlich immer noch tabuisiert wird.

B: „Ja, auf jeden Fall. Also, wenn ich jetzt sage, ‚Ich habe einen behinderten Bruder.' [...] Dann weichen die alle sofort zurück, möchten sensibel mit mir umgehen, wobei ich damit voll im Klaren bin, also ich habe damit gar kein Problem und deswegen, also, das wird halt gesellschaftlich als Tabu-Thema angesehen, was ich blöd finde."
I: „Und wenn die zurückweichen, wie, wie erlebst du das? Beschreib mal diese Situation!"
B: „Ja, dann sagen die: ‚Oh, das wusste ich nicht, tut mir leid.' Wenn zum Beispiel gefragt wird: ‚Auf welche Schule geht dein Bruder?' Dann sage ich: ‚Ja, auf eine Behindertenschule.' und dann sagen die: ‚Ach, das wusste ich nicht, tut mir leid.' Dann sage ich: ‚Ja, ist doch gar nicht schlimm.'[...]."

Während die zuvor beschriebenen Stigmatisierungserfahrungen weitgehend verbaler Art sind, registrieren die gesunden Geschwister die soziale Ausgrenzung auch in den nonverbalen Signalen der Öffentlichkeit, wie der Bruder eines Zehnjährigen mit einer Gehbeeinträchtigung betont: *„zum Beispiel, wenn wir im Park sind, dann glotzen wirklich alle (!) auf uns.“* Auch die ältere Schwester einer Jugendlichen, die über anderthalb Jahre stationär in der Klinik und deren Aufenthalt durch viele instabile Krankheitsverlaufsphasen gekennzeichnet war, rekurriert während des Interviews auf die mit der Krankheit einhergehende soziale Isolation:

„[...] da ja halt viele soziale Kontakte in ihrem Umfeld sehr gelitten haben, durch diese anderthalb Jahre Krankenhaus, [...] ging da sowieso einiges den Bach runter, aber ja also viele Gleichaltrige sind mit der Situation so auch nicht ganz klar gekommen, haben sich dann eher abgewendet [...].“

Eine erwachsene Interviewpartnerin stellt wiederum mit Blick in ihre Kindheit fest, dass sie die Behinderung ihrer Geschwister *„als so was selbstverständliches genommen [...] und das auch ausgestrahlt“* hat. Mit der Selbstverständlichkeit, die diese Interviewte hier andeutet und mit der die gesunden Geschwister das Leben in den zwei Welten bewältigen, lässt sie offenbar eine Widerstandskraft im Zusammenhang mit solchen Erfahrungen entwickeln. So wurde auch sie in der Kindheit damit konfrontiert, dass mal *„jemand komisch geguckt hat.“* Aus der Selbstverständlichkeit heraus, mit der sie das Leben mit Geschwistern mit Behinderung erfahren hat, lernte sie jedoch schnell die Blicke der anderen als Unsicherheit und Hilflosigkeit zu deuten.

Eine Siebenjährige beschreibt keine direkt erfahrenen stigmatisierenden Erlebnisse, sondern stellt sich nur vor, wie Menschen in der Öffentlichkeit auf ihren älteren Bruder mit einer Schwerstmehrfachbehinderung reagieren. In ihren Worten zeigt sich einerseits ihr Schamgefühl und zugleich kommt der innere Konflikt zum Vorschein, der sich infolgedessen in ihren Gedanken vollzieht: *„Also, manche, die finden es halt überhaupt nicht schön [...] so was. Und die denken dann einfach nur so, iih, das ist ja eklig [...].“* Vor allem die jüngeren gesunden Geschwister erleben in Bezug auf den Umgang mit Stigmatisierung oftmals erhebliche Verunsicherungen und geraten in ambivalente Situationen, die in bedeutenden inneren Entscheidungszwängen münden (siehe Kapitel 5.4.2).

Das Alter, die Geschwisterposition und die damit verbundene körperliche Über- oder Unterlegenheit beeinflussen außerdem das Erleben von stigmatisierenden Erfahrungen. Eine 19-Jährige denkt zurück an eine Phase in der Schulzeit, als sie mit dem älteren Bruder mit Autismus auf das gleiche Gymnasium gegangen ist. Die Begrenztheit ihrer Möglichkeiten als jüngere Schwester nur wenig gegen die Mobbingattacken von Mitschülerinnen und -schülern, denen der Bruder schutz-

los ausgeliefert war, auszurichten, hat sie selbst hilflos und handlungsunfähig
miterlebt. Die Traurigkeit über das schikanierende Verhalten von anderen Jugendlichen dem Bruder gegenüber, wirkt einerseits belastend auf sie. Andererseits weckt dies zugleich einen „*Beschützerinstinkt*" in ihr und sie bleibt Beob-
achterin der Situation:

> „*[...] Es war halt immer irgendwo traurig zu sehen, wenn er dann wieder ir-
> gendwie, von irgendwem gemobbt wurde [...]. Das war halt schon, schon be-
> lastend irgendwo, man wusste, ja, okay, man kann jetzt nicht unbedingt was
> machen [...]*"

Mit zunehmendem Alter und der Vehemenz, mit der die Stigmatisierungserfahrungen wahrgenommen werden, gelingt die Positionierung für das Geschwisterkind leichter und verändert auch die Fähigkeit, die eigene Angst in diesen Situationen zu überwinden, wie eine Zwölfjährige beweist, deren Schwester mit einer
unklaren Anämie[42] von einem Mitschüler ein „*Beinchen gestellt*" bekommt.
Während die Interviewpartnerin in ihrer ersten Reaktion Letzteren nur „*angeme-
ckert (!)*" hat, reagiert sie dann „*erst mal richtig sauer*", als sie das Bluten der
Schwester registriert und darin die Bedrohlichkeit der Situation erkennt. Auch
versagte Hilfe von Außenstehenden erleben gesunde Geschwister ausgrenzend,
wie die Ausführungen einer jungen Erwachsenen zeigen:

> „*[...] eher dann so, wenn einem so Hilfe verwehrt wird, wenn man dann auf
> einmal hilflos ist. In so banalen Situationen wie, wenn da keine Rampe ist
> oder solche Sachen. Dass man dann sagt ,Ja, wir würden jetzt gern hier es-
> sen. Aber geht ja nicht. Sie haben ja keine Rampe.' Also solche Sachen. Da
> wird man dann natürlich stehen gelassen, ne so. ,Ja, wie, da ist doch nur eine
> Stufe, das muss doch gehen oder so.' ,Nee, geht aber nicht mit dem E-Rolli,
> wollen sie den tragen oder so.'[...].*"

---

42 Blutarmut

6 Implikationen für die Forschung und Praxis

Im Fokus dieser Arbeit stehen die Lebenswirklichkeit und die damit einhergehenden Sozialisationserfahrungen gesunder Kinder und Jugendlicher, die in einer Geschwisterbeziehung mit einer Schwester oder einem Bruder mit einer chronischen Erkrankung aufwachsen. Mit der vorliegenden Untersuchung lassen sich einerseits wesentliche empirische Befunde aus dem vorhandenen Wissensbestand zu gesunden Geschwistern bekräftigen. Überdies erlauben die Ergebnisse, bestehende Erkenn

tnisse weiter zu verdichten und sie im Kontext gesellschaftlicher Prozessualität zu verstehen. In diesem Kapitel sollen das Kernphänomen und seine Handlungszusammenhänge diskutiert sowie Antworten auf die übergreifende Forschungsfrage gegeben werden:

> Wie erleben und bewältigen Geschwister von Kindern und Jugendlichen mit chronischer Erkrankung den familialen Alltag?

In den nachfolgenden Ausführungen werden die Implikationen, die aus den Ergebnissen dieser Arbeit abgeleitet werden können, dargestellt. Zum Verständnis des zentralen Phänomens und seines Handlungskontext werden die gewonnenen Erkenntnisse zunächst theoretisch eingeordnet und danach mit Blick auf ihre praktische Umsetzbarkeit diskutiert.

6.1 Theoretische Relevanz

Für das Alltagserleben und Bewältigungshandeln der gesunden Geschwister ist es bedeutsam, dass diese trotz der immer und überall gegenwärtigen chronischen Erkrankung ihres Geschwisterkindes Selbstverständlichkeit kontinuierlich erleben. Diese gilt nicht nur für das Leben innerhalb der Kernfamilie. Vielmehr transzendiert und wirkt das chronische Krankheitsgeschehen bis in die Außenwelt der Kinder und Jugendlichen, in der sie dennoch die Schwester oder der Bruder eines von chronischer Krankheit betroffenen Geschwisterkindes bleiben und sich dieser Rolle kaum entziehen können. Für die gesunden Geschwister ist es deshalb von zentraler Bedeutung, selbstverständlich in diesen zwei Welten leben zu können. Die terminologische und konzeptuelle Einordnung dieser Selbstverständlichkeit und der damit verbundenen Handlungszusammenhänge lehnt sich einerseits an dem von Link (2006) geführten Diskurs über den

© Springer Fachmedien Wiesbaden GmbH, ein Teil von Springer Nature 2018
C. Knecht, *Geschwister von chronisch kranken Kindern und Jugendlichen*,
https://doi.org/10.1007/978-3-658-20996-4_6

Normalismus an. Andererseits erfolgt die Begriffsbestimmung in Kontrastierung zum Konzept der Normalisierung, das in unterschiedlicher Ausprägung in relevanten Theorien zur Deutung des subjektiven Erlebens und Bewältigungshandelns von chronischer Erkrankung in Familien identifiziert werden kann. Da die Sozialisationserfahrung innerhalb der Geschwisterbeziehung selbst die Persönlichkeits- und Identitätsentwicklung von Kindern prägt (Abrams, 2009), gilt es die damit einhergehenden Erkenntnisse als Bezugsrahmen für diese Arbeit zu berücksichtigen. Zum Verständnis familienbezogener Dynamiken wird abschließend auch der Ansatz des *doing family* (Schier & Jurczyk, 2007) einbezogen, der das Alltagshandeln von Familien und die damit verbundenen Aushandlungsprozesse erklärt. Erst mit dieser Einordnung kann sich der theoretische Beitrag dieser Arbeit in seiner Gesamtheit entfalten.

Zum Verständnis der empirischen Befunde gilt es, sich die parallel zur Datenerhebung und -auswertung verlaufene Literaturanalyse in Erinnerung zu rufen, im Zuge derer keine Studie identifiziert werden konnte, die das Erleben von gesunden Geschwistern aus ihrer Perspektive untersucht und dabei einem nonkategorialen Ansatz (Stein & Jessop, 1982) folgt. Das Modell zum Erleben und Bewältigungshandeln der gesunden Geschwister von Kindern und Jugendlichen mit einer chronischen Erkrankung, das im Rahmen dieser Studie entwickelt und in dem aufgrund der Konzentration auf die Sichtweise der Kinder und Jugendlichen ein Perspektivwechsel eingeleitet werden konnte, liefert somit neue Erkenntnisse. Ausgehend von der Annahme, dass die chronische Erkrankung vor allem innerhalb des Familienlebens allgegenwärtig ist, war in der Planungsphase dieses Forschungsvorhabens intendiert, diesen Erfahrungshintergrund zu untersuchen. Im Zuge des Analyseprozesses musste der bisher terminologisch verwendete Passus des ‚familialen Alltags' auf einen umfassenderen Lebensweltbegriff in Anlehnung an Schütz und Luckmann (2003) konkretisiert und erweitert werden. Im Sinne der beiden Autoren soll die „*alltägliche Lebenswelt*" im Kontext dieser Arbeit verstanden werden als

> „*[...] die für den – in der natürlichen Einstellung verharrenden – Menschen selbstverständlichen Wirklichkeit [...] an der der Mensch in unausweichlicher, regelmäßiger Wiederkehr teilnimmt [...] in die der Mensch eingreifen und die er verändern kann [...]. Zugleich beschränken die in diesem Bereich vorfindlichen Gegenständlichkeiten und Ereignisse, einschließlich des Handelns und der Handlungsergebnisse anderer Menschen, seine freien Handlungsmöglichkeiten.*" (Schütz & Luckmann, 2003, S. 29)

Dabei gehen Schütz und Luckmann (2003) davon aus, dass diese Lebenswelt für die einzelnen Menschen nur intersubjektiv erfahrbar ist.

Erst mit der aus den Daten entwickelten Erkenntnis um die Analyse des alltagsweltlichen Erlebens der Kinder und Jugendlichen über den familialen Alltag hinaus wird das Phänomen ‚*selbstverständlich in den zwei Welten [zu] leben'* versteh- und erklärbar, das dem Handlungsmodell zugrunde liegt und die Beziehungen zwischen seinen einzelnen Kategorien bestimmt. Wie das Phänomen andeutet, differenzieren die gesunden Geschwister für sich zwei Welten innerhalb und außerhalb der Familie. Diese Ordnung nehmen sie vor, um die Rollen, mit denen sie in diesen unterschiedlichen Kontexten konfrontiert sind, zu verinnerlichen und anzunehmen. Beide Welten werden durch die chronische Erkrankung des Geschwisterkindes berührt und bedingen möglicherweise Anforderungsstrukturen, die nicht kongruent sind. Auch wenn die Welten über Schnittmengen verfügen, diffundieren sie nicht als solche. Stattdessen müssen sie als eigene Welten innerhalb der alltäglichen Lebenswelt der Kinder konzeptualisiert werden, denen diese nicht ausweichen können und wollen.

„*Unique worlds*"[43] bestätigen auch Morse, Wilson und Penrod (2000, S. 663) in ihrem Beitrag zu Eltern, insbesondere Müttern, mit Kindern mit lebensbedrohlichen chronischen Krankheitszuständen und körperlichen Behinderungen. Darin rekonstruieren die Autorinnen ebenfalls zwei Welten und bezeichnen diese als „*everyday-as-normal world"* und als „*disabled-as-normal world"* (Morse, Wilson, & Penrod, 2000, S. 663). Letzteres Konzept bezieht sich auf die familiale Welt, in der die Behinderung als normal erlebt wird. „*Everyday-as-normal"* hingegen beschreibt die Außenwelt, die sich in der Regel außerhalb der Reichweite stark eingeschränkter Personen bewegt (Morse, Wilson, & Penrod, 2000, S. 663). Morse und Kolleginnen (2000, S. 667) betonen darüber hinaus das Motiv der Mutter, in Abhängigkeit von den Fähigkeiten größtmögliche Teilhabe für das betroffene Kind in der „*everyday-as-normal"* Welt anzustreben.

Offen bleibt in dem Diskurs bislang, wie sich diese Welten und ihre Grenzen für die gesunden Geschwister darstellen. Im Kontrast zur Mutter unterscheiden die Kinder und Jugendlichen zunächst zwischen einer Welt innerhalb und außerhalb der Familie, ohne diese unmittelbar mit dem Streben nach Normalität für das betroffene Geschwisterkind in Verbindung zu bringen. Dass die gesunden Geschwister dennoch erkennen, wie stark das innerfamiliale Leben durch die chronische Erkrankung oder Behinderung beeinflusst ist und auch ihr Aufwachsen bestimmt, zeigt sich in der Äußerung einer Studienteilnehmerin, die diese Welt mit dem Label „*Behindertenwelt"* typisiert. In die Welt außerhalb der Familie sind die gesunden Geschwister über Kontexte wie Schule und Freizeit selbstverständlich gesellschaftlich integriert und sie können sich dieser somit nicht entziehen. Wenngleich die Kinder ihre besondere geschwisterliche oder familiale Konstellation in diesen Zusammenhängen nicht bewusst thematisieren, verleugnen sie diese aber auch nicht. Vielmehr bedeutet für sie Familie auch Normalität. Zugleich ist ihnen sehr bewusst, dass sie keine normale Familie sind. Eine Be-

---

43 dt. einzigartige Welten

stätigung dieser These findet sich auch in dem mit einer Expertin für die Begleitung von gesunden Geschwistern geführten Gespräch:

> *„Ich glaube, dass die Kinder ihre Situation als normal erleben: ‚Das ist unsere normale Familie.' Und trotzdem wissen sie: ‚Wir sind eine, eine außergewöhnliche Familie, weil bei uns leben ein oder zwei Kinder mit Behinderungen. Und das ist nicht immer so normal wie bei den anderen, weil [...] wir einfach Situationen haben, die andere nie erleben und auch nie erleben werden und von daher auch nicht verstehen können.' [...]"*

Aufgrund der emotionalen Bindung ist den gesunden Geschwistern bewusst, dass ihr von chronischer Krankheit betroffenes Geschwisterkind immer einen bedeutsamen Bestandteil ihres Lebens und ihrer Identität ausmachen wird. Für ihre Persönlichkeits- und Identitätsentwicklung ist es von Bedeutung, dass sie jeweils in den beiden Welten *„dazugehören"* (Winkelheide, 2014, S. 140ff.). Sie leben daher in diesen selbstverständlich mit ihrer besonderen geschwisterlichen Konstellation. In der Feststellung *„[...] für mich ist das ganz normal, ich kenne das gar nicht anders [...]"* zeigt sich ihre subjektive Sichtweise von Normalität, die die Selbstverständlichkeit der gesunden Geschwister zum Ausdruck bringt. Für die Außenwelt hingegen ist diese Selbstverständlichkeit, mit einer Schwester oder einem Bruder mit einer chronischen Krankheit aufzuwachsen, nicht natürlich gegeben, sondern stellt sich eher als eine Ausnahmeerscheinung dar. Da es auch für die gesunden Geschwister im Hinblick auf ihre eigene Persönlichkeits- und Identitätsentwicklung von Bedeutung ist, zu dieser Welt außerhalb der Familie dazu zugehören, familial und gesellschaftlich in diese integriert zu sein, erarbeiten sie sich diese Selbstverständlichkeit. Erreichen sie so die Anschlussfähigkeit der Welten, können sie in beiden Kontexten weitgehend unbeeinflusst durch die chronische Krankheit leben.

Die Nähe des Phänomens ‚*selbstverständlich in den zwei Welten [zu] leben*' zur Begrifflichkeit der Normalität ist in den vorherigen Ausführungen evident geworden. Die Einordnung des Phänomens erfordert daher eine weitere theoretische Rahmung. Diese setzt an dem Beitrag von Link (2006) zum *„Versuch über den Normalismus. Wie Normalität produziert wird"* an. Link (2006, S. 55) geht dabei von einem dynamischen Modell mit *„zwei (idealtypisch konstruierten) polaren Strategietypen"* aus, die er als protonormalistisch und als flexibelnormalistisch bezeichnet. Mit der protonormalistischen Strategie zielt er dabei auf eine *„Tendenz zur ›Anlehnung‹ der Normalität an Normativität"* (Link, 2006, S. 57). Die Normalitätsgrenzen sind dabei als *„fixe Grenzen"* definiert, die Link auch als sogenannte *„Stigma-Grenze"* bezeichnet und die auf Exklusion gerichtet sind (Link, 2006, S. 57). Im Kontrast dazu erweitert er (Link, 2006, S. 57) die Normalitätsgrenzen im flexiblen Normalismus auf *„dynamische und in der Zeit variable Grenzen"*. Diese Strategie geht von einer flexiblen und breiten

Auslegung von Normalität aus. Ihre Grenzen sind entsprechend weich definiert. Beide Strategien müssen auf einem Kontinuum gedacht werden. In der Übertragung dieser Erkenntnisse auf die Situation von gesunden Geschwistern folgen diese eher der Taktik des Flexibilitätsnormalismus und erweitern Normalität dahingehend, dass sie das Geschwisterkind mit der chronischen Erkrankung einschließt. Sie spüren jedoch, dass ihre besondere Familienkonstellation nicht der gesellschaftlichen Norm einer *Normalfamilie* entspricht. Kraft ihrer Biographie, die sich durch ihren familialen Background konstituiert, sind sie mit der protonormalistisch geprägten Strategie der Gesellschaft konfrontiert, die nicht immer adäquat reagiert und von der sie möglicherweise ausgeschlossen werden.

An dieser Stelle erfordert die weitere Diskussion einen Exkurs in die aktuell geführte Debatte um Inklusion. Letztere ist zwar formalrechtlich mit der Verabschiedung der *Convention of the rights of persons with disabilities*[44] (United Nations, General Assembly, 2006) anerkannt, jedoch bisher nicht gelebte gesellschaftliche Praxis. Zentrale Forderungen dieses Übereinkommens sind u.a. die gleichberechtigte Teilhabe aller Menschen am gesellschaftlichen Leben, den Zugang dazu zu gewährleisten und Diskriminierungsfreiheit (United Nations, General Assembly, 2006). Realisieren lassen sich diese Zielsetzungen nur in einer multidiversen Gesellschaft, die sich für die jeweiligen Möglichkeiten aller Menschen öffnet. Inklusion benötigt daher eine Umgebung, die sich an den jeweiligen Voraussetzungen der Menschen anpasst und geht über die bloße Integration von Ausgegrenzten in eine ansonsten gleichbleibende Umwelt hinaus (United Nations, General Assembly, 2006). Gesunde Geschwister nehmen wahr, dass der zuvor formulierte Anspruch an Inklusion bislang nicht umgesetzt ist und auch nur schwer zu realisieren sein wird.

Unmittelbar aus den zwei Welten konstituieren sich gleichsam Mehrdeutigkeiten, Widersprüche und Unsicherheiten für die gesunden Geschwister, die als Ambiguität und Ambivalenz eingeordnet werden können. Diese Erfahrungen tauchen als Folgen und Konsequenzen aus dem Aufwachsen mit einem von chronischer Krankheit betroffenen Geschwisterkind auf und sind im empirischen Teil dieser Arbeit als *,zwei Seiten einer Medaille - Ambiguität erleben'* und *,im Konflikt sein - Ambivalenz erleben'* elaboriert. Ambiguitäts- und Ambivalenzerfahrungen machen sich als innere Konflikte bemerkbar (siehe Kapitel 5.4.1 und 5.4.2). Letztere bilden auch den gemeinsamen Nenner dieser beiden grundsätzlich unterschiedlichen Erfahrungskontexte. Mit den Worten der Kinder und Jugendlichen bestätigt die Expertin die Gefühle, die mit dem Erleben von Ambiguität und Ambivalenz einhergehen:

---

44 dt. Behindertenrechtskonvention

„Die Kinder nennen das 'unsere komischen Gefühle, die man [...] nicht, eigentlich nicht ausdrücken kann.' [...]."

Vorstellbar wird, in welche innere Zerrissenheit die Geschwister möglicherweise geraten. Als inneren *„Konflikt"* bezeichnet daher auch die Expertin solche Gefühle von z. B. Neid und Eifersucht, für die sich die Geschwister zugleich schämen. Nur in zwei Studien finden sich Hinweise auf widersprüchliche Gefühle. Dellve, Cernerud und Hallberg (2000) untersuchten in einer Grounded Theory Studie die Bewältigungsformen von gesunden Schwestern, die mit einem Bruder mit einer Asperger Entwicklungsstörung oder einem DAMP 2 -Syndrom[45] aufwuchsen. Im Ergebnis offenbarten sich Dilemmata der gesunden Schwestern. Diese resultierten aus der Mehrdeutigkeit oder Widersprüchlichkeit zwischen den Bedürfnissen für sich selbst, für das betroffene Geschwisterkind und für die Familie auf der einen Seite und den anpassungs-, bedingungs- und selbsterhaltungsbezogenen Anforderungen auf der anderen Seite. In der Harmonisierung dieser Dilemmata fanden die gesunden Schwestern ihre Umgangsform mit diesen inneren Konfliktsituationen. Von verstärktem Ambivalenzerleben berichten Waite-Jones und Madill (2008) im Zusammenhang von Kindern und Jugendlichen mit Geschwistern mit juveniler idiopathischer Arthritis, das sich einerseits in der Sorge um die Krankheitszustände des Geschwisterkindes zeigt und andererseits in dem Vorbehalt, dass das Geschwisterkind diese nur vortäuscht. Die in den zuvor zitierten Studien beschriebenen Dilemmata und Ambivalenzerfahrungen verbleiben jedoch auf der Ebene von Widersprüchen und Polaritäten, die nicht zwingend in einen Entscheidungskonflikt münden. Auch wenn diese Gefühle wie auch die erwähnte Harmonisierungsstrategie der gesunden Schwestern Ähnlichkeiten mit den in dieser Studie entwickelten Konzepten des Ambiguitäts- und Ambivalenzerlebens aufweisen, muss unterstrichen werden, dass in beiden Beiträgen keine Begriffsbestimmung zur wissenschaftstheoretischen Einordnung dieser Begrifflichkeiten erfolgt.

Für den Umgang mit diesen Ambiguitäts- und Ambivalenzerfahrungen setzen die gesunden Geschwister zwei sich unterscheidende Bewältigungsstrategien ein. Ambivalente Spannungsfelder mit sich konträr gegenüberstehenden Polen, die sie gleichwertig präferieren, versuchen sie möglichst erst gar nicht zuzulassen. Lassen sie sich nicht vermeiden, lösen sie entstehende Konflikte *‚im Zweifel zugunsten des Geschwisterkindes'*. Im Interview mit der Expertin liefert diese eine Begründung für dieses Entscheidungsmuster:

---

45 engl. **D**eficits in **a**ttention, **m**otor control and **p**erception, dt. Defizite in der Aufmerksamkeit, motorischen Kontrolle und der Wahrnehmung

„Die sind wütend auf die Situation. [...] aber nicht auf das Geschwisterkind. Wie kann man wütend auf jemanden [sein], der nix dafür kann, dass er so ist, wie er ist."

Aktives Bemühen um eine schnelle Konfliktklärung bestätigt auch Hackenberg (2008) für Kinder und Jugendliche, die mit einer Schwester oder einem Bruder mit Behinderung aufwachsen, und stützt somit das Handlungsmuster, nicht in ambivalenten Entscheidungen zu verharren, sondern diese schnell zu lösen.

Ambiguität als nicht auflösbare Mehrdeutigkeit erleben die gesunden Geschwister nach Aussage der interviewten Expertin als *„Zerreißprobe [...] in einem, die [...] man aushalten"* muss. Mit ihren Worten deutet sie das Konzept *‚aushalten können - Ambiguitätstoleranz'* an, das für die gesunden Geschwister als bedeutende Ressource im empirischen Teil dieser Arbeit ausgearbeitet wurde. Gesunde Geschwister verfügen mit dem Vermögen, Toleranz im Umgang mit Ambiguität zu entwickeln, über ein Potential, auf das sie bei der Bewältigung ihres Alltagslebens mit einem von chronischer Krankheit betroffenen Geschwisterkind zurückgreifen.

Tröster (2013) kommt zu der Schlussfolgerung, dass die Qualität der Beziehung zwischen erkrankten und gesunden Geschwistern durch das chronische Krankheitsgeschehen nicht negativ beeinträchtigt wird. Vielmehr beschreibt er das Verhältnis zwischen den Geschwistern als *„konfliktfreier und weniger kompetitiv"* (Tröster, 2013, S. 113). Andere Autorinnen und Autoren bestätigen sogar übereinstimmend, dass die Geschwisterbeziehung sowohl aus Sicht der Mütter als auch der gesunden Kinder positiv beurteilt wird (Cuskelly & Gunn, 2003; Hackenberg, 2008; Tröster, 2013). Empathie und Sensibilität dem betroffenen Geschwisterkind und weiteren Familienmitgliedern gegenüber identifizieren auch Wilkins und Woodgate (2005) für Geschwister von an Krebs erkrankten Kindern. Auch wenn alle diese Autorinnen und Autoren die zuvor beschriebenen Fähigkeiten nicht als solche einordnen, können sie zweifelsohne als bestätigende Befunde für die in dieser Studie empirisch gewonnenen Konzepte *‚aushalten können'* und *‚im Zweifel zugunsten des Geschwisterkindes'* interpretiert werden.

Zusammenfassend kann festgehalten werden, dass die hier induktiv abgeleiteten und konzeptualisierten Ambivalenz- und Ambiguitätserfahrungen, ebenso wie die besondere Toleranz im Umgang damit, als bisher unbeachtete Phänomene in der Forschung zu gesunden Geschwistern von Kindern und Jugendlichen mit chronischer Krankheit angesehen werden können. *„Gleichzeitigkeit von Solidarität und Konflikt, Nähe und Distanz oder Autonomie und Dependenz"* (Lüscher, 2012, S. 219) können den gesunden Geschwistern somit insbesondere in Bezug auf die Pflege- und Versorgungssituation des betroffenen Geschwisterkindes bewusst und für sie formulierbar werden. Diese neuen Erkenntnisse leisten damit einen bedeutsamen komplementären Beitrag zu dem bisherigen Wissensbestand zu gesunden Geschwistern und dazu, ihr Erleben und Bewältigungshandeln zu erklären. Es scheint daher lohnend, die Bedeutung dieser Konzepte in weiteren Forschungsinitiativen zu präzisieren, zu verifizieren und auf ihre Validität zu prüfen. Zugleich bleiben Fragen unbeantwortet, und vor diesem Hintergrund erscheint es geboten, einzelne Phänomene in weiteren Schritten vertiefend theoretisch zu betrachten. So empfiehlt es sich, der Frage nachzugehen, wie Ambiguitätstoleranz als entscheidende Bedingung für das Alltagshandeln der gesunden Geschwister entsteht, aufrechterhalten und entwickelt werden kann. Mit Blick auf den Lebensverlauf gilt es ebenfalls Antworten auf die Frage zu finden, wie der besondere Erfahrungshintergrund, mit einem von chronischer Krankheit betroffenen Geschwisterkind in der Familie aufgewachsen zu sein, die Entwicklung prägt und welche Bedeutung er für zukünftige Lebensentwürfe im Erwachsenenalter hat. Vor allem Fragestellungen zur Reichweite der Ambiguitätstoleranz sind dabei von weiterem Forschungsinteresse:

| Was passiert, wenn die gesunden Geschwister die Selbstverständlichkeit und den Schutz der familialen Lebenswelt verlassen? |
| Können sie das Potential der Ambiguitätstoleranz für den Lebensverlauf bewahren und nutzbar machen? |

Die Selbstverständlichkeit in den zwei Welten zu realisieren und aufrechtzuerhalten, ist für die gesunden Geschwister ganz und gar nicht selbstverständlich. Vielmehr handelt es sich dabei um eine Herstellungsleistung der Kinder und Jugendlichen, die sie sowohl proaktiv als auch reaktiv gestalten. Dazu greifen sie auf ein Portfolio von Harmonisierungs- und Balancestrategien zurück, mit denen sie die Welten im Gleichgewicht halten und in Einklang bringen. Die Vielzahl der von den Geschwistern entwickelten Bewältigungsstrategien und ihre Strukturiertheit in der Koordinierung der teils parallel verlaufenden Handlungen deuten auf die damit verbundene außerordentliche Arbeitsleistung hin. Obwohl diese mit Anstrengungen für die gesunden Geschwister verbunden ist, erfolgt sie meist aus eigenem Antrieb. Die Motive der Kinder und Jugendlichen sind dabei, sich persönlich entfalten zu können, ihre Identität in dieser besonderen familialen Konstellation zu verteidigen und ihre Position in beiden Welten zu finden und zu behaupten. Aus dieser Intention heraus wird plausibel, dass sich die Bewältigungshandlungen der Geschwister in Strategien, die stärker auf ihr eigenes Leben gerichtet sind und solche, die die Familie fokussieren, gruppieren lassen. Corbin und Strauss (2010) haben in ihrer Studie, in der sie den Verlauf und die Bewältigung von chronischer Krankheit in Paarbeziehungen untersuchten, das Konzept *Arbeit* rekonstruiert und ausgearbeitet. Mit den folgenden Worten betonen sie seine Bedeutung:

„Die Bewältigung einer Krankheit [...] in der Familie ist im Allgemeinen nicht möglich, ohne dass [...] ein großes Maß an Arbeit aufseiten aller Beteiligten verursacht wird." (Corbin & Strauss, 2010, S. 103)

Die Harmonisierungs- und Balancestrategien der gesunden Geschwister von Kindern und Jugendlichen mit chronischer Krankheit zeigen Analogien zu dem von Corbin und Strauss (2010) entwickelten Arbeitsbegriff. Seine Ausdifferenzierung in eine krankheitsbezogene, eine biographieorientierte und eine auf das Alltagsleben bezogene Arbeitslinie kann für die gesunden Geschwister, wenn auch in unterschiedlicher Ausprägung, ebenfalls beobachtet werden. Vor allem die zuletzt genannte Arbeitslinie spiegelt sich in der kontinuierlichen Alltagsarbeit der Kinder und Jugendlichen wieder. Nach Corbin und Strauss (2010) setzt sich jede Arbeitslinie aus unterschiedlichen Arbeitstypen zusammen. In den interaktions- und handlungsbezogenen Strategien wie z. B. *,mit Gleichgesinnten reden', ,nach Normalität streben', ,helfen, unterstützen und entlasten'* und *,das Geschwisterkind verteidigen'* bilden sich diese Arbeitstypen ab, die von den Geschwistern im Alltag vollzogen werden, um die Selbstverständlichkeit innerhalb der Welten und an ihren Übergängen aufrechtzuerhalten. Daneben vermitteln die Arbeitstypen eine anschauliche Vorstellung von der Bandbreite der Anpassungsarbeit.

Anhaltspunkte, die auf eine biographieorientierte Arbeit der gesunden Geschwister schließen lassen, deuten sich in den beiden Konzepten *,an der eigenen Identität arbeiten'* und *,(Schutz-)Räume suchen, finden und bewahren'* an. Mit diesen Strategien finden sie Wege, sich mit ihrer besonderen Situation zu identifizieren und auseinanderzusetzen, das chronische Krankheitsgeschehen des Geschwisterkindes als Bestandteil ihrer Biographie anzunehmen und eigene Lebensentwürfe perspektivisch daran zu orientieren. Schutzräume sind damit für die gesunden Geschwister eine bedeutende Ressource zur Bewältigung ihrer Situation. Während die ersten beiden von Corbin und Strauss (2010) beschriebenen Arbeitslinien auf die gesunden Geschwister angewendet werden können, liegt es in der Natur der Sache, dass die krankheitsbezogene Arbeit in Bezug auf das von chronischer Krankheit betroffene Geschwisterkind hauptsächlich von den Eltern übernommen wird. Folglich zeigt sich diese dritte nicht in derselben Ausprägung wie die beiden vorherigen Arbeitslinien und kann nur punktuell auf die gesunden Geschwister übertragen werden. Krankheitsbezogene Arbeit erbringen die Kinder und Jugendlichen für das betroffene Geschwisterkind oder weitere Familienmitglieder im Sinne einer *Backup*-Funktion stellvertretend für die hauptverantwortliche Mutter und überwiegend dann, wenn dieses vor allem in Notfallsituationen geboten erscheint. Orientierend wirkt diesbezüglich der Grundsatz *Notfall- vor Routineversorgung*. Die Geschwister nehmen wahr, dass die Eltern ihnen kaum Routinetätigkeiten im Zusammenhang mit der chronischen Krankheit des Geschwisterkindes übertragen oder diese auf ein Minimum reduzieren, um sie zu schützen und nicht zu überfordern. Die Kinder und Jugendlichen anerkennen den Benefit, der ihnen aus diesem elterlichen Prinzip zuteilwird. In welchem Ausmaß sie jedoch in der Lage sind, im Notfall selbstverständlich die Lücke zu füllen, lässt auf ihre diesbezüglichen Fähigkeiten schließen und verweist auf die von ihnen geleistete krankheitsbezogene Arbeit.

Vor allem in Krisen oder instabilen Phasen auf der Krankheitsverlaufskurve des Geschwisterkindes fällt es den gesunden Geschwistern schwerer, die Selbstverständlichkeit in den zwei Welten aufrechtzuerhalten und sie reagieren mit familienentlastenden Unterstützungsleistungen. Bisweilen haben diese krankheitsbezogenen Aufgaben auch den Charakter biographischer Arbeit, wenn sich die gesunden Geschwister für Tätigkeiten verantwortlich fühlen, die sie anstelle der Eltern in der Zukunft übernehmen müssen und wollen. Krankheitsbezogene und biographieorientierte Arbeit gehen ebenfalls fließend ineinander über, wenn die Kinder und Jugendlichen für diese Aufgaben selbst Anerkennung und Lob über Dritte erhalten. Erwähnt werden muss ergänzend, dass die krankheitsbezogene Arbeit in dieser Studie, in der ein nonkategorialer Ansatz (Stein & Jessop, 1982) gewählt wurde, unterrepräsentiert ist. Möglicherweise könnte dieser Aspekt bei der Verwendung eines krankheitsspezifischen Ansatzes für gesunde Geschwister von Kindern und Jugendlichen mit ausgewählten Krankheitsbildern größere Bedeutung bekommen. Gerade mit Bezug darauf bleibt anzumerken, dass es erheblich von den nicht konstanten ursächlichen, kontextuellen und intervenierenden Bedingungen abhängt, wie erfolgreich die gesunden Geschwister in ihrer *Arbeit* und somit in ihrem *Bewältigungshandeln* sind, um die Selbstverständlichkeit in den zwei Welten stabil zu halten. Beispiele für nicht konstante Bedingungen, die die Bewältigung der gesunden Geschwister in dieser Studie irritierten, waren Krisen im Krankheitsgeschehen des Geschwisterkindes, die Trennung der Eltern und Konflikte zwischen diesen sowie der Verlust von engen Vertrauten. Unbeantwortet bleibt bislang noch die Frage, woran der Erfolg oder Misserfolg der geschwisterlichen Arbeitsleistung festgemacht werden kann. Soll dieser Frage weiter nachgegangen werden, ist nachdrücklich zu empfehlen, dass diese ebenfalls aus der Perspektive der gesunden Geschwister selbst beantwortet werden sollte.

Grypdonck (2005) hat wie eine Reihe von anderen Autorinnen und Autoren (Büscher, 2007; Corbin & Strauss, 2010; Schaeffer & Moers, 2008; Schnepp, 2002) ebenfalls darauf hingewiesen, dass die chronische Krankheit eines Familienmitglieds immer die gesamte Familie betrifft. Vor allem, wenn ein Kind von chronischer Erkrankung betroffen ist, bleibt diese Situation nicht ohne Auswirkungen auf die Familie als System (Büker, 2008), in dem oftmals auch weitere gesunde Geschwister aufwachsen, deren Leben folglich auch von der chronischen Krankheit beeinflusst wird. Neben gesellschaftsrelevanten *„private[n] und semi-öffentliche[n] Sorgeleistungen (Care)"* (Jurczyk, 2014, S. 50), die dort erbracht werden, ist Familie zugleich

> *„[...] Lernwelt von Kindern, Jugendlichen und Erwachsenen, in dem Persönlichkeit ausgebildet wird, Bindungsfähigkeit erlernt und unterschiedliche lebensführungsrelevante Kompetenzen erworben werden können."* (Jurczyk, 2014, S. 51)

Trotz ihrer unbestrittenen Bedeutung kommen Familienforscher heute zu dem Schluss, dass Familie eine *„Black Box"* (Jurczyk, 2014, S. 51) ist, von der sie nicht wissen, wie diese im Alltag funktioniert und von der sie kaum Kenntnisse über ihre inneren Zusammenhänge besitzen. In Zeiten gesellschaftlicher Veränderung verdichten sich die Anzeichen, dass Familie ihre *„unhinterfragte Selbstverständlichkeit"* (Jurczyk, 2014, S. 52) verloren hat. Damit können die daraus resultierenden Anforderungen an Familie, ihre Funktionsweise und –fähigkeit, nicht bedenkenlos bestehen bleiben. Wenn verstanden und erklärt werden soll, wie Familie auf die heute an sie gestellten Anforderungen sinnvoll reagieren und diese bewältigen kann, ist es notwendig, einen Perspektivwechsel von der *„Familie als ‚Form' zur Familie als ‚Praxis' [...]"* (Jurczyk, 2014, S. 51) vorzunehmen und zu hinterfragen, wie Familie heutzutage hergestellt wird. Schier und Jurczyk (2007, S. 10) haben dazu den Begriff *„doing family"* geprägt, der diese aktive Herstellungsleistung vermitteln soll. Obwohl eine Reihe von Autorinnen und Autoren bereits bedeutsame Erkenntnisse zum Alltag von Familien, die mit der Bewältigung einer chronischen Krankheit konfrontiert sind, beigetragen haben (Büscher, 2007; Corbin & Strauss, 2010; Grypdonck, 2005; Schaeffer & Moers, 2008; Schnepp, 2002), können nur wenige Arbeiten identifiziert werden, die dieses für Familien mit einem von chronischer Krankheit betroffenen Kind erklären (Büker, 2010; Metzing, 2007; Tiesmeyer, 2012). Noch weniger ist darüber bekannt, wie die gesunden Geschwisterkinder in diese familialen Aushandlungs- und Abstimmungsprozesse im Sinne des *doing family* einbezogen sind und diese aktiv mitgestalten.

Vor allem, wenn in Familien eine Kultur gepflegt wird, Entscheidungen gemeinsam als Familie zu treffen, sind die gesunden Geschwister beteiligt und bringen sich in die damit verbundenen Gespräche engagiert ein. Es ist für sie entscheidend, in innerfamiliale Absprachen und Aushandlungsprozesse bezüglich der weiteren Lebensperspektive und der beruflichen Zukunft der von chronischer Krankheit oder Behinderung betroffenen Geschwister frühzeitig und kontinuierlich einbezogen zu werden, da sie sich ein weitgehend normales Leben für ihre Geschwister wünschen und ihnen zugleich sehr bewusst ist, dass sie dieses zeitweise begleiten werden.

Darin wie sich die Familien im Zuge der Feststellung der Krankheitsdiagnose und der Neudefinition des Lebens mit der chronischen Erkrankung als Gemeinschaft neu konstruieren, lässt sich ihre Herstellungsleistung erkennen. So kommen die Geschwister zu der Schlussfolgerung, dass die Familie enger zusammenrückt und ein anderes *Wir-Gefühl* füreinander entwickelt.

In einem anderen Interview zeigt sich das *doing family* darin, wie sich eine gesunde Schwester mit dem Wissen über die autistische Entwicklungsstörung ihres Bruders mit ihrer Mutter ausgesöhnt hat und in deren Team wechselt. Dabei greifen die gesunden Geschwister nicht nur auf die Handlungsform zurück, Familie als Gemeinschaft zu konstruieren, sondern nutzen ebenfalls eine weitere Herstellungsform, die Jurczyk (2014, S. 61) als Balancemanagement bezeichnet. Mit Letzterer sind die Abstimmungsleistungen in Familien gemeint, die ganz praktisch sicherstellen, dass der Alltag funktioniert. Gesunde Geschwister leisten auch dazu einen wichtigen Beitrag. So soll in diesem Zusammenhang an die im Ergebniskapitel beschriebene *Backup*-Funktion erinnert werden, die die Kinder und Jugendlichen übernehmen. Exemplarisch kann hier an die Schwester gedacht werden, die sehr früh als stellvertretende Betreuerin ihres Bruders ganz praktische Alltagsanforderungen für diesen übernommen und geregelt hat, wie z. B. die zeitweilige Arbeitsassistenz während seiner Berufsausbildung.

Da diese Arbeit auf die Perspektive der gesunden Geschwister rekurriert, können die Verweise auf das Konzept *doing family* hier nur unvollständig gedeutet und nicht weiter vertieft werden. Eine Reihe neuer Forschungsfragen stellen sich, die sich auf die Gestaltung der Aushandlungs- und Entscheidungsprozesse in Familien mit einem von chronischer Krankheit betroffenen Kind, beziehen:

Wie erfolgen solche Prozesse?
Wie werden sie initiiert und geführt?
Wie erfolgt die Einbeziehung der einzelnen Familienmitglieder respektive der Kinder?
Wie kommen Entscheidungen in diesen Familien zustande?
Wie ist angesichts der spezifischen Pflegeverantwortungsübernahme durch die Mutter die elterliche Rollenverteilung in diesem Aushandlungsprozess?
Wie wirkt sich aus, wenn in der Familie mehrere Kinder und Jugendliche leben?
In welchen Szenarien greifen Familien auf *doing family* als Herstellungsleistung zurück?
In welchen Momenten findet *doing family* kollektiv statt?
Gibt es Situationen, in denen nur einzelne Akteure Familie herstellen?
Wann scheitert die Herstellungsleistung?

Antworten auf diese Fragestellungen können nur in weiteren Forschungsvorhaben gefunden werden, die diese Prozesse und Dynamiken sowohl aus der Familienperspektive als auch aus der Sichtweise ihrer einzelnen Mitglieder in den Blick nehmen. Insbesondere Familien, die spezifischen sozio-kulturellen Bedingungen unterliegen, wie z. B. Familien mit Migrationshintergrund oder einkommensschwache Familien, zu denen allerdings ein schwieriger Feldzugang zu erwarten ist, sollten Gegenstand dieser Forschungsinitiativen sein.

Für viele gesunde Geschwister werden familiale Aushandlungs- und Entscheidungsprozesse in Bezug auf das von chronischer Krankheit betroffene Geschwisterkind unter Umständen lebenslang von Bedeutung bleiben, da sie möglicherweise dann übernehmen (müssen), wenn die Eltern die Pflegeverantwortung altersbedingt nicht mehr tragen können. Angesichts dessen denken die Kinder und Jugendlichen unter der Prämisse der zunehmenden Verantwortungsübernahme über eigene Zukunftsperspektiven und -wege nach und konstruieren ihren Lebensentwurf damit immer mit Blick auf das von chronischer Krankheit betroffene Geschwisterkind und ihre Kernfamilie. Perspektivisch bleibt *doing family* damit eine Entwicklungsaufgabe von gesunden Geschwistern, die methodisch nur in longitudinalen Studien untersucht werden kann.

6.2 Praktische Relevanz

Zunächst soll in diesem Kapitel die Bedeutung der Ergebnisse dieser Arbeit für die gesunden Geschwister selbst und ihre Familien reflektiert und praktisch eingeordnet werden. Die Erkenntnisse des entwickelten Handlungsmodells zum Erleben und Bewältigungshandeln gesunder Geschwister sind für diese dann von praktischer Relevanz, wenn sie in *ihrer* Sprache sind, von ihnen verstanden werden und sie diese auf sich übertragen können.

Intendiert ist es ferner, die Menschen, die in unterschiedlichster Form in die Begleitung von gesunden Geschwistern einbezogen sind, darin zu unterstützen, durch die Auseinandersetzung mit den Ergebnissen dieser Arbeit eine der kindlichen und jugendlichen Perspektive gerecht werdende Haltung einzunehmen oder zu entwickeln. In Ergänzung dazu sollen mit den Empfehlungen aber auch konkrete praktische Hilfen für die Begleitung der gesunden Geschwister gegeben werden.

Die Struktur dieses Kapitels orientiert sich daher an den Zielgruppen dieser Arbeit, die überdies in analoger Form in einem von gesunden Geschwistern verfassten Memorandum[46] entdeckt werden konnte. In diesem fassen gesunde Geschwister, die sich *„als Experten in eigener Sache"* (Geschwisterrat, 2013, S. 115) in einem Geschwisterrat[47] organisiert haben, ihre Erfahrungen zusammen und erarbeiten daraus normative Forderungen, die sie an ihre betroffenen Geschwister, ihre Eltern, Menschen, die Angebote für gesunde Geschwister gestalten wollen sowie die Gesellschaft adressieren. In den folgenden Ausführungen wird auf das Memorandum Bezug genommen, um die Ergebnisse dieser Arbeit mit den darin enthaltenen Aussagen der Kinder zu reflektieren.

6.2.1 Empfehlungen für die gesunden Geschwister

Ausgehend vom zentralen Phänomen *'selbstverständlich in den zwei Welten [zu] leben'* ist es wichtig, die gesunden Geschwister in der Harmonisierung des Übergangs von der innerfamilialen zur Außenwelt zu begleiten und zu unterstützen. Während hier zunächst die faktische Nahtstelle zwischen diesen zwei Welten gemeint ist, erinnert dieser Übergang der gesunden Geschwister daran, wie Tiesmeyer (2012) die Erfahrung mit der Krebserkrankung eines Kindes aus der Perspektive der Familie als Grenzgang konzeptualisiert. Analog dazu bewegen sich auch gesunde Geschwister an der Grenze *„zwischen Gesundheit und Krankheit"*, zwischen *„normal"* und *„unnormal"*, zwischen Autonomie und Dependenz sowie *„zwischen Leben und Tod"* (Tiesmeyer, 2012, S. 207-208). Die Selbstverständlichkeit, mit der gesunde Geschwister diese Widersprüchlichkeiten und Herausforderungen aushalten (können), deutet auch die Expertin an:

> *„[...] Diese Herausforderung, die anderen Menschen, die eine solche Lebenssituation nicht kennen, bereits Angst macht, ist für sie [die gesunden Geschwister] eine Selbstverständlichkeit. "*

Von Bedeutung ist es daher, dass die gesunden Geschwister in den zwei Welten, in denen die chronische Erkrankung des Geschwisterkindes in unterschiedlicher Ausprägung allgegenwärtig ist, als Persönlichkeit mit eigener Identität wahrgenommen und anerkannt werden. Interviewaussagen bestätigen diese Notwendigkeit ebenso wie die entsprechende Forderung im Memorandum *„Ich bin ich – und nicht mein Geschwisterkind!"* (Geschwisterrat, 2013, S 118). Für alle, die das Erleben und Handeln gesunder Geschwister verstehen wollen, bedeutet das zunächst, sich auf ihre Perspektive einzulassen, diese durch achtsames Zuhören

---

46   Denkschrift, die im Zuge der Fachtagung zum Thema „Janusz Korczak – Herausforderungen in der Begleitung von Geschwistern. Mit und von Geschwistern lernen. 30 Jahre Entwicklung von Geschwisterseminaren" am 19./20. April 2013 von der Janusz Korczak Geschwisterbücherei und Stimme e.V. herausgegeben wurde.

47   In dem Geschwisterrat der Janusz-Korczak-Geschwisterbücherei treffen sich Jugendliche im Alter von 14 bis 19 Jahren, die aus ihren Erfahrungen Merkmale für Angebote für gesunde Geschwister ausarbeiten und diese Menschen zur Verfügung stellen möchten, die gesunde Geschwister begleiten (Geschwisterrat, 2013).

und (Nach-)Fragen zu verstehen und zu respektieren. Grundlegende Bedingung dafür ist eine auf Vertrauen und Vertrautheit basierende Beziehung, in der die begleitende Person unbeeinflusst auf die gesunden Geschwister zugeht, einfach da ist und herausfordernde Situationen gemeinsam mit ihnen aushält.

Zugehende Angebote sind demzufolge zu empfehlen, die den Kindern und Jugendlichen die Möglichkeit bieten, sich auszutauschen und selbst herauszufinden, welche Form der Begleitung und Unterstützung sie sich vorstellen. Im Hinblick auf die Entwicklung eines Angebotsspektrums ist zu berücksichtigen, dass Kinder und Jugendliche heute erheblich durch ihre schulischen Aufgaben gebunden sind. Neben lokalen und quartiersnahen Angeboten, die sich in den Alltag integrieren lassen und eine Inanspruchnahme so überhaupt möglich machen, sollte insbesondere für die älteren Kinder und Jugendlichen auch über die Nutzung sozialer Medien nachgedacht werden, wie z. B. geschlossene Internetforen unter professioneller Moderation, deren Nutzung für Kinder und Jugendliche heutzutage selbstverständlich ist und einen Rahmen für einen solchen Austausch z. B. mit Gleichgesinnten in selbstorganisierter Form bietet. Ihre besondere Situation ist den gesunden Geschwistern sehr bewusst und sie suchen vor allem im Alltag nach Möglichkeiten, in denen sie dieses Merkmal ablegen können und nicht ständig damit konfrontiert werden. In internetbasierten Initiativen, in denen die Geschwister mit anderen Kindern und Jugendlichen mit gleichem oder ähnlichem Erfahrungshintergrund zusammentreffen, bietet sich ihnen ein geschützter Raum, der es ihnen gestattet Themen anzusprechen, die sie ansonsten möglicherweise vermeiden würden. Sie selbst rücken dabei in den Mittelpunkt, auch wenn die Geschwisterbeziehung initial für die Begegnung ist. Demzufolge können insbesondere die sich über das Internet bietenden Optionen dazu beitragen, dass es auch im Alltagsleben gelingt, mit Gleichgesinnten informell zusammen zu kommen und zu *chatten*[48]. Indem sich die gesunden Geschwister in diesem Rahmen bewusst mit sich selbst auseinandersetzen (können), stärken sie sich untereinander. Zugleich können sie eigene Bedürfnisse und Wünsche erkennen, sich diese offen eingestehen und sie artikulieren. Gefragt nach ihren eigenen Wunschvorstellungen gestehen sich die gesunden Geschwister diese in der Regel nicht zu, sondern formulieren stattdessen solche für das Geschwisterkind oder für die Eltern, insbesondere für die Mutter. Vertraulichkeit im Umgang mit den in diesem Rahmen fließenden Informationen sind in allen diesen Kontexten geboten und sollten vor allem in Bezug auf internetbasierte Angebote selbstverständlich und mit hoher Sensibilität berücksichtigt werden.

Auch bei der Entscheidung, ob sich gesunde Geschwister gegenüber Freundinnen und Freunden hinsichtlich ihrer geschwisterlichen Konstellation *outen*[49],

---

48 dt. plaudern
49 dt. sich öffentlich zu etwas bekennen

treffen die älteren Kinder und Jugendlichen diese Entscheidung oftmals mit großer Achtsamkeit, ob, wann, wie und wem sie Informationen übermitteln. Jüngeren gesunden Geschwistern fällt es hingegen schwerer sich diesbezüglich zu
öffnen, weil die Dauer und Intensität von Freundschaften in diesem Alter weniger ausgeprägt und die Fähigkeit der Kinder im Umgang damit auch noch nicht
dementsprechend entwickelt ist.

Nicht nur mit Blick auf die zuvor beschriebenen Freundschaftsbeziehungen und
die altersbedingte Kompetenz der gesunden Geschwister scheinen Informationen
und valides Wissen über das Krankheitsgeschehen ihrer Schwester oder ihres
Bruders von großer Wichtigkeit. Der Eindruck, nicht angemessen informiert zu
sein und das damit einhergehende Gefühl von Unkenntnis, lösen bei den gesunden Geschwistern Unsicherheiten aus. Anschaulich lässt sich diese Krankheits-
unsicherheit, die von Koocher und O'Malley (1981) im Kontext von Krebserkrankungen im Kindesalter auch als *„Damocles-Syndrom"* beschrieben wird, vor
allem in den Fällen abbilden, in denen noch keine eindeutige Diagnose feststeht
und die Ausführungen der Erwachsenen dazu in Hypothesen verbleiben. Diese
Ungewissheit überträgt sich auf die gesunden Geschwister. Je genauer die Diagnose hingegen feststeht, desto leichter fällt ihnen der Umgang damit. Mit dieser
Klärung geht dann oftmals auch eine Haltungsveränderung dem Geschwisterkind
gegenüber einher. Jedoch erleben die Kinder und Jugendlichen nicht nur Unsicherheiten im Zuge der diagnostischen Prozesse, vielmehr sind sie aufgrund
der nicht vorhersagbaren Krankheitsverlaufskurve besorgt. Eine Studienteilnehmerin wählt ebenfalls die Metapher des ständig über der Familie schwebenden
Damokles-Schwertes, um dieser Sorge Ausdruck zu verleihen. Je mehr die gesunden Geschwister und die Familien über die chronische Erkrankung wissen,
desto selbstverständlicher sind sie im Umgang mit ihr. Es hilft somit *nicht, nicht*
informiert zu sein, um es in Analogie zu Watzlawicks (2011) Axiom zu sagen.

In welchem Maße sie über Wissen verfügen (wollen) und welche Informationen
für sie relevant bzw. nicht relevant sind, möchten die gesunden Geschwister
selbst entscheiden. Sie werden häufig in Bezug auf die Informationsgewinnung
selbst aktiv, nutzen die ihnen zur Verfügung stehenden Quellen und greifen dabei auf die Informationen zurück, die sie erhalten, benötigen und interessieren.
Personen, die gesunde Geschwister begleiten, sollten daher hinsichtlich der Informationsvermittlung besonders sensibilisiert sein und das folgende Mindest-
maß beachten. Informationen müssen altersentsprechend vermittelt werden und
dürfen keinen Raum für Spekulationen eröffnen. Zeigen die gesunden Geschwister Interesse an den pflegerischen Maßnahmen im Zusammenhang mit der
Betreuung des Geschwisterkindes, kann die Informationsvermittlung gleich
praktisch veranschaulicht und sinnvoll damit kombiniert werden. Selbst die jüngeren Geschwister verfügen aufgrund der Erkrankung des Geschwisterkindes

bereits über ein großes Repertoire an Fachwissen, auf das sie bei der Informationsverarbeitung zurückgreifen können. Gleichzeitig haben sie genauso wie die älteren Geschwister ein gutes Gespür dafür, wann Informationen ein Übermaß erlangen und die Grenze der Verarbeitung bei ihnen erreicht ist. In diesen Augenblicken gelingt es ihnen die Informationen abzuwehren.

Je nach Interesse und Bereitschaft empfiehlt es sich, die gesunden Geschwister in die pflegerischen und therapeutischen Versorgungsprozesse des Geschwisterkindes frühestmöglich einzubinden. Insbesondere in Bezug auf den bereits erwähnten Grundsatz *Notfall- vor Routineversorgung* zielt diese frühe Einbeziehung darauf ab, dass die Kinder und Jugendlichen eine Vorstellung über den Krankheitsverlauf mit seinen stabilen und instabilen Phasen entwickeln können, verstehen lernen, dass auch Notfallsituationen zum Krankheitsgeschehen dazu gehören, darauf eingestellt sind und ihnen im Umgang mit diesen Sicherheit vermittelt werden kann.

In ihrer Rolle als pflegende Angehörige (Metzing, 2007) müssen die gesunden Geschwister von Kindern und Jugendlichen unterschieden werden, die die Pflege und Versorgung für ein erwachsenes Familienmitglied übernehmen. Obwohl Geschwister von Kindern und Jugendlichen mit chronischer Krankheit in der Regel genauso selbstverständlich im Stande sind, die Aufgaben rund um deren Versorgung sowie für die Familie zu übernehmen, ist das im Alltag deutlich seltener notwendig als bei pflegenden Kindern und Jugendlichen, die Hilfen und Unterstützung für einen erwachsenen Angehörigen leisten. Im Unterschied zu Letzteren zeichnen in Familien mit einem von chronischer Krankheit betroffenen Kind aus Sicht der gesunden Geschwister die Eltern, insbesondere die Mutter, hauptverantwortlich für die mit der Pflege und Betreuung verbundenen Routineaufgaben. Dennoch übernehmen die Kinder und Jugendlichen die *Backup*-Funktion und füllen die Lücken dann, wenn die Eltern ausfallen. Mit dieser selbstverständlichen Verantwortungsübernahme ist bereits den jüngeren Geschwistern, die ihr späteres Leben noch nicht geplant haben, ihre lebenslange Sorgerolle für die Schwester oder den Bruder bewusst, die mit abnehmendem Vermögen der Eltern weiter aufgestockt wird. Die älteren oder jugendlichen Geschwister richten eigene Lebensentwürfe immer an denen der betroffenen Geschwister aus, in dem sie beispielsweise einen Studienort wählen, der es ihnen ermöglicht schnell für die Familie verfügbar zu sein. Während diese grundlegende Haltung genauso identifiziert werden kann, wenn die chronische Erkrankung des Geschwisterkindes erst zu einem späteren Zeitpunkt im Lebensverlauf auftritt, bleiben eigene Lebensentwürfe der Geschwister in Familien, in denen sich ein Kind in einer palliativen Lebensphase befindet, aufgrund vorherrschender existenzieller Fragen unkonkret.

Gerade diese letzten Schlussfolgerungen deuten den Bedarf von Forschung an, die sich in longitudinalen Studien biographisch mit der Lebensverlaufsperspektive erwachsener Geschwister beschäftigen, die auf ihre Sozialisation in einer Familie mit einem von chronischer Krankheit betroffenem Geschwisterkind zurückblicken. Vor dem Hintergrund, dass die gesunden Geschwister immer ihre Ursprungsfamilie im Blick haben, sind dabei die Auswirkungen auf ihre eigenen Lebensentwürfe und Zukunftspläne, z. B. im Hinblick auf die berufliche Entwicklung, die Gründung einer Familie oder den eigenen Kinderwunsch von besonderer Bedeutung. Schließlich stellt sich hier auch die Frage nach den genderbezogenen Langzeitfolgen.

Abschließend gilt es noch zu betonen, dass trotzdem gesunde Geschwister genauso wie andere Menschen, die mit chronischer Krankheit in der Familie konfrontiert sind, wahrscheinlich durch diese besondere Situation belastet[50] sind, die Form der Beanspruchung[51] jedoch variiert und nicht per se zu einer Gefährdung des Kindswohl führen muss. In der Präambel zu ihrem Memorandum stützt der Geschwisterrat diese These mit den folgenden Worten: *„Behaupte nicht, dass ich grundsätzlich gefährdet bin und zur Prävention ein Angebot brauche."* (Geschwisterrat, 2013, S. 115).

6.2.2 Empfehlungen für die Familie

Für die gesunden Geschwister bildet die Familie eine der zwei Welten, in denen sie selbstverständlich leben. Dabei ist die familiale Welt wesentlicher Sozialisationsort, in dem die Kinder und Jugendlichen ihre Persönlichkeit und Identität entwickeln können. Innerhalb des familialen Alltags *‚helfen, unterstützen und entlasten'* gesunde Geschwister nicht nur, sondern füllen selbstverständlich dann die Lücken, wenn das im Sinne eines *Backups* notwendig erscheint. Es ist daher von besonderer Relevanz, dass Familien mit gesunden und von chronischer Krankheit betroffenen Kindern (an)erkennen, welche Leistungen die gesunden Geschwister erbringen und welche Bedeutung diese für die Familie haben. In der Folge sollte den gesunden Geschwistern bewusst werden, wie bedeutsam sie für die Familie sind. Dabei lässt sich an ihren Wünschen, die alle darauf ausgerichtet sind, die Familie zu entlasten, identifizieren, wie wichtig die Familie für die gesunden Geschwister selbst ist. Familie muss aus ihrer Sicht konsekutiv mitgedacht werden.

Metzing (2007) empfiehlt für die Zielgruppe pflegender Kinder und Jugendlicher, die Familie als System zu unterstützen. Diese Empfehlung kann ebenfalls

---

50 Psychische Belastung ist die Gesamtheit aller erfassbaren Einflüsse, die von außen auf den Menschen zukommen und psychisch auf ihn einwirken. (DIN EN ISO 10075-1: 2000-11, S. 3)

51 Psychische Beanspruchung sind die subjektiv wahrgenommenen Folgen von Belastung. (DIN EN ISO 10075-1)

für Familien ausgesprochen werden, in denen gesunde Geschwister zusammen mit einem von chronischer Krankheit betroffenen Geschwisterkind aufwachsen. Allgemein muss hier zunächst auf niedrigschwellige und unbürokratische familienentlastende Angebote rekurriert werden, die entweder zugehender Art oder örtlich einfach zu erreichen sind, sich an den familialen Prioritäten orientieren und mit dem Familienalltag zu vereinbaren sind. Interventionen müssen individuell auf die Bedürfnisse der Familien zugeschnitten sein und ihnen Hilfe zur Selbsthilfe ermöglichen. Von *fremden* Lösungen für die innerfamilialen Problemlagen oder dem Überstülpen von Hilfsangeboten ist daher abzusehen. Vielmehr empfiehlt es sich, die Familie auf vertrauensbildende Art in ihren familialen Aushandlungsprozessen zu begleiten und die Entwicklung einer offenen Familienkultur zu initiieren. Diese zeichnet sich einerseits durch gegenseitige Solidarität und andererseits dadurch aus, dass Überforderungssituationen erkannt werden und *Nein zu sagen* möglich ist.

Lediglich in einer Interviewfamilie, in der sich der jüngere Bruder einer fünfjährigen Schwester in einer palliativen Lebensphase befindet, ist unterstützend eine Familienpflegerin im Einsatz. Auch wenn diese für das Elternpaar eine wesentliche stützende Funktion hatte, ist die Angemessenheit eines solchen Angebots, das auf einer dreijährigen Berufsschulqualifikation basiert, für Familien, die mit der chronischen Erkrankung eines Kindes konfrontiert sind und diese bewältigen müssen, in Frage zu stellen. Neben dem Alltagsmanagement, das diese unzweifelhaft in diesem Rahmen erfüllt, bedürfen Familien einer Lotsin oder eines Lotsen. Letztere müssen als Expertinnen und Experten vielmehr in den instabilen, existenziell bedrohlichen und Krisensituationen, die mit der chronischen Erkrankung einhergehen, pflege- und gesundheitsbezogene Bedarfe und die familienspezifischen Anforderungen harmonisieren und zugleich die *„Kluft zwischen Versorgungswirklichkeit und Patienten-, respektive Familienwirklichkeit [...] überbrücken"* (Metzing, 2007, S. 172). In dem von der World Health Organization (WHO)[52] im Jahr 2000 entwickelten und von Wagner und Schnepp (2011) auf die Bundesrepublik Deutschland übertragenen Rahmenkonzept der Family Health Nurse[53] finden sich die aus den zuvor formulierten Anforderungen abgeleiteten Kompetenzen und Fähigkeiten vereint.

Obwohl den gesunden Geschwistern die Bedeutung familienentlastender Hilfen sehr bewusst ist, wurde von keinem der Interviewten ein konkretes familiengesundheitspflegerisches Versorgungsangebot skizziert oder eingefordert. Gründe dafür können sein, dass ein solcher familiengesundheitspflegerischer Ansatz in der Bundesrepublik Deutschland zwar in der Theorie besteht, jedoch bislang nicht verbreitete Praxis ist. Insofern gibt es einen erheblichen Bedarf hinsichtlich

---

52 dt. Weltgesundheitsorganisation
53 dt. Familiengesundheitspflegerin

der Etablierung und entsprechender Begleitforschung. Von besonderem Interesse ist es dabei z. B. der Frage nachzugehen, ob und wenn, wie ein solches Angebot von den gesunden Geschwistern angenommen wird und in welcher Form es konkret für diese hilfreich und nützlich sein kann. Mit Blick auf die Allgegenwärtigkeit der chronischen Erkrankung in der Familie präferieren die gesunden Geschwister selbst familienorientierte Interventionen, in denen Zeit sowie Raum für sie alleine vorbehalten bleiben und in denen sie Familie *ohne* das betroffene Geschwisterkind erleben können. Professionelle Kurzbetreuungsangebote, wie z. B. die Kurzzeit- und Tagespflege, aber auch analoge Entlastungsmöglichkeiten innerhalb der weiteren Familie oder durch Freunde, ermöglichen den Familien einen solchen Rahmen für Zuwendung und anerkennende Aufmerksamkeit den gesunden Geschwistern gegenüber.

Empfehlungen für die Geschwisterbeziehung

Die Geschwisterkonstellation zwischen von chronischer Krankheit betroffenen und gesunden Kindern geht für Letztere mit dem Erleben von positiven und negativen Gefühlen ihrem Geschwisterkind gegenüber einher. Ambiguität kennzeichnet damit diese besondere Beziehung. Die gesunden Geschwister verfügen über Kompetenzen, die sie sich im Umgang mit diesen mehrdeutigen Gefühlen zunutze machen, wie z. B. Ambiguitätstoleranz oder die Fähigkeit, das Geschwisterkind mit seinen Bedürfnissen verstehen zu können. Einerseits sind diese Fähigkeiten persönlichkeits- und identitätsstiftend für die gesunden Geschwister und zugleich eröffnen sie ihnen erweiterte Möglichkeiten im Umgang mit anderen Menschen (Geschwisterrat, 2013). Ziel muss es sein, die gesunden Geschwister in diesen Persönlichkeitseigenschaften zu bestärken, so dass diese auch für ihr weiteres soziales Leben nutzbar werden. Nicht ausreichend beantwortet werden kann mit dieser Arbeit, wie es sich auf die Persönlichkeits- und Identitätsentwicklung auswirkt, wenn neben dem Kind mit der chronischen Erkrankung mehrere gesunde Geschwister in der Familie leben. Nur in vier Fällen des Samples lag eine solche Geschwisterkonstellation vor. Wachsen die Kinder und Jugendlichen nicht nur mit einem von chronischer Krankheit betroffenen Geschwisterkind auf, sondern auch mit weiteren gesunden Geschwistern, können sie sich mit diesen vergleichen und messen. So können sie dann auch eine Beziehung zwischen gesunden Geschwistern erleben. In zukünftigen Forschungsvorhaben könnte das Augenmerk auf unterschiedlichste Geschwisterkonstellationen mit mehreren gesunden Geschwistern oder mehreren von chronischer Krankheit betroffenen Geschwistern gerichtet werden. Im Zusammenhang mit diesen sind vor allem die Geschwisterposition oder genderbezogene Rollenmuster von Forschungsinteresse.

Empfehlungen für die Eltern

Unabhängig davon, ob es sich um konventionelle Familien handelt, die im Sinne einer Triade aus Vater, Mutter und leiblichen Kindern besteht, oder ob die Familienform unkonventionell ist, wie z. B. in einer Trennungsfamilie (Funcke & Hildenbrand, 2009), erkennen die gesunden Geschwister die traditionelle Rollenverteilung innerhalb der Kernfamilie und die weiblich-mütterlich konnotierte Hauptverantwortung für die Übernahme der Pflege und Betreuung des betroffenen Geschwisterkindes. Diese unhinterfragte Rollenübernahme durch die Mutter bestätigen andere Autorinnen ebenfalls:

„Die Übernahme der Pflege wird von den Müttern zumeist nicht hinterfragt, sie selbst betrachten dies als ihre Aufgabe (Redmond/Richardson 2003; Prakke 2004). Aber auch für die Umwelt ist es selbstverständlich, dass Mütter eigene Lebensentwürfe, z. B. berufliche Planungen, zugunsten der Pflege ihres Kindes zurückstellen. Traditionelle Rollenmuster greifen im Falle eines pflegebedürftigen Kindes offensichtlich weitaus stärker als in anderen Familien." (Büker, 2008, S. 81-82).

In diesem Wissen lässt sich auch die *Backup*-Funktion der Kinder und Jugendlichen verstehen und erklären, in der sie eine fast dyadische Beziehung mit der Mutter eingehen, um diese zu entlasten. Zugleich fällt in der Schilderung der Kinder und Jugendlichen die stark in den Hintergrund rückende Rolle der Väter auf. Während den Vätern die Rolle des *Ernährers* noch selbstverständlich zugeordnet wird, scheinen sich diese aus der Sicht der gesunden Geschwister einer Pflegebeziehung zum betroffenen Geschwisterkind förmlich zu entziehen. In einzelnen Fällen werden die Väter sogar als kontraproduktiv oder gar störend in der Triade identifiziert. Die gesunden Geschwister wissen, dass die zuvor beschriebene und für Familien mit einem von chronischer Krankheit betroffenen Kind typische elterliche Konstellation, in der die Mutter die zentrale und der Vater eine unbedeutendere Rolle übernimmt, *auf der Kante läuft* und fragil sein kann. Einzelne Kinder sorgen sich, dass die Mutter krank werden und längerfristig ausfallen könnte. Andere Kinder befürchten, dass sie selbst (noch) mehr Verantwortung übernehmen müssen, wenn der Vater nicht seiner Rolle als *Ernährer* nachkommt und die Mutter diese bei ansonsten gleichbleibender Rollenverteilung womöglich zusätzlich übernehmen muss. Elterliche und familiale Konflikte sind zu erwarten. Angesichts dessen scheint es erneut lohnend, den analytischen Blick auf die innerfamilialen Entscheidungs- und Aushandlungsprozesse zu richten und dabei den folgenden Fragen nachzugehen:

Existiert diesbezüglich vielleicht ein (unausgesprochenes) Agreement[54] zwischen den Eltern?
Wie kommt dieses zustande?
Besteht diese traditionelle Rollenverteilung selbstverständlich und wird sie womöglich unhinterfragt von allen Familienmitgliedern akzeptiert?
Überträgt sich die beschriebene durch die Eltern vorgelebte Rollenverteilung auf die gesunden Geschwister und lassen sich daraus geschlechtsspezifische Unterschiede zwischen Schwestern und Brüdern ableiten?
In welchen Fällen distanziert sich der Vater vollkommen aus der Verantwortung für die Pflege und Betreuung des Kindes mit der chronischen Erkrankung?
Gibt es andere familiale Rollenverteilungen, in denen beide Eltern gleichberechtigt oder sogar der Vater alleine die Pflege- und Betreuungsverantwortung übernehmen?

Nur mit der Beantwortung dieser Fragen lassen sich familiale Aufgabenverteilungen im Zusammenhang mit der Pflege und Betreuung des Kindes mit chronischer Erkrankung neu denken, gegebenenfalls auf ein erweitertes familiales Netzwerk ausdehnen und die gesunden Geschwister in diese Aushandlungsprozesse einbeziehen.

6.2.3 Empfehlungen für Menschen, die gesunde Geschwister begleiten

Adressaten dieser Arbeit sind jedoch auch die Menschen, die in den unterschiedlichsten Kontexten gesunde Geschwister begleiten. Dabei gilt es zu differenzieren zwischen dem Personenkreis, der unmittelbaren Bezug zu den gesunden Geschwistern hat, wie z. B. Lehrerinnen und Lehrer oder Menschen, die in Begleitungsangeboten für gesunde Geschwister aktiv sind und der Gruppe, die sich z. B. in Gesundheitseinrichtungen prioritär professionell um das von chronischer Krankheit betroffene Geschwisterkind kümmert und dabei auf die gesunden Geschwister trifft.

Empfehlungen für Menschen in Begleitungsangeboten für gesunde Geschwister

Das verbindende Element in Begleitungsangeboten für gesunde Geschwister ist, dass dort alle gleichgesinnt sind. Die Bedeutung, die es für die Kinder und Jugendlichen hat, sich mit Gleichgesinnten austauschen zu können, ist in den Ergebnissen dieser Arbeit ausgeführt worden. In einem solchen Rahmen lassen sich Kontakte zu anderen gesunden Geschwistern leicht anbahnen und der Austausch

---

54 synonym für Abmachung

dazu kann moderiert und strukturiert flankiert werden. Den gesunden Geschwistern eröffnet sich hier eine Plattform, in der sie die Themen, die sie beschäftigen sowie ihre Gedanken frei aussprechen können. Dabei sollte die Perspektive der Kinder und Jugendlichen im Mittelpunkt stehen und nicht durch die Sicht der Eltern substituiert werden, wie die interviewte Expertin aus ihrer Erfahrung ebenfalls bestätigt:

> *„[...] das, was die Kinder sagen, steht im Mittelpunkt. Und wenn wir es hundertmal anders wissen, weil die Eltern das schon anders erzählt haben."*

Menschen, die solche Angebote gestalten, müssen daher eine Vertrauenskultur aufbauen, die es den Kindern losgelöst vom familialen Alltag ermöglicht, über ihre Fragestellungen und Themen in geschützter Atmosphäre zu sprechen. Grundlegende Bedingung dafür ist die absolute Verschwiegenheit der Menschen, die diese Angebote aktiv gestalten, wie die Expertin ergänzend betont:

> *„[...] und sind natürlich zur Schweigepflicht, also zum Schweigen verpflichtet. Weil natürlich (betont) alle Eltern wissen wollen, was ihr Kind gesagt hat."*

Kinder entscheiden somit selbst, ob und wie die Eltern in ihre Gedanken eingebunden werden. Eine Entbindung von der Schweigepflicht kann nur die drohende Gefährdung des Kindswohls zum Anlass haben.

Mit Blick auf die Ergebnisse dieser Studie sollen wenige bedeutende Eckpunkte für eine Konzeption von Angeboten zur Geschwisterbegleitung formuliert werden. Folgt man konsequent dem Gedanken, dass die Perspektive der gesunden Geschwister in diesen Begleitungsangeboten im Vordergrund stehen sollte, gilt es, sie so zu konzipieren, dass sie von den Kindern und Jugendlichen gefunden, beurteilt und nach ihren eigenen Bedürfnissen ausgewählt werden können. Idealtypisch sind auch diese Angebote örtlich für die Kinder und Jugendlichen erreichbar und lassen sich mühelos in ihr Alltagsleben integrieren. Über diesen Weg kann eine konstante, kontinuierliche und nachhaltige Begleitung gewährleistet werden. Bei der Frage der Kontinuität setzt umgekehrt laut der Expertin auch die Verantwortung der Menschen an, die gesunde Geschwister begleiten, wenn eine solche langfristige Begleitung nicht garantiert werden kann:

> *„Es ist unsere Verantwortung auch nicht zu viel zuzulassen, wenn nur eine begrenzte Zeit zur Verfügung steht und nicht gewährleistet ist, dass weiterhin Kontakt bestehen kann."*

Neben Gruppenangeboten gilt es, sich darauf einzustellen jederzeit - auch während eines Geschwistergruppentreffens - individuelle sowie fallbezogene Beratungsgespräche, z. B. zur Bewältigung und Intervention von Krisen realisieren zu können. Betrachtet man die zuvor formulierten Anforderungen, setzen diese je nach Angebot und dem damit verbundenen Aufgabenportfolio eine spezifische fachliche Qualifikation der Begleitperson voraus. Diese soll und kann jedoch nicht Gegenstand dieser Arbeit sein und daher auch nicht weiter vertieft werden. Grundlegend ist, dass der Zugang zu den Kindern und Jugendlichen aus ihrer Sicht bestimmt wird und definierten Regeln der Achtsamkeit folgt.

Empfehlungen für Menschen in Gesundheitseinrichtungen

Aufgrund ihres Auftrags konzentrieren sich professionelle Akteure in Gesundheitsinstitutionen, wie z. B. in Kinderkliniken oder pflegerischen Betreuungseinrichtungen zunächst vor allem auf die jungen Patientinnen und Patienten oder die pflegebedürftigen Kinder und Jugendlichen. Angesichts dessen gelangen die Familien, respektive die gesunden Geschwister naturgemäß erst auf den zweiten Blick in den Fokus der Gesundheitsprofessionen oder werden möglicherweise nicht immer systematisch erfasst. Von Bedeutung ist demnach, dass Letztere um die besondere Situation der gesunden Geschwister wissen und in geeignetem Maße für diese Transparenz über das Krankheitsgeschehen des betroffenen Geschwisterkindes mit seinen medizinisch-pflegerischen Notwendigkeiten herstellen. Einerseits sind die gesunden Kinder und Jugendlichen eine wichtige Informationsquelle, zugleich können sie als Kotherapeutinnen und -therapeuten motivierend im Verlauf der chronischen Erkrankung des Geschwisterkindes Einfluss nehmen. Das Bestreben der Akteure in gesundheitlichen Einrichtungen sollte dementsprechend sein, sich dieser Bedeutung der gesunden Geschwister in diagnostischen und therapeutischen Handlungen bewusst zu sein und sich die prägenden Merkmale, die ihre besondere geschwisterliche Beziehung ausmachen, immer wieder zu vergegenwärtigen.

Im Erstkontakt mit Familien mit einem von chronischer Krankheit oder Behinderung betroffenen Kind empfiehlt sich daher eine umfassende Familienanamnese, in der gesunde Geschwister mit ihren Bedürfnissen wahrgenommen werden. Die Fragestellungen sollten sich dabei auf die Situation der gesunden Geschwister selbst beziehen, wie z. B. das Alter der Kinder und die Geschwisterreihenfolge. Weitere abzufragende Themen können die elterliche sowie geschwisterliche Beziehungskonstellation und den häuslichen Lebenskontext betreffen. Die familiale und pflegerische Aufgabenverteilung sowie damit verbundene innerfamiliale Absprachen und in Anspruch genommene Hilfen können Themen von Relevanz sein. Die gewonnenen Informationen erleichtern die systematische Einbeziehung der gesunden Geschwister in den gesamten Behandlungsverlauf, z. B. im Rahmen von Familienberatungsgesprächen oder Visiten. Um den Kindern und Jugendlichen die nötige Aufmerksamkeit zukommen zu lassen, empfiehlt es sich auch in diesen Kontexten, die kindliche Perspektive in den Mittelpunkt zu stellen und diese erst danach um die Proxyperspektive zu ergänzen.

Die Frage, wie die Betreuung der gesunden Kinder während eines stationären Aufenthaltes des Geschwisterkindes gewährleistet ist, sollte von den professionellen Akteuren gegenüber den Eltern angesprochen werden. Kinderkliniken sowie anderen Betreuungsinstitutionen ist zu empfehlen, auf die Betreuung der gesunden Geschwister vorbereitet zu sein und Regelungen für die Mitaufnahme zu definieren und zu etablieren. In Anbetracht des Grundsatzes *Notfall- vor Routineversorgung* können die Kinder und Jugendlichen in diesem Rahmen praktisch in z. B. pflegerische Routinetätigkeiten eingebunden sowie auf Krisensituationen vorbereitet werden. Um ihren Beratungsauftrag zu erfüllen, sollten Kliniken und Betreuungsinstitutionen darüber hinaus sicherstellen, dass betroffene Familien sowohl auf familienbezogene sowie spezifische Angebote für die gesunden Geschwister hingewiesen und diese auch konkret vermittelt werden können.

Empfehlungen für Schulen und Kindertagesbetreuungseinrichtungen

Da die Kinder und Jugendlichen heutzutage regelmäßig mehr als die Hälfte des Tages in Kindertagesbetreuungseinrichtungen oder in der Schule verbringen, sind diese Institutionen ein wichtiger Bezugspunkt in ihrem Leben. Zu Beginn des Eintritts der gesunden Geschwister in diese Institutionen sollten die pädagogischen Mitarbeiterinnen und Mitarbeiter dort über die besondere geschwisterliche Situation informiert werden, um etwaige Reaktionen der Kinder und Jugendlichen verstehen, einordnen und gegebenenfalls auch adäquat gegenüber anderen Kindern ansprechen zu können. Altersabhängig sollte diese Information vor allem in Kindertagesbetreuungsinstitutionen und in der Grundschule durch die Eltern erfolgen, während sie in der weiterführenden Schule auf Initiative des gesunden Geschwisterkindes selbst vermittelt werden kann.

Nahezu alle Geschwister haben in den Interviews darüber berichtet, dass die Erzieherinnen und Erzieher sowie die Lehrerinnen und Lehrer von ihrer spezifischen Geschwisterbeziehung wissen. Gerade in Szenen, in denen die Kinder und Jugendlichen Stigmatisierung sich selbst oder ihrem von chronischer Krankheit betroffenen Geschwisterkind gegenüber erfahren, ist die Wahrnehmung dessen und die Sensibilität von Pädagoginnen und Pädagogen gefordert. Für die Kinder und Jugendlichen können sie Ansprechpartnerinnen und Ansprechpartner sein und in solchen Momenten unterstützend wirken. Zugleich ist das auch ihr pädagogischer Auftrag. Geraten die gesunden Geschwister aufgrund ihrer familialen Konstellation in den Konflikt mit schulischen Verpflichtungen, ist es für Lehrerinnen und Lehrer wichtig, die Situation einschätzen zu können, Verständnis und Toleranz den Kindern gegenüber zu zeigen und in Abhängigkeit der Situation sowie nach Möglichkeit Entlastungsangebote zu offerieren.

Schulische Inklusion konzentriert sich bislang hauptsächlich auf die Teilhabe der Kinder und Jugendlichen mit Behinderungen oder chronischen Erkrankungen und in der Regel *nicht* auf ihre gesunden Geschwister. Einzelne Interviews deuten an, dass die bisherige Form der Inklusion für die gesunden Geschwister im Einzelfall belastend werden kann, wenn ihnen z. B. von den Lehrerinnen und Lehrern zusätzlich Verantwortung z. B. in Notfallsituation aufgebürdet wird. Die Grenze zwischen den beiden Welten und damit ihre Balance verschwimmen für die gesunden Kinder und Jugendlichen in solchen Momenten und ihr selbstverständliches Leben gerät in Gefahr. Schulische Inklusion darf nicht dazu führen, dass sich das gesunde Geschwisterkind um die Schwester oder den Bruder kümmern *muss*. Umgekehrt muss man dem gesunden Kind zugestehen, dass es sich um das betroffene Geschwisterkind kümmern *darf*, wenn es das übernehmen möchte.

6.2.4 Empfehlungen für die Politik und Gesellschaft

Gesunde Geschwister werden in der Forschung zu Familien mit einem Kind mit einer chronischen Erkrankung nicht mehr nur als Appendix betrachtet. Durch dieses und auch andere empirische Forschungsvorhaben (Wilkins & Woodgate, 2005) werden die Bedeutung der gesunden Geschwister und ihr Beitrag für das familiale System zunehmend (an)erkannt. Kaum Studien interpretieren die Situation allein aus der Perspektive der gesunden Geschwister und beziehen deren Begriffs- und Gefühlswelt ein. Die Durchdringung und Erreichung der Praxis mit den Erkenntnissen solcher Forschungsarbeiten ist jedoch zwingend geboten, da erst auf dieser theoriegeleiten Grundlage Angebote entwickelt werden können, die der Situation der Kinder und Jugendlichen gerecht werden und passgenau sind.

Bisherige Initiativen für gesunde Geschwister sind z. B. an Gesundheitsinstitutionen angesiedelt oder auf Vereinsebene organisiert, so dass sie regelhaft an die Grenzen der Finanzierbarkeit stoßen, weil es keine gesicherte öffentliche Finanzierung dafür gibt. Projektbezogene Angebote werden nach dem Förderzeitraum oftmals mangels nachhaltig gesicherter Finanzierung wieder eingestellt. Die Politik sollte nicht nur weitere *Forschung* für, sondern vor allem *mit* gesunden Geschwistern anstoßen. Nur auf dieser Basis ist es sinnvoll, finanzielle Ressourcen in Modellprojekte und deren Begleitforschung zu investieren, die abschließend in eine Regelfinanzierung geeigneter Interventionsangebote übergeführt werden kann.

7 Epilog

Am Ende ist es ein Anliegen dieser Arbeit, einen Irrtum auszuräumen, der als
Vorannahme in Bezug auf die gesunden Geschwister immer wieder durch die
Versorgungslandschaft kursiert. Während die Medien „Schattenkinder" (Roth,
2014, S. 91; Schlüter, 2014, S. 54) titeln und damit ein Risikopotential für die
gesunden Geschwister aus ihrer besonderen familialen Situation assoziieren,
lässt sich diese Hypothese aus der Perspektive der Kinder und Jugendlichen nicht
ausreichend stützen. Ergänzend muss betont werden, dass sie selbst diesen Begriff nicht verwenden. Stattdessen scheint es oktroyiert, den gesunden Geschwistern ein Schattendasein zuzuschreiben. Der Ursprung des Begriffs Schattenkinder lässt sich nicht zurückverfolgen, so dass eine genaue definitorische und
terminologische Einordnung schwer fällt. Für die gesunden Geschwister scheint
der Begriff negativ konnotiert, wie die folgende These im Memorandum des Ge-
schwisterrates (2013) dokumentiert:

> „Wir sind keine Schattenkinder. Wer das sagt, stellt unsere Leistungen in den
> Schatten."

In der Tat verweist der Begriff Schattenkinder eher auf ein reaktives als auf ein
aktives Verhalten. Er steht damit auch im Widerspruch zu der Fülle der Balance-
und Harmonisierungshandlungen der Geschwister. Eine Begriffsnähe scheint
sich zu dem Konzept ‚in der zweiten Reihe stehen' in dieser Arbeit anzudeuten.
Bei genauerer Betrachtung wird jedoch schnell erkennbar, dass nicht alle Kinder
und Jugendlichen sich als in der zweiten Reihe stehend erleben und diese Konsequenz daher nicht durchgehend abgeleitet werden kann. In einigen Fällen be-
geben sich die gesunden Geschwister bewusst und freiwillig in die zweite Reihe,
weil sie die Belastung der Eltern erkennen und diese selbst entlasten wollen.
Fühlen sie sich hingegen zurückgesetzt, erleben sie dies eher situativ und niemals anhaltend. Zugleich erdulden sie es in der Regel auch nicht, sondern suchen
nach Aufmerksamkeit und fordern diese ein. In beiden Fällen verbleiben die
gesunden Geschwister aber in einer aktiven Rolle, die (an)erkannt werden soll
und in der es gilt, sie zu bestärken.

© Springer Fachmedien Wiesbaden GmbH, ein Teil von Springer Nature 2018
C. Knecht, Geschwister von chronisch kranken Kindern und Jugendlichen,
https://doi.org/10.1007/978-3-658-20996-4_7

Literaturverzeichnis

Abrams, M. S. (2009). The well sibling: challenges and possibilities. *American Journal of Psychotherapy, 63*(4), 305-317.

Alderfer, M. A., Long, K. A., Lown, E. A., Marsland, A. L., Ostrowski, N. L., Hock, J. M., & Ewing, L. J. (2010). Psychosocial adjustment of siblings of children with cancer: a systematic review. *Psycho-Oncology, 19*(8), 789-805. doi:10.1002/pon.1638

Bank, S. P., & Kahn, M. D. (1989). *Geschwister-Bindung*. Paderborn: Jungfermann Verlag.

Bellin, M. H., & Kovacs, P. F. (2006). Fostering resilience in siblings of youths with a chronic health condition: a review of the literature. *Health & Social Work, 31*(3), 209-216.

Bergius, R. (2014). Deprivation. In M. A. Wirtz (Hrsg.), *Dorsch – Lexikon der Psychologie*. Abgerufen von https://portal.hogrefe.com/dorsch/deprivation/

Blumer, H. (1954). What is wrong with social theory? *American Sociological Review, Official Journal of the American Sociological Society, 19*(1), 3-10.

Blumer, H. (1980). Der methodologische Standpunkt des symbolischen Interaktionismus. In Arbeitsgruppe Bielefelder Soziologen (Hrsg.), *Alltagswissen, Interaktion und gesellschaftliche Wirklichkeit 1 und 2*. WV Studium. (S. 80-146). Wiesbaden: Springer Fachmedien.

Blumer, H. (1998). *Symbolic Interactionism. Perspective and method*. Berkely, Los Angeles, London: University of California Press.

Böhm, A. (2005). 5.13 Theoretisches Codieren: Textanalyse in der Grounded Theory. In U. Flick, E. von Kardoff, & I. Steinke (Hrsg.), *Qualitative Forschung. Ein Handbuch*. (S. 475-485). Reinbek bei Hamburg: rowohlts enzyklopädie im Rowohlt Taschenbuch Verlag.

Büscher, A. (2007). Negotiating helpful action. A substantive theory on the relationship between formal and informal care. (Doctoral dissertation, University of Tampere. Finland). Abgerufen von http://omaishoitajat.fi/sites/omaishoitaja.asiakas.fi/files/Negoatiating%20Helpful%20Action.pdf

Büscher A., & Schnepp, W. (2011). Die Bedeutung von Familien in der pflegerischen Versorgung. (S. 469-487). In D. Schaeffer, & K. Wingenfeld (Hrsg.), *Handbuch Pflegewissenschaft*. Weinheim und München: Juventa Verlag.

Büker, C. (2008). Familien mit einem pflegebedürftigen Kind - Herausforderungen und Unterstützungserfordernisse. *Pflege & Gesellschaft, 13*(1), 77-88.

© Springer Fachmedien Wiesbaden GmbH, ein Teil von Springer Nature 2018
C. Knecht, *Geschwister von chronisch kranken Kindern und Jugendlichen*,
https://doi.org/10.1007/978-3-658-20996-4

Büker, C. (2010). *Leben mit einem behinderten Kind. Bewältigungshandeln pflegender Mütter im Zeitverlauf.* Bern: Verlag Hans Huber.

Clarke-Steffen, L. (1993). A model of the family transition to living with childhood cancer. *Cancer Practice, 1*(4), 285-292.

Clarke-Steffen, L. (1997). Reconstructing reality: Family strategies for managing childhood cancer. *Journal of Pediatric Nursing, 12*(5), 278-287.

Cierpka, M. (2001). Geschwisterbeziehungen aus familientherapeutischer Perspektive – Unterstützung, Bindung, Rivalität und Neid. *Praxis der Kinderpsychologie und Kinderpsychiatrie 50*(6), 440-453.

Corbin, J. M., & Strauss, A. L. (2010). *Weiterleben lernen. Verlauf und Bewältigung chronischer Krankheit.* Bern: Verlag Hans Huber.

Cuskelly, M., & Gunn, P. (2003). Sibling relationships of children with Down Syndrome: Perspectives of mothers, fathers, and siblings. *American journal on mental retardation, 108*(4), 234-244.

Deutsche Forschungsgemeinschaft (DFG) (2013). *Vorschläge zur Sicherung guter wissenschaftlicher Praxis. Memorandum. Empfehlungen der Kommission „Selbstkontrolle in der Wissenschaft".* Weinheim: Wiley-VCH.

Delfos, M. F. (2011). *»Sag mir mal ...« Gesprächsführung mit Kindern (4 bis 12 Jahre).* Weinheim und Basel: Beltz Verlag.

Dellve, L., Cernerud, L., & Hallberg, L. R.-M. (2000). Harmonizing dilemmas. Siblings of children with DAMP and Asperger Syndrome's. Experiences of coping with their life situations. *Scandinavien Journal of Caring Sciences, 14,* 172-178.

Denzin, N. K. (2005). 3.3 Symbolischer Interaktionismus. In U. Flick, E. v. Kardoff, & I. Steinke (Hrsg.), *Qualitative Forschung. Ein Handbuch.* (S. 136-150). Reinbek bei Hamburg: rowohlts enzyklopädie im Rowohlt Taschenbuch Verlag.

DIN EN ISO 10075-1: 2000-11: *Ergonomische Grundlagen bezüglich psychischer Arbeitsbelastung. Teil 1: Allgemeines und Begriffe*

Dunne, C. (2011). The place of the literature review in grounded theory research. *International Journal of Social Research Methodology, 14*(2), 111-124. doi:10.1080/13645579.2010.494930

Frick, J. (2010). *Newsletter Nr. 17 – Die unauflösbare Beziehung: Geschwisterbeziehungen und ihre Bedeutung.* Embrach: Akademie für Individualpsychologie. Abgerufen von http://www.akademie-individualpsychologie.ch/newsletter-login.htm

Friebertshäuser, B., & Langer, A. (2010). Interviewformen und Interviewpraxis. In B. Friebertshäuser, A. Langer, & A. Prengel (Hrsg.), *Handbuch Qualitative Forschungsmethoden in der Erziehungswissenschaft.* (S. 437-455). Weinheim und München: Juventa Verlag.

Fuhs, B. (2012). Kinder im qualitativen Interview. Zur Erforschung subjektiver kindlicher Lebenswelten. In F. Heinzel (Hrsg.), *Methoden der Kindheitsforschung. Ein Überblick über Forschungszugänge zur kindlichen Perspektive.* (S. 80-103). Weinheim und Basel: Beltz Juventa.

Funcke, D., & Hildenbrand, B. (2009). *Unkonventionelle Familien in Beratung und Therapie.* Heidelberg: Carl-Auer-Systeme Verlag.

Geschwisterrat (2013). Wir melden uns zu Wort (Memorandum). In Janusz Korczak-Geschwisterbücherei, & Stimme e.V. (Hrsg). *Janusz Korczak – Herausforderungen in der Begleitung von Geschwistern. Mit und von Geschwistern lernen.* 30 Jahre Entwicklung von Geschwisterseminaren. Dokumentation der Fachtagung 19./20.April 2013 in der Bremischen Bürgerschaft. Gefördert vom Bundesministerium für Familie, Senioren, Frauen und Jugend. Vechta: Geest-Verlag.

Glaser, B. G., & Strauss, A. L. (1967). *The discovery of Grounded Theory: Strategies for qualitative research.* New York: Aldine de Gruyter.

Glaser, B. G., & Strauss, A. L. (2005). *Grounded Theory: Strategien qualitativer Forschung.* Bern: Verlag Hans Huber.

Gröning, K., Kunstmann, A.-C., & Rensing, E. (2004). *In guten wie in schlechten Tage. Konfliktfelder in der häuslichen Pflege.* Frankfurt am Main: Mabuse Verlag.

Grypdonck, M. (2005). Ein Modell zur Pflege chronisch Kranker. In E. Seidl, & I. Walter (Hrsg.), *Chronisch kranke Menschen in ihrem Alltag. Das Modell von Mieke Grypdonck bezogen auf Patientinnen nach Nierentransplantation.* (S. 15-60). Wien: Verlag Wilhelm Maudrich.

Hackenberg, W. (2008). *Geschwister von Menschen mit Behinderung. Entwicklung, Risiken, Chancen.* München, Basel: Ernst Reinhardt Verlag.

Harris, M. (1976). History and significance of the emic/etic distinction. *Annual Review of Anthropology, 5,* 329-350.

Heinzel, F. (1997). Qualitative Interviews mit Kindern. In B. Friebertshäuser, & A. Prengel (Hrsg.), *Handbuch qualitative Forschungsmethoden in der Erziehungswissenschaft.* (S. 396-413). Weinheim und München: Juventa Verlag.

Heinzel, F. (2012). Qualitative Methoden der Kindheitsforschung. Ein Überblick. In F. Heinzel (Hrsg.), *Methoden der Kindheitsforschung. Ein Überblick über Forschungszugänge zur kindlichen Perspektive.* (S. 22-35). Weinheim, Basel: Beltz Juventa.

Honig, M.-S. (1999). Forschung „vom Kinde aus"? Perspektivität in der Kindheitsforschung. In M.-S. Honig, A. Lange, & H. R. Leu (Hrsg.), *Aus der Perspektive von Kindern? Zur Methodologie der Kindheitsforschung.* (S. 33-50). Weinheim und München: Juventa Verlag.

Hülst, D. (2010). Grounded Theory. In B. Friebertshäuser, A. Langer, & A. Prengel (Hrsg.), *Handbuch Qualitative Forschungsmethoden in der Erziehungswissenschaft*. (S. 281-300). Weinheim und München: Juventa Verlag.

Hülst, D. (2012a). Das wissenschaftliche Verstehen von Kindern. In F. Heinzel (Hrsg.), *Methoden der Kindheitsforschung. Ein Überblick über Forschungszugänge zur kindlichen Perspektive*. (S. 52-77). Weinheim und Basel: Beltz Juventa.

Hülst, D. (2012b). Grounded Theory Methodologie. In F. Heinzel (Hrsg.), *Methoden der Kindheitsforschung. Ein Überblick über Forschungszugänge zur kindlichen Perspektive*. (S. 278-291). Weinheim und Basel: Beltz Juventa.

Jurczyk, K. (2014). Familie als Herstellungsleistung. Hintergründe und Konturen einer neuen Perspektive auf Familie. In K. Jurczyk., A. Lange, & B. Thiessen (Hrsg.), *Doing Family. Warum Familienleben heute nicht mehr selbstverständlich ist*. (S. 50-70). Weinheim und Basel: Beltz Juventa.

Kasten, H. (2003). *Geschwister. Vorbilder, Rivalen, Vertraute*. München, Basel: Ernst Reinhardt Verlag.

Knecht, C. (2011). *Geschwister chronisch kranker und behinderter Kinder und Jugendlicher. Eine Synopse zu Betreuungs- und Unterstützungsangeboten in der Bundesrepublik Deutschland*. Unveröffentlichtes Manuskript im Rahmen des Masterstudiengangs Pflegewissenschaft. Pflegewissenschaftliche Fakultät, Philosophisch-Theologische Hochschule, Vallendar, Deutschland.

Knecht, C., Hellmers, C., & Metzing, S. (2015). The perspective of siblings of children with chronic illness. A literature review. *Journal of Pediatric Nursing, 30*, 102-116.

Knipper, M., & Bilgin, Y. (2009). *Migration und Gesundheit*. Konrad-Adenauer-Stiftung e.V.: Sankt Augustin/Berlin. Abgerufen von www.kas.de/wf/doc/kas_16451-544-1-30.pdf?100422141713

Koocher, G. P., & O'Malley, J. J. (1981). *Damocles Syndrome. Psychosocial consequences of surviving childhood cancer*. New York: McGraw-Hill Inc.

Krappmann, L. (2000). *Soziologische Dimensionen der Identität. Strukturelle Bedingungen für die Teilnahme an Interaktionsprozessen*. Neunte, in der Ausstattung veränderte Auflage. Stuttgart: Klett-Cotta.

Krüger, H. H., & Grunert, C. (2001). Biographische Interviews mit Kindern. In I. Behnken, & J. Zinnecker (Hrsg.), *Kinder. Kindheit. Lebensgeschichte. Ein Handbuch*. (S. 129-142). Seelze-Velber: Kallmeyersche Verlagsbuchhandlung.

Kuckartz, U., Dresing, T., Rädiker, S., & Stefer, C. (2008). *Qualitative Evaluation. Der Einstieg in die Praxis.* Wiesbaden: VS Verlag für Sozialwissenschaften.

Kuckartz, U. (2010). *Einführung in die computergestützte Analyse qualitativer Daten.* Wiesbaden: VS Verlag für Sozialwissenschaften.

Legewie, H., & Schervier-Legewie, B. (2004). "Forschung ist harte Arbeit, es ist immer ein Stück Leiden damit verbunden. Deshalb muss es auf der anderen Seite Spaß machen". Anselm Strauss im Interview mit Heiner Legewie und Barbara Schervier-Legewie [90 Absätze]. *Forum Qualitative Sozialforschung / Forum: Qualitative Social Research, 5*(3), Art. 22. Abgerufen von http://nbn-resolving.de/urn:nbn:de:0114-fqs0403 222.

Lincoln, Y. S., & E. G. Guba (1985). *Naturalistic inquiry.* Newbury Park, California: Sage.

Link, J. (2006). *Versuch über den Normalismus. Wie Normalität produziert wird.* Göttingen: Vandenhoeck & Ruprecht.

Lüscher, K. (2012). Familie heute. Mannigfaltige Praxis und Ambivalenz. *Familiendynamik, 37*(3), 212-223.

Lüscher, K. (2013). Das Ambivalente erkunden. *Familiendynamik, 38*(3), 238-247.

Lown, E. A. Goldsby, R., Mertens, A. C., Greenfield, T., Bond, J, Whitton, J., Korcha, R., Robison, L. L., & Zeltzer, L. K. (2008). Alcohol consumption patterns and risk factors among childhood cancer survivors compared to siblings and general population peers. *Addiction, 103*(7), 1139-1148. doi:10.1111/j.1360-0443.2008.02242.x.ALCOHOL

Metzing, S. (2007). *Kinder und Jugendliche als pflegende Angehörige. Erleben und Gestalten familialer Pflege.* Bern: Verlag Hans Huber.

Metzing, S., & Schnepp, W. (2007). Kinder und Jugendliche als pflegende Angehörige : Wie sich pflegerische Hilfen auf ihr Leben auswirken können. Eine internationale Literaturstudie (1990-2006). *Pflege, 20,* 331-336. doi:10.1024/1012-5302.20.6.331

Metzing, S., Schnepp, W., Hübner, B., & Büscher, A. (2006). Die Lücken füllen und in Bereitschaft sein. Kinder und Jugendliche als pflegende Angehörige. *Pflege & Gesellschaft 11*(4), 351-373.

Mey, G. (2001). Den Kindern eine Stimme geben! Aber können wir sie hören? Zu den methodologischen Ansprüchen der neueren Kindheitsforschung. Review Essay: M.-S. Honig, A. Lange, & H. R. Leu (Hrsg.), (1999). Aus der Perspektive von Kindern? Zur Methodologie der Kindheitsforschung / F. Heinzel (Hrsg.), (2000). Methoden der Kindheitsforschung. Ein Überblick über Forschungszugänge zur kindlichen Perspektive (48 Absätze). *Forum Qualitative Sozialforschung / Forum: Qualitative Social Research,*

2(2), Art. 16, Abgerufen von http://www.qualitative-research.net/fqs-texte/2-01/2-01review-mey-d.htm

Mey, G. (2003). *Zugänge zur kindlichen Perspektive. Methoden der Kindheitsforschung.* Forschungsbericht aus der Abteilung Psychologie im Institut für Sozialwissenschaften der Technischen Universität Berlin Nr. 2003-1. Abgerufen von http://psydok.sulb.uni-saarland.de/volltexte/ 2004/292/ pdf/ber 200301.pdf

Mey, G., & Mruck, K. (2011). Grounded Theory Methdololgie: Entwicklung, Stand, Perspektiven. In G. Mey, & K. Mruck (Hrsg.), *Grounded Theory Reader.* (S. 11-48). Wiesbaden: VS Verlag für Sozialwissenschaft.

Morse, J. M., & Field P. A. (1998). *Qualitative Pflegeforschung. Anwendung qualitativer Ansätze in der Pflege.* Wiesbaden: Ullstein Medical.

Morse, J. M., Noerager Stern, P., Corbin, J., Bowers, B., Charmaz, K., & Clarke, A. E. (2009). *Developing grounded theory. The second generation.* Walnut Creek, CA: Left Coast Press.

Morse, J. M., Wilson, S., & Penrod, J. (2000). Mothers and their disabled children: Refining the concept of normalization. *Health Care for Women International, 21*, 659-676.

Murray, J. S. (1999). Siblings of children with cancer: A review of the literature. *Journal of Pediatric Oncology Nursing, 16*(1), 25-34. doi:10.1177/ 104345429901600104

Neuhauser, H., & Poethko-Müller, C. (KiGGS Study Group) (2014). Chronische Erkrankungen und impfpräventable Infektionserkrankungen bei Kindern und Jugendlichen in Deutschland. Ergebnisse der KiGGS-Studie – Erste Folgebefragung (KiGGS Welle 1). *Bundesgesundheitsblatt –Gesundheitsforschung - Gesundheitsschutz 57*(7), 779-788. DOI 10.1007/s00103-014-1976-6

O'Brien, I., Duffy, A., & Nicholl, H. (2009). Impact of childhood chronic illnesses on siblings: a literature review. *British Journal of Nursing, 18*(22), 1358–1365.

OECD (2013). Informal carers. In *Health at a Glance 2013: OECD Indicators.* OECD Publishing. Abgerufen von http://dx.doi.org/10.1787/health_ glan ce -2013 -76-en

OECD (2015). *Health at a glance: OECD indicators.* Paris: OECD Publishing doi: 10.1787/health_glance-2015-en

Polit, D. F., Tatano Beck, C., & Hungler, B. P. (2004). *Lehrbuch Pflegeforschung. Methodik, Beurteilung und Anwendung.* Bern: Verlag Hans Huber.

Pschyrembel, W. (1990). Klinisches Wörterbuch mit klinischen Syndromen und Nomina Anatomica/bearb. von d. Wörterbuchred. des Verl. unter d. Leitung von Christoph Zink. [Begr. von Otto Dornblüth]. – 256., neu bearb. Aufl. – Berlin, New York: Walter de Gruyter.

Roth, J. (2014, 17. Juli). Schattenkinder. *Stern*, S. 91-95.

Schaeffer, D., & Moers, M. (2008). Überlebensstrategien - ein Phasenmodell zum Charakter des Bewältigungshandelns chronisch Erkrankter. *Pflege & Gesellschaft, 13*(1), 6-31.

Scheidt-Nave C., Ellert, U., Thyen, U., & Schlaud, M. (2008). Versorgungsbedarf chronisch kranker Kinder und Jugendlicher, *Bundesgesundheitsblatt - Gesundheitsforschung – Gesundheitsschutz 51*(6), 592-601. DOI 10.1007/s00103-008-0535-4

Schier, M., & Jurczyk, K. (2007). „Familie als Herstellungsleistung" in Zeiten der Entgrenzung. *Aus Politik und Zeitgeschichte. Beilage zur Wochenzeitung Das Parlament, 34*, 10-17.

Schlüter, N. (2014, 29./30. November). Die Schattenkinder. *Süddeutsche Zeitung Nr. 275*, S. 54.

Schmid, C. (2014). Die Bedeutung von Geschwistern für die soziale und kognitive Entwicklung von Kindern und Jugendlichen – Theorien und Forschungsbefunde. Abgerufen von http://www.familienhandbuch.de/fami lie-leben/familienformen/geschwister/diebedeutungvongeschwisternfuer diesozialeundkogn.php

Schneider, W., & Büttner, G. (2002). Kapitel 14. Entwicklung des Gedächtnisses bei Kindern und Jugendlichen. (S. 495-516). In R. Oerter, & L. Montada (Hrsg.), *Entwicklungspsychologie.* Weinheim, Basel, Berlin: Beltz Psychologie Verlags Union.

Schnell, M. W., & Heinritz, C. (2006). *Forschungsethik. Ein Grundlagen- und Arbeitsbuch mit Beispielen für die Gesundheits- und Pflegewissenschaft.* Bern: Verlag Hans Huber.

Schnepp, W. (2002). *Familiale Sorge in der Gruppe der russlanddeutschen Spätaussiedler.* Bern: Verlag Hans Huber.

Schnepp, W. (2006). Im Angesicht des Anderen.»Schützen müssen«. Antrittsvorlesung am Lehrstuhl für familienorientierte und gemeindenahe Pflege, Institut für Pflegewissenschaft, Universität Witten/Herdecke. *Pflege & Gesellschaft, 11*(1), 61-76.

Schütz, A., & Luckmann, T. (2003). *Strukturen der Lebenswelt.* Konstanz: UVK Verlagsgesellschaft.

Sharpe, D., & Rossiter, L. (2002). Siblings of children with a chronic illness: a meta-analysis. *Journal of Pediatric Psychology, 27*(8), 699-710. Abgerufen von http://www.ncbi.nlm.nih.gov/pubmed/12403860

Sohni, H. (2004). *Geschwisterbeziehungen in Familien, Gruppen und in der Familientherapie.* Göttingen: Vandenhoeck & Ruprecht.

Stangl, W. (2016). Parentifizierung. Lexikon für Psychologie und Pädagogik. Abgerufen von http://lexikon.stangl.eu/1172/parentifizierung/

Statistisches Bundesamt (2014). Bevölkerung und Erwerbstätigkeit. Haushalt und Familie. Ergebnisse des Mikrozensus. Fachserie 1 Reihe 3. Abgerufen von https://www.destatis.de/DE/Publikationen/Thematisch/Bevoelkerung/HaushalteMikrozensus/HaushalteFamilien2010300147004.pdf?__bl ob=publicationFile

Statistisches Bundesamt (2015). Pflegestatistik 2013. Pflege im Rahmen der Pflegeversicherung. Deutschlandergebnisse. Abgerufen von https://www.destatis.de/DE/Publikationen/Thematisch/Gesundheit/Pflege/PflegeDeutschlandergebnisse5224001139004.pdf?__blob=publicationFile

Stein, R. E. K., & Jessop, D. J. (1982). A noncategorical approach to chronic childhood illness. *Public Health Reports*, *97*(4), 354–362.

Steinke, I. (2005). 4.7 Gütekriterien qualitativer Forschung. In U. Flick, E. von Kardoff, & I. Steinke (Hrsg.), *Qualitative Forschung. Ein Handbuch.* (S. 319-331). Reinbek bei Hamburg: rowohlts enzyklopädie im Rowohlt Taschenbuch Verlag.

Strauss, A. (1987). *Qualitative analysis for social scientists.* Cambridge: University Press.

Strauss, A. L. (1998). *Grundlagen qualitativer Sozialforschung. Datenanalyse und Theoriebildung in der empirischen soziologischen Forschung.* Paderborn: Wilhelm Fink GmbH & Co. Verlags-KG.

Strauss, A., & Corbin, J. (1990). *Basics of qualitative research: Grounded Theory procedures and techniques.* Thousand Oaks, California: Sage Publications Inc.

Strauss, A., & Corbin, J. (1996). *Grounded Theory: Grundlagen qualitativer Sozialforschung.* Weinheim: Beltz Psychologie VerlagsUnion.

Strübing, J. (2008). *Grounded Theory. Zur sozialtheoretischen und epistemologischen Fundierung des Verfahrens der empirisch begründeten Theoriebildung.* Wiesbaden: Verlag für Sozialwissenschaften.

Tiesmeyer, K. (2012). Familien mit einem krebskranken Kind. Möglichkeiten und Grenzen edukativer Unterstützung. Bern: Verlag Hans Huber.

Tröster, H. (2013). Geschwister chronisch kranker Kinder und Jugendlicher. In M. Pinquart (Hrsg.) *Wenn Kinder und Jugendliche körperlich chronisch krank sind.* (S. 101-117). Berlin, Heidelberg: Springer-Verlag. doi:10.1007/978-3-642-31277-9_7

United Nations, General Assembly (1989). Convention on the rights of the child. Abgerufen von http://www.ohchr.org/en/professionalinterest/pages/crc. asx

United Nations, General Assembly (2006). Convention on the rights of persons with disabilities. Abgerufen von http://www.un.org/esa/socdev/enable/rights/ convtexte.htm#convtext

United States. The National Commission for the Protection of Human Subjects of Biomedical and Behavioral Research (1979). Belmont Report. Ethical principles and guidelines for the protection of human subjects. Abgerufen von http://www.hhs.gov/ohrp/humansubjects/guidance/belmont.html

Van Riper, M. (2003). The sibling experience of living with childhood chronic illness and disability. *Annual review of nursing research, 21,* 279–302. Abgerufen von http://www.ncbi.nlm.nih.gov/pubmed/12858700

Vermaes, I. P. R., van Susante, A. M. J., & van Bakel, H. J. A. (2012). Psychological functioning of siblings in families of children with chronic health conditions: a meta-analysis. *Journal of Pediatric Psychology, 37*(2), 166–184. doi:10.1093/jpepsy/jsr081

Wagner, F., & Schnepp W. (Hrsg). (2011). *Familiengesundheitspflege in Deutschland. Bestandsaufnahme und Beiträge zur Weiterbildung und Praxis.* Bern: Verlag Hans Huber.

Waite-Jones, J. M., & Madill, A. (2008). Amplified Ambivalence: Having a sibling with juvenile idiopathic arthritis. *Psychology and Health, 23*(4), 477-492.

Walker, C. L. (1988). Stress and coping in siblings of childhood cancer patients. *Nursing Research, 12, 37*(4), 208-212.

Watzlawick, P. (2011): *Menschliche Kommunikation. Formen, Störungen, Paradoxien.* Bern: Verlag Hans Huber.

Wilkins, K. L., & Woodgate, R. L. (2005). A review of qualitative research on the childhood cancer experience from the perspective of siblings: a need to give them a voice. *Journal of Pediatric Oncology Nursing, 22*(6), 305-319. doi:10.1177/1043454205278035

Williams, P. D. (1997). Siblings and pediatric chronic illness: a review of the literature. *International Journal of Nursing Studies, 34*(4), 312-323. Abgerufen von http://www.ncbi.nlm.nih.gov/pubmed/9306166

Winkelheide, M. (2014). *Ich finde nicht die richtigen Worte.* Vechta: Geest-Verlag.

Witzel, A. (1982). *Verfahren der qualitativen Sozialforschung – Überblick und Alternativen.* Frankfurt/Main, New York: Campus Verlag.

Wolff, S. (2005). 5.1 Wege ins Feld und ihre Varianten. In U. Flick, E. von Kardoff, & I. Steinke (Hrsg.), *Qualitative Forschung. Ein Handbuch.* (S. 334-349). Reinbek bei Hamburg: rowohlts enzyklopädie im Rowohlt Taschenbuch Verlag.

World Health Organization (WHO) (2000). The family health nurse. Context, conceptual framework and curriculum. Abgerufen von http://www. euro.who. int/__data/assets/pdf_file/0004/53860/E92341.pdf

World Medical Association (WMA) (2013). WMA Declaration of Helsinki - Ethical principles for medical research involving human subjects. Abgerufen von http://www.wma.net/en/30publications/10policies/b3/

Zegelin, A. (2005). *«Festgenagelt sein.» Der Prozess des Bettlägerigwerdens.* Bern: Verlag Hans Huber.

Printed in the United States
By Bookmasters

Printed in the United States
By Bookmasters